AF645775

CHIRURGISCH-ANATOMISCHES
VADEMECUM

FÜR STUDIERENDE UND ÄRZTE

VON

WILHELM ROSER,

WEIL. O. Ö. PROFESSOR DER CHIRURGIE AN DER UNIVERSITÄT MARBURG.

NEUNTE, SORGFÄLTIG UMGEARBEITETE
UND MIT DER NEUEN ANATOMISCHEN NOMENCLATUR
VERSEHENE AUFLAGE,

BESORGT VON

DR. KARL ROSER,

SPEZIALARZT FÜR CHIRURGIE IN WIESBADEN.

MIT 145 ABBILDUNGEN.

LEIPZIG,
VERLAG VON VEIT & COMP.
1897.

Druck von Metzger & Wittig in Leipzig.

Vorwort.

Das Vademecum will die Aufmerksamkeit des Studierenden und des Arztes auf die praktisch wichtigen Thatsachen der topographischen Anatomie konzentrieren. Diesen Zweck erfüllen namentlich die vielen Fensterschnitte und die dem Gedächtnis so willkommenen schematischen Zeichnungen, die in dieser Auflage wieder um sieben vermehrt worden sind.

Unfruchtbare anatomische Einzelheiten haben keinen Platz in dem kleinen Buch gefunden. Wenn aber die Wichtigkeit einer bestimmten Thatsache besonders betont werden sollte, dann wurde noch mit einigen Worten auf die Aufgaben des Chirurgen hingewiesen. Da diese Aufgaben, namentlich was die Chirurgie des Bauches betrifft, in den letzten Jahren wieder gewachsen sind, wurden in der hier vorliegenden Auflage viele topographische Ergänzungen und praktische Winke eingeschaltet.

Der letzten Auflage ist in einer im übrigen anerkennenden Kritik der Vorwurf gemacht worden, daß die neuesten Forschungen auf dem Gebiete der craniocerebralen Topographie nicht genügend berücksichtigt worden seien. Der betreffende Kritiker hat wohl übersehen, daß die Erklärung zu Fig. 10 eine zwar sehr kurze aber doch präcise Darstellung der bei dieser Topographie allein in

*

Frage kommenden relativen Maßverhältnisse giebt, wie sie von Anderson und Makins (vgl. mein Referat im Centralblatt für Chirurgie, 1890, S. 239) festgestellt, und die von mir an der Leiche nachgeprüft und richtig gefunden worden sind.

Den von der Anatomie und Histologie des Augapfels handelnden Abschnitt haben wir weggelassen. Dadurch, und indem ein etwas engerer Druck gewählt wurde, war es trotz der vielen Zusätze möglich, dem Buche sein handliches Format zu wahren.

Die von der Anatomischen Gesellschaft im vorigen Jahre angenommene neue Nomenclatur ist in dieser Auflage ganz durchgeführt und im Anhange noch einmal, soweit das Vademecum davon berührt wurde, mit den alten Bezeichnungen zusammengestellt worden.

Wiesbaden, im Oktober 1896.

Karl Roser.

Inhaltsübersicht.

Erste Abteilung.

Kopf.

		Seite
I.	**Schädelgegend**	1
	Äussere Umhüllungen des Schädels	1
	Knöchernes Schädelgewölbe	3
	Grundfläche des Schädels	6
	Hirnhäute und ihre Gefäße	9
	Gehirn	14
II.	**Augengegend**	16
	Augenhöhle	16
	Augenmuskeln	18
	Auglider	18
	Thränenorgane	20
	Gefäße und Nerven der Augengegend	22
	Augapfel	24
III.	**Nasengegend**	24
	Äußere Nase	24
	Nasenhöhle	25
IV.	**Gehörorgan**	28
	Äußeres Ohr	28
	Trommelfell und Paukenhöhle	29
	Tuba auditiva	31
V.	**Lippen- und Wangengegend**	33
	Weichteile der Lippen und Wangen	33
	Oberkiefer	39
	Unterkiefer	41
	Zähne	44

Seite
VI. Gaumen 46

VII. Zunge 47

Zweite Abteilung.

Hals.

I. Vordere Hälfte des Halses 51
Muskeln am Halse 52
Fascien am Halse 54
Arterien am Halse 55
Venen am Halse 62
Nerven der Halsgegend 65
Zungenbein 66
Kehlkopf 67
Luftröhre 73
Schild- und Thymusdrüse 74
Schlundkopf und Speiseröhre 76

II. Nackengegend 79

Dritte Abteilung.

Brust.

Brustdrüse 83
Brustbeingegend 84
Rippengegend 86
Rückengegend 87
Zwerchfell 89
Brusteingeweide 91

Vierte Abteilung.

Bauch.

I. Bauchwand 93
Bauchrippen 93
Fascien und Muskeln der Bauchwand 93
Gefäße und Nerven der Bauchwand 96
Nabelring 98
Leistenkanal 100
Leistenbruch 101
Schenkelring und Schenkelbruch 105

		Seite
II.	**Bauchhöhle**	112
	Bauchfell	112
	Netz	113
	Leber	116
	Gallenblase	116
	Milz	117
	Pankreas	118
	Magen	118
	Dünndarm	119
	Dickdarm	119
	Processus vermiformis	121
	Nieren	122
	Aorta abdominalis	123
	Arteriae iliacae	123
	Plexus lumbalis	124
	Lymphdrüsen	125

Fünfte Abteilung.

Becken.

I.	**Wandung des Beckens**	125
	Beckenknochen	125
	Weichteile der inneren Beckenwand	127
	Beckenbrüche	129
II.	**Mastdarm**	130
III.	**Männliche Urin- und Geschlechtsorgane**	133
	Hoden und Samenstrang	133
	Blase	136
	Perinealgegend	140
	Harnröhre und Prostata	144
	Penis	147
IV.	**Weibliche Geschlechtsteile**	148
	Weibliche Blase und Harnröhre	148
	Äußere Geschlechtsteile	150
	Scheide	151
	Uterus	152
	Eierstock	154

Sechste Abteilung.

Obere Extremität.

Vordere Schulter- und Achselgegend	155
Schlüsselbein	160

Seite
Schulterblatt, hintere Schultergegend 162
Schultergelenk 163
Oberarm 168
Ellbogengegend 171
Vorderarm 176
Gegend des Handgelenks 179
Gelenke der Handwurzelgegend 183
Mittelhand 185
Finger 188

Siebente Abteilung.

Untere Extremität.

Hüftgelenksgegend 192
Mittlere Schenkelgegend 204
Kniegegend 208
Unterschenkel 217
Talocruralgelenk 223
Talotarsalgelenk 227
Mittelfuß und Zehen 230

Übersicht der von der Anatomischen Gesellschaft angenommenen neuen Nomenclatur nebst den bisher gebräuchlichen Bezeichnungen 234

ERSTE ABTEILUNG.

Kopf.

Schädelgegend. Auge. Ohr. Nase. Lippen und Wangen. Kiefer und Zähne. Zunge. Gaumen.

I. Schädelgegend.

Äußere Umhüllungen des Schädels. Knöchernes Schädelgewölbe. Grundfläche des Schädels. Hirnhäute und ihre Gefäße. Gehirn.

Äußere Umhüllungen des Schädels.

Das knöcherne Schädelgewölbe ist bedeckt durch die behaarte Kopfhaut, durch die mit dieser verbundenen occipitalen und frontalen Hautmuskeln und durch deren Sehne, die Galea aponeurotica. Die Kopfhaut und Galea aponeurotica, die durch eine kurzfaserige, nur wenig Fett enthaltende Bindegewebsschicht miteinander verwachsen sind, bilden zusammen die Kopfschwarte. Die feste Verbindung beider Häute bringt es mit sich, daß oben auf dem Scheitel ein Abpräparieren der Haut von der Galea zum Zweck einer Operation ziemlich erschwert ist. Erst gegen die Schädelbasis hin wird dieses wieder leichter, indem dort die Kopfhaube ihre sehnige Beschaffenheit nicht mehr besitzt, sondern vorn und hinten in die Muskeln übergeht und zu beiden Seiten nach der Temporalfascie und dem Jochbogen hin ausstrahlt. Dagegen zeigt in der Scheitelgegend die Kopfhaut in Gemeinschaft mit der sehnigen Haube eine ziemliche Verschiebbarkeit auf dem Schädel; sie ist dort nur durch eine dünne Bindegewebsschicht mit dem Periost verbunden und läßt sich von ihm leicht abtrennen. An den Stellen, wo die Kopfhaut mit der Galea eng verbunden ist, wird sich, eben um des festen Baues willen, nicht leicht ein größeres Blutextravasat oder eine ausgedehnte Eiteranhäufung im subkutanen Bindegewebe bilden, wohl aber ist dies zwischen der Galea und dem Schädel, in dem hier viel lockereren Zellgewebe möglich. Eine Eiteransammlung kann sich von da aus nur schwer und erst spät nach außen Bahn brechen; solche Abscesse müssen durch lange Schnitte frühzeitig geöffnet werden.

Zu beiden Seiten des Schädelgewölbes befinden sich die Temporalmuskeln, die mit einer festen Fascie überzogen sind; diese besteht aus zwei durch etwas Bindegewebe getrennten Blättern, von denen sich das eine an der inneren, das andere an der äußeren Kante des oberen Jochbogenrandes ansetzt. Zu den Weichteilen der Ohrgegend gehören ferner die, übrigens chirurgisch unwesentlichen, Muskeln, welche zur Bewegung der Ohrmuschel dienen. Am Hinterhaupt legen sich die Nackenmuskeln an, besonders der Sternocleidomastoideus und Trapezius, ferner der Splenius capitis, Longissimus und Semispinalis capitis. Dem Frontalis schließt sich der Orbicularis oculi an (Fig. 1).

Die wichtigsten Arterien der Kopfhaut sind die Occipitalis (Fig. 1) und die Temporalis. Diese teilt sich in einen vorderen und in einen seitlichen Ast. Zur inneren Stirngegend ziehen die Supraorbitalis und die Frontalis, und zur hinteren Ohrgegend die Auricularis posterior. Die Arterien der Kopfschwarte laufen vielfach geschlängelt zwischen der Haut und der Galea hin; auch anastomosieren sie mehrfach untereinander. Die Festigkeit des Gewebes der Kopfschwarte hat zur Folge, daß man öfters einige Schwierigkeit findet, die spritzenden Arterien der Kopfschwarte zu unterbinden; zuweilen wird aus diesem Grunde eine Umstechung nötig. Bei den temporären Schädelresektionen pflegt man die Basis des grossen Hautlappens so zu legen, dass dem Lappen die Blutzufuhr nicht abgeschnitten wird. (Über die Venen der Kopfhaut vgl. S. 5 u. 10.)

Von Lymphdrüsen sind besonders die der hinteren und vorderen Ohrgegend bemerkenswert. Die hinter dem Ohr, am Hinterhaupt gelegenen Drüsen trifft man häufig bei Syphilis angeschwollen. Das vordere Lymphdrüschen der Ohrgegend pflegt vorzugsweise bei chronischer Conjunctivitis in Mitleidenschaft gezogen zu werden.

Ihre Gefühlsnerven erhält die Kopfhaut teils vom Trigeminus (Nn. frontalis, supraorbitalis, supratrochlearis, auriculotemporalis), teils vom Cervicalplexus (Nn. occipitalis major und minor und auricularis magnus). (Fig. 1 u. 45.) Die Hautmuskeln des Schädels werden vom Facialis versorgt.

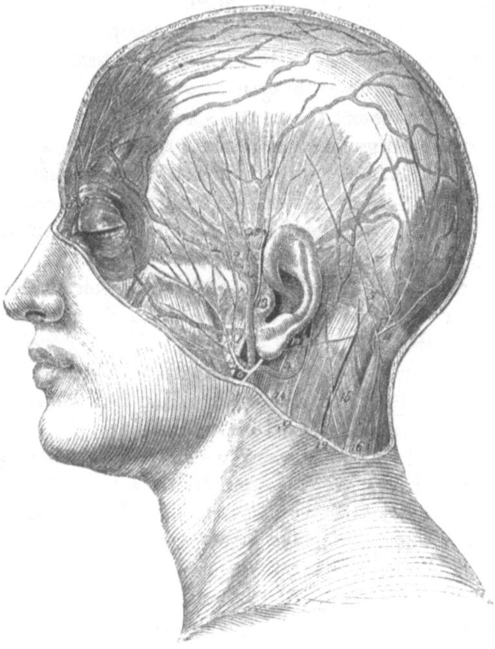

Fig. 1. Die Haut am Schädel über der Galea und den Hautmuskeln wegpräpariert; am Ohr auch die Parotis entfernt. 1. A. transversa faciei. 2. A. temporalis. 3. A. supraorbitalis. 4. A. auricularis posterior. 5. A. occipitalis. 6. N. facialis. 7. N. supraorbitalis. 8. N. frontalis. 9. N. auricularis magnus. 10. N. auricularis posterior (vom Facialis). 11. N. occipitalis major. 12. N. occipitalis minor. 13. N. auriculo-temporalis. Man erkennt die Hautmuskeln, Mm. frontalis, orbicularis oculi, auricularis anterior, superior und posterior, occipitalis, ferner den M. sternocleidomastoideus 14, splenius capitis und cervicis 15, trapezius 16.

Knöchernes Schädelgewölbe.

Der gewölbte Teil des Schädels ist zusammengesetzt aus dem Stirnbein, den Scheitelbeinen, den großen Flügeln des Keilbeins, den beiden Schläfenbeinen und dem Hinterhauptsbein.

Die Verbindung all dieser Knochen geschieht durch ihre sehr stark ausgebildeten Nähte. Man unterscheidet (vgl. Fig. 24 u. 45) eine Kranz-, eine Pfeil-, eine Lambda-, eine Schuppen-, eine Mastoidal- und eine zuweilen vorhandene Stirn-Naht. Die Kranz- und die Pfeilnaht kann man durch die Kopfschwarte hindurch fühlen. Es ist wichtig, sich die Form und Richtung dieser Nähte genau einzuprägen, damit nicht eine Naht mit einem Sprung verwechselt werde. Die Stellen, an denen eine solche Verwechselung am leichtesten eintreten könnte, sind besonders die Schläfen, wo sich das Schläfenbein und der Keilbeinflügel an das Scheitelbein anfügen, sodann aber die Hinterhauptsnaht, wenn daselbst ein Worm'scher Knochen eingeschaltet ist.

Am kindlichen Schädel finden sich noch keine deutlich ausgebildeten Nähte, sondern die einzelnen Knochen sind außer durch die Dura Mater noch durch eine fibröse Zwischenmasse miteinander verbunden. An den Stellen, wo später mehrere Nähte zusammenlaufen, liegen die Fontanellen. Namentlich für den Geburtshelfer ist es wichtig, die Lage und Form der beiden in der Mittellinie gelegenen Fontanellen genau zu kennen: die vordere große Fontanelle ist von den Scheitelbeinen und von den beiden Hälften des anfänglich zweiteiligen Stirnbeines begrenzt und hat eine rautenförmige Gestalt; die kleinere dreieckig gestaltete Hinterhauptfontanelle entspricht der Kreuzungsstelle von Lambda- und Sagittalnaht.

Die Knochen des Schädelgewölbes bestehen, wie andere platte Knochen, aus Rindensubstanz und aus gefäßreicher Diploe; die Lamina interna ist dünner und splittert bei äußeren Gewalteinwirkungen leichter als die Lam. ext. Es ist sogar möglich, daß die Externa ganz bleibt, während Splitter der Interna durch die Dura in das Gehirn eingedrungen sind. An manchen Stellen, wo der Knochen am dünnsten ist, bemerkt man keine Diploe. Im Greisenalter pflegt sie ganz zu schwinden. Die Dicke der Knochen wechselt an den verschiedenen Stellen und bei den einzelnen Individuen sehr beträchtlich. Die Gehirnwindungen, die Sinus der harten Hirnhaut, die Arterien der letzteren, endlich auch die (Pacchionischen) Granulationen der Arachnoidea erzeugen größere oder geringere Vertiefungen auf der inneren Knochenfläche, so daß der Knochen an manchen Stellen nur noch papierdünn bleibt. Die Arachnoidalzotten können sogar den Schädel ganz durchwachsen; dann bekommt man neben der Mittellinie kleine wegdrückbare Geschwülstchen zu fühlen. Im allgemeinen ist die Dicke des Schädels in der Schläfengegend am geringsten; dort wird auch der Knochen wegen seiner platten, nicht gewölbten Form am leichtesten eingeschlagen. In der unteren Stirngegend, wo der Sinus frontalis liegt, ist die Wandung der Schädelhöhle (Fig. 6 u. 12) doppelt; hier kann also die äußere Wand des Schädels eingedrückt werden, ohne daß das Gehirn den mindesten Antheil daran nimmt. Die Beurteilung der Verletzungen dieser Gegend wird aber erschwert durch die große Verschiedenheit, die die Stirnhöhle bei den einzelnen Individuen darbietet. Die Stirnhöhle ist nämlich bei manchen Menschen so hoch und breit, daß sie sich fast über die halbe Stirn erstreckt; bei anderen dagegen, namentlich bei Frauen, ist sie sehr klein. Die meisten Menschen haben zwei Stirnhöhlen, eine rechtsseitige und eine linksseitige; die beiden Höhlen sind jedoch häufig sehr asymmetrisch gebaut, auch können sie durch weit vorspringende Septa mehrkammerig werden.

Die sehr gefäßreichen Schädelknochen erhalten ihr Blut hauptsächlich von der Meningea media, und sie verlieren es wieder durch die zahlreichen kleinen Venen, die von den Diploevenen aus durch die Lamina externa und die Galea hindurch zu den äußeren Hautvenen hinziehen. Eine andere Bedeutung haben die größeren Venenemissarien, welche die Verbindung zwischen den Sinus und den äußeren Venen direkt vermitteln. Vier von diesen Emissarien sind so beträchtlich, daß sie bei Operationen Beachtung verdienen: zwei liegen zu beiden Seiten der Mittellinie 2 cm weit oberhalb der Schuppe des Hinterhauptbeines, und die beiden anderen münden hinter dem Proc. mastoideus, ungefähr 3 cm hinter der Ohröffnung (Fig. 2) (vgl. S. 11). Mit und in allen diesen Venen können Entzündungsprozesse das Schädelinnere erreichen; deshalb verlangen gerade die Verletzungen der Kopfschwarte eine ganz besonders sorgfältige antiseptische Behandlung, und deshalb sollten alle Eiterungen dieser Gegend sehr ernst genommen und durch energisches Eingreifen beseitigt werden.

Von Wichtigkeit ist die Einbettung der A. meningea media in die innere Tafel der Schädelknochen. Öfters besitzt die Arterie sogar eine Strecke weit einen vollständigen Knochenkanal; damit ist die Teilnahme der Arterie an einer Knochenverletzung sehr erleichtert. (Vgl. S. 9.)

Grundfläche des Schädels.

Die Grundfläche des Schädels setzt sich zusammen aus dem Stirnbein und Siebbein, dem Keilbein, Schläfenbein und Hinterhauptbein. Es liegen hier die Nerven (Fig. 3), die Arterien

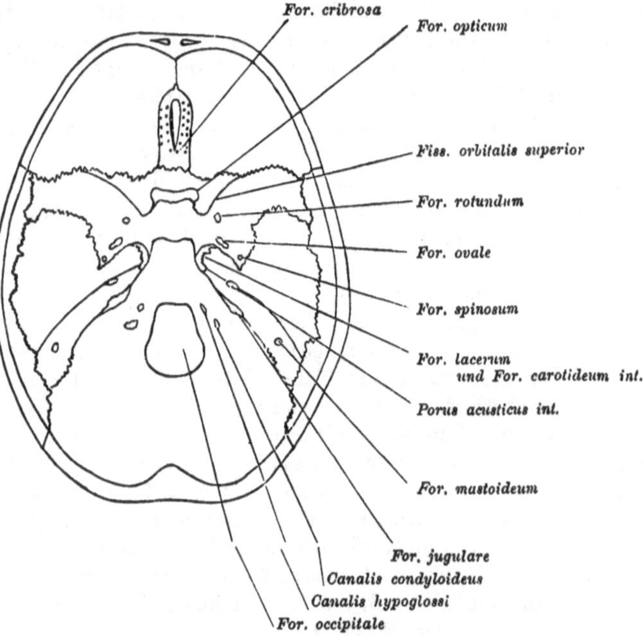

Fig. 2. Knöcherne Schädelbasis.

und Venenstämme des Gehirns, und es grenzt hier die Schädelhöhle zusammen mit der Nasenhöhle, der Augenhöhle, der Stirnhöhle, der Keilbeinhöhle, dem Gehörorgan (Trommelhöhle), dem Kiefergelenk, der Schlundgegend und der Rückenmarks- und Wirbelgegend. Alle diese Nachbarschaften können eine besondere pathologische Wichtigkeit erhalten, sofern sich eine Krankheit dieser Teile bis in die Schädelhöhle fortsetzt oder umgekehrt eine Krankheit des Schädels sich diesen Umgebungen mitteilt. So kann z. B. eine Caries des Kiefergelenkes oder des inneren Ohres, eine Geschwulst im Keilbeinsinus, oder ein Nasenknochenbruch, der bis ins Siebbein geht, für das Gehirn gefährlich werden. Wenn der Schädelknochen an den Stellen

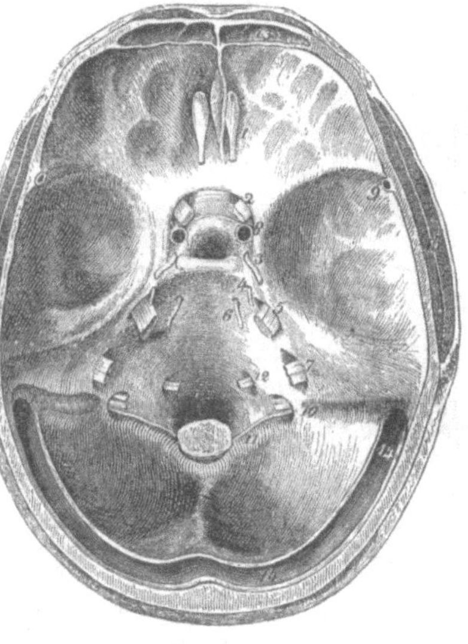

Fig. 3. Die Schädelbasis durch einen Schnitt hart über der Augenhöhle und dem Sinus transversus hin bloßgelegt und das Hirn herausgenommen. 1. Olfactorius. 2. Opticus. 3. Oculomotorius. 4. Trochlearis. 5. Trigeminus. 6. Abducens. 7. Facialis und Acusticus. 8. Carotis. 9. Meningea media. 10. Glossopharyngeus, Vagus und Accessorius. 11. Accessorius. 12. Hypoglossus. 13. Stirnhöhle. 14. Sinus transversus. 15. Schläfenmuskel. Man erkennt die vorderen, mittleren und hinteren Schädelgruben.

krank wird, wo die Nerven durchlaufen, sind Neuralgien und Lähmungen eine wohl zu begreifende Erscheinung. In den allerhartnäckigsten Fällen von Trigeminusneuralgie muß man dann zuweilen die Nerven innerhalb der Schädelhöhle resecieren oder sogar das Ganglion semilunare (Gasseri) wegnehmen. Man hat zu dem Zweck über dem Jochbogen nach temporärer Resektion eines Schädelstückes zwischen Dura und Knochen in die Tiefe zu dringen, bis man das Ganglion und die drei von ihm zur Fissura orbitalis superior, zum For. rotundum und zum For. ovale ziehenden Äste liegen sieht. Dabei muß meist die aus dem For. spinosum heraufkommende A. meningea unterbunden werden.

Die wichtigsten der vom Schädelinnern durch die Schädelbasis hindurch führenden Kanäle und Formina sind folgende (die zugehörigen Nerven und Gefäße wurden in Klammer beigefügt): Foramina cribrosa (N. olfactorius); Foramen opticum (N. opticus und A. ophthalmica); Fissura orbitalis superior (V. ophthalm. sup., N. oculomot., N. trochl., N. abduc., Ram. I

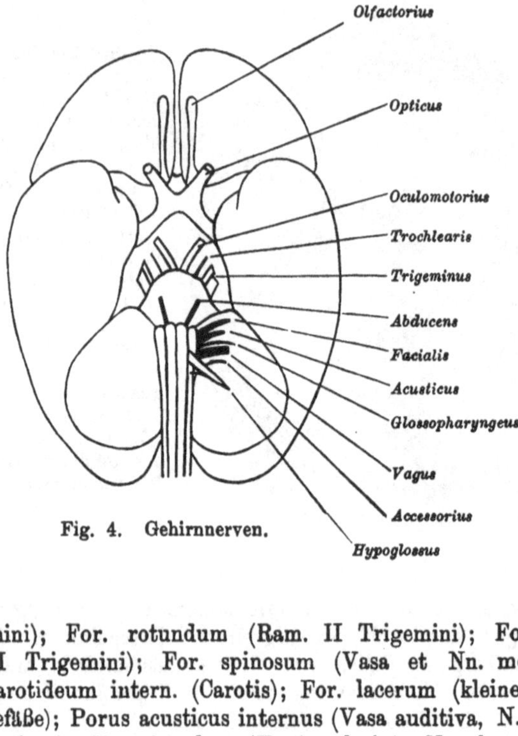

Fig. 4. Gehirnnerven.

Trigemini); For. rotundum (Ram. II Trigemini); For. ovale (R. III Trigemini); For. spinosum (Vasa et Nn. meningei); For. carotideum intern. (Carotis); For. lacerum (kleine Nerven und Gefäße); Porus acusticus internus (Vasa auditiva, N. facialis, N. acusticus); For. jugulare (V. jugul. int., N. glossopharyngeus, N. vagus, N. recurrens, Sin. petrosus); For. mastoideum (V. emissaria); Can. hypoglossi (N. hypoglossus); Can. condyloideus (Vena emissaria); For. occipitale magnum (Medulla, A. vertebralis).

Es kommt zuweilen vor, daß bei Frakturen der Schädelbasis dieser oder jener unter den Gehirnnerven in Mitleidenschaft gezogen wird. Solche Verletzungen kann man natürlich nur dann verstehen, wenn die Topographie der Schädelbasis (vgl. Fig. 2, 3 und 4) dem Gedächtnis eingeprägt ist.

Hirnhäute und ihre Gefäße.

Die hauptsächlichste Arterie der harten Hirnhaut, Meninx fibrosa, ist die A. meningea media, die durch das Foramen

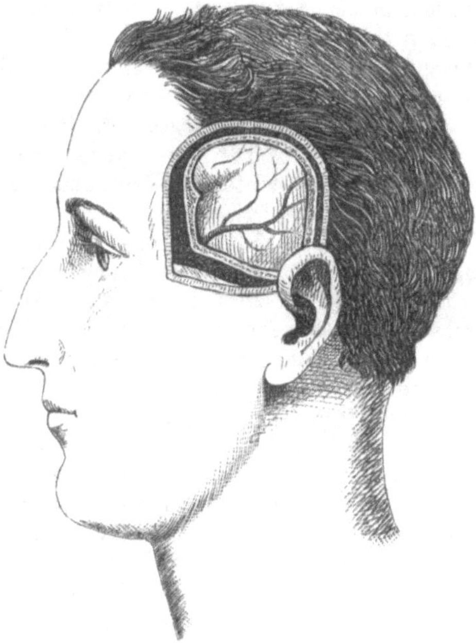

Fig. 5. Der Temporalmuskel und die Knochenteile der Schläfengegend sind weggenommen. Man erkennt die Verzweigungen der Meningea.

spinosum hereintritt und, eingebettet in die Furchen des Os temporale, des großen Keilbeinflügels und des Os parietale, sich bald nach oben und hinten verzweigt (Fig. 5). Die vordersten dieser Zweige werden bei Schädelfrakturen am häufigsten verletzt; man muß dann gewöhnlich in der Gegend des oberen Keilbeinflügelendes aufmeißeln, um das Gehirn von dem sonst tödlich wirkenden Druck der zwischen Knochen und Dura angehäuften Blutmassen zu befreien. Bei Verletzung des hintersten Astes der Meningea hat man ein weiter nach hinten in der Gegend des Scheitelbeinhöckers gelagertes Hämatom zu erwarten, und wird also ungefähr 6 cm schräg hinter und über dem Rand der Ohrmuschel trepanieren (Fig. 10). Wenn man dicht über der Mitte des Jochbogens aufmeißelt, trifft man die beiden Hauptzweige der Meningea nahe bei einander. Da die Wandungen der Arterie sehr zart sind, und ihre Lage bald ganz oder halb im Knochen, bald auch eng mit der harten Hirnhaut verwachsen, das Fassen des Gefäßes äußerst schwierig machen kann, so würde im Fall einer tiefliegenden Verletzung eher die Kompression gegen den inneren Knochenrand als die Unterbindung zur Anwendung kommen, wenn man nicht vorzieht, durch weiteres Wegmeißeln vom Knochen die blutende Ader gänzlich freizulegen.

Die Venen, die das Blut aus dem Gehirn und seinen Häuten zurückführen, und zum Theil auch die Venen der Schädelknochen ergießen ihr Blut in die venösen Sinus der harten Hirnhaut. Diese Sinus sind zwischen zwei Platten der Meninx fibrosa (Dura Mater) aufgenommen; sie unterscheiden sich von anderen Venen dadurch, daß sie, wenn angeschnitten, ihrer festen Wände wegen nicht zusammenfallen und also bei gewaltsamen Atembewegungen zur Luftansaugung Gelegenheit geben. Hinsichtlich der Schädelverletzungen sind fast nur die zwei Hauptsinus, der Longitudinalis superior und die beiden Transversi, für den Chirurgen von Wichtigkeit. Man muß Kenntnis davon besitzen, daß der obere Längsleiter in seiner hinteren Hälfte zuweilen rechts von der Mittellinie hin verläuft. Interesse verdient auch der Sinus cavernosus: er erstreckt sich von der Fissura orbitalis superior bis zur Spitze der Felsenpyramide und umgiebt mit seinen weitmaschigen venösen Räumen die Carotis interna (und den N. abducens) von allen Seiten. Daher die Möglichkeit einer gleichzeitigen Verletzung von Arterie und Vene, wobei dann ein arteriell-venöses Aneurysma entstehen kann. Bei einer Trepanation in der Höhe der Protuberantia occipitalis externa könnte der Sinus transversus getroffen werden, wenn man ihn nicht beiseite schiebt. Die Sinus der harten Hirnhaut stehen durch die Emissarien mit den äußeren Venen des Gesichtes und Halses in Verbindung (vgl. S. 5). Die hauptsächlichsten dieser Emmissarien sind die, welche durch das Foramen mastoideum und parietale zu den Hinterhauptvenen und durch das Foramen coecum und die Siebbeinlöcher zu den Nasenvenen führen.

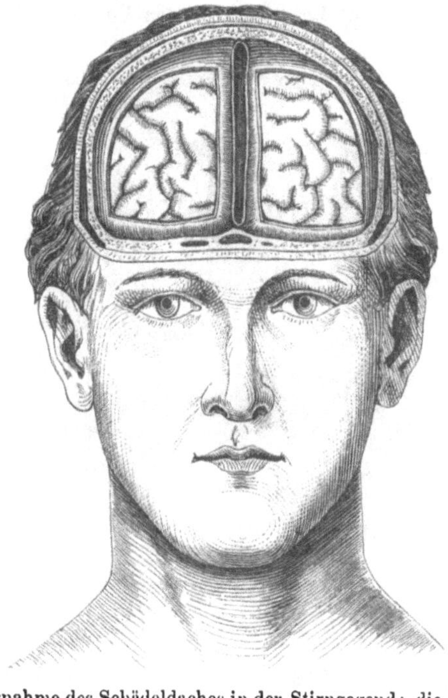

Fig. 6. Wegnahme des Schädeldaches in der Stirngegend; die Stirnhöhle im Querschnitt. Sinus longitudinalis der Dura gespalten. Die erste und zweite Stirnwindung durch Herausnahme eines großen Stücks der Hirnhäute auf jeder Seite entblößt.

Die Meninx fibrosa muß als das innere Periost des Schädels angesehen werden; zugleich dient sie durch ihre Falten, Falx cerebri und Tentorium cerebelli, zur Befestigung und Sonderung der einzelnen Theile des Gehirns. Sie ist, wenigstens bei Erwachsenen, im normalen Zustand nur lose mit dem Schädelknochen in Verbindung, so daß sie leicht abgetrennt werden kann; bei Kindern und an den Stellen, wo die (Pacchionischen) Granulationen der Meninx serosa (Arachnoidea) durch sie in den Knochen eindringen, ist die Verwachsung inniger. Zwischen der Dura und dem Schädel hin verlaufen die Gefäße, also namentlich die Zweige der A. meningea media (vgl. S. 9), nebst den diese begleitenden Venen, und ferner die

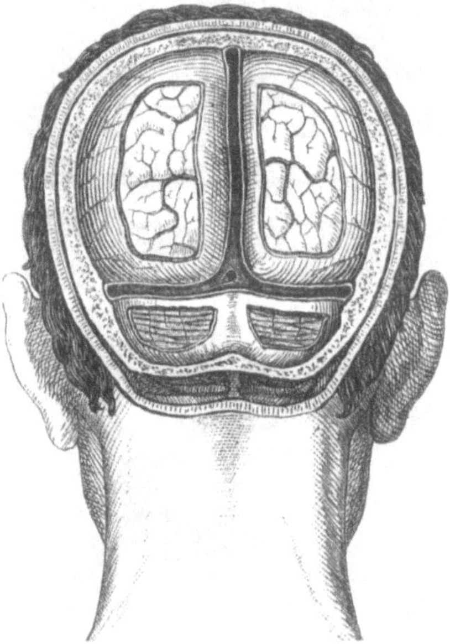

Fig. 7 zeigt die Lage des Kleinhirns und der hinteren Großhirnpartieen. (Der Kopf ist etwas nach vornen geneigt gedacht, deshalb nimmt der Sinus transversus, welcher samt dem Sinus longitudinalis aufgeschnitten ist, eine höhere Lage ein, als bei aufrechter Haltung zu erwarten wäre.) Das Fenster in der Dura läßt den querverlaufenden Schenkel des Sulcus occipitalis transversus erkennen. Unterhalb derselben reicht der Cuneus bis zur Hirnoberfläche.

Nn. meningei (recurrentes), die von den ersten zwei Trigeminusästen stammen und die harte Hirnhaut bis an das Tentorium hin mit sensiblen Fasern versorgen. Bei Schädelverletzungen bildet sich öfters ein Blutextravasat in dem Raum zwischen dem Knochen und der harten Hirnhaut; eine solche Blutansammlung verbreitet sich aber nicht leicht über die nächste Sutur hinaus, weil dort die Dura wieder fester adhäriert.

Die weiche Hirnhaut besteht aus einem weitmaschigen und mehrblätterigen, mit Cerebrospinalflüssigkeit reichlich durchtränkten Bindegewebe. Man pflegt bei ihr einen äußeren Sack, die Meninx serosa (Arachnoidea), und die der Gehirnoberfläche angeschmiegte Meninx vasculosa (Pia) zu unterscheiden.

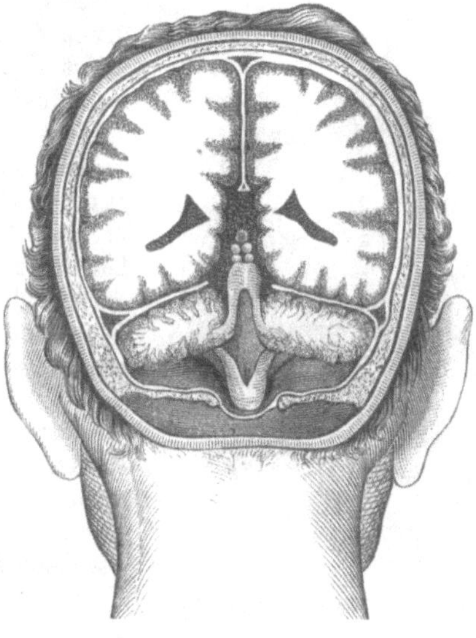

Fig. 8. Durchschnitt des Schädels und Hirnes hinter dem Ohr: man erkennt den Durchschnitt der Falx cerebri mit dem Sinus longitudinalis superior et inferior, die Seitenventrikel, das Tentorium, den Sinus transversus und den (in dem Holzschnitt zu groß ausgeführten) vierten Ventrikel.

Bei Verletzungen der Hirnhäute kann Cerebrospinalflüssigkeit heraussickern. So hat man öfters beobachtet, daß bei Basisfrakturen, wenn sie durch das Tegmen tympani gehen, ein Ausfluß von seröser Flüssigkeit aus dem Ohr entstand, der tagelang fortdauerte. Dieselben zum Theil sehr profusen Ausflüsse sah man aus der Nasenhöhle kommen bei Frakturen, die sich in das Keilbein und Siebbein hinein erstreckten.

Gehirn.

Für chirurgische Zwecke ist besonders die cranio-cerebrale Topographie, also die Lage der einzelnen Hirnteile dem knöchernen Schädel gegenüber, von Wichtigkeit.

Hinter dem Stirnbein und der oberen und vorderen Ecke des großen Keilbeinflügels liegen die drei Stirnwindungen (Fig. 6). Die am meisten lateral gelegene, die dritte Stirnwindung, gehört eigentlich nicht mehr der Stirngegend, sondern der Schläfengegend an, denn sie reicht nach vornen nur bis zur äußeren Stirnbeinkante. Die dritte Stirnwindung der linken Seite verdient eine besondere Beachtung, weil eine Schädigung oder Zerstörung derselben bei rechtshändigen Individuen zu Sprachstörungen und sogar zu vollständiger motorischer Aphasie führen kann. Das Rindencentrum für den Hypoglossus liegt nämlich an der Stelle, wo die dritte Stirnwindung mit der vorderen Centralwindung zusammenstößt. (In der Gegend von *H* der Fig. 10.) Das Centrum für die Stimmbandbewegungen liegt in der Insel. (Etwas unterhalb *H* der Fig. 10.)

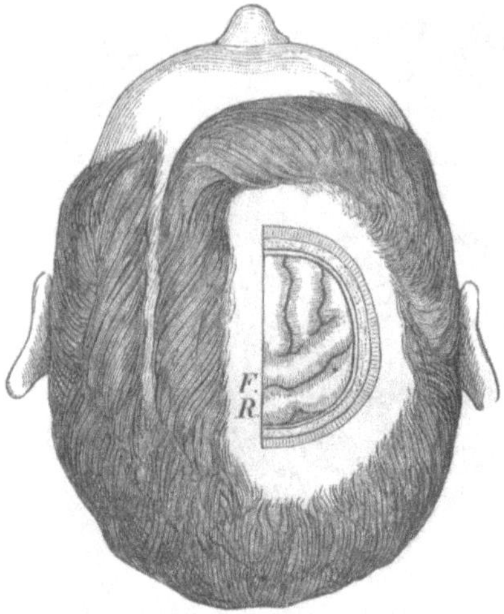

Fig. 9. Fensterschnitt in der Scheitelgegend. Man erkennt nach Wegnahme eines halbrunden Stückes vom Schädel und von den Hirnhäuten die Lage der Centralfurche, Fissura Rolandi, nebst den umliegenden Windungen.

Eine noch größere Bedeutung hat für den Chirurgen die Topographie der übrigen motorischen Hirnrindengebiete, namentlich die der vorderen und hinteren Centralwindung. Diese beiden Windungen verlaufen zu beiden Seiten der Centralfurche (Fissura Rolandi) von der Schläfengegend schief nach hinten und oben zur Scheitelhöhe hinauf (Fig. 9 u. 10). Eine Verletzung am oberen Ende der Centralfurche kann motorische Reizungs- oder Ausfallserscheinungen im Gebiet der entgegengesetzten unteren Extremität zur Folge haben; bei einem im mittleren Drittel der vorderen oder hinteren Centralwindung gelegenen Absceß pflegt die motorische Funktion des

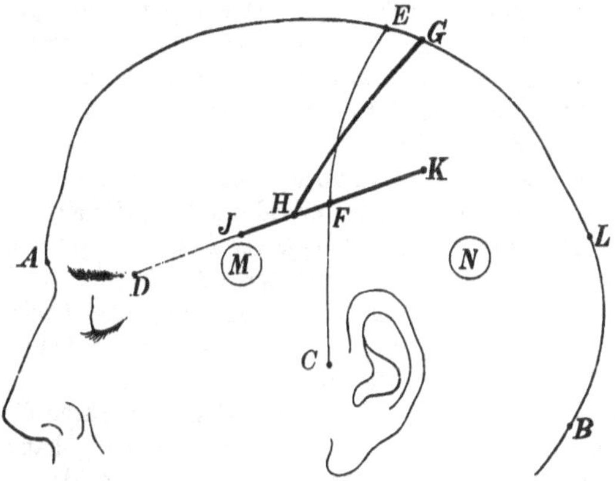

Fig. 10. A = Mittelpunkt einer beide Augenbrauen tangierenden Linie. — B = Protuberantia occipitalis externa. — C = Vertiefung vor dem Tragus in der Höhe der oberen Gehörgangswand. — D = Hervorragendste Stelle des äußeren Augenhöhlenrandes. — $AE = \frac{1}{2} AB$. — $CF = \frac{1}{3} CE$. — EG = 1 Cm. — FH = 1 Cm. — $FJ = FK = \frac{5}{12} DF$ = 4 Cm. — $EL = \frac{7}{12} EB$. — GH = Fissura centralis. — JK = Horizontaler Schenkel der Fossa cerebralis lateralis (Sylvii). — L = Obere Grenze des Cuneus. — M = Trepanationsstelle bei Blutung aus den vorderen, und N = bei Blutung aus den hinteren Zweigen der A. meningea media. Bei den hier gegebenen Maßbestimmungen bewegen sich die Fehlergrenzen innerhalb eines Centimeters.

Armes und der Hand in mehr oder weniger ausgedehntem Grade zu leiden; und wenn ein Tumor dem unteren Drittel der Fissur angrenzt, kann Facialislähmung, immer auf der entgegengesetzten Körperseite, eintreten.

Die Fossa cerebri lateralis (Sylvii) verläuft ungefähr (Genaueres in dem Text zu Fig. 10) von der oberen Ecke des grossen Keilbeinflügels zum Tuber parietale hin. Sie grenzt die dritte Stirnwindung nach hinten und unten hin und die obere Schläfenwindung nach oben hin ab. Letztere kann namentlich bei den von Mittelohreiterungen ausgehenden Gehirnabscessen in Mitleidenschaft gezogen werden; dann sieht man neben der Schwerhörigkeit, die durch Störung der schallleitenden Apparate bedingt ist, Rindentaubheit und sensorielle Aphasie entstehen.

Außer den aufgezählten Hirnrindenpartien hat nun noch der am Hinterkopf zwischen der Fissura parieto-occipitalis und der Fissura calcarina gelagerte Cuneus eine chirurgisch-anatomische Würdigung zu erfahren. Er gehört im wesentlichen der medialen Fläche der Großhirnhemisphäre an, aber er berührt doch auch unterhalb der Fiss. parieto-occipitalis den knöchernen Schädel und ist hier von außen eindringenden Gewalten ausgesetzt: eine Fraktur in der Gegend der Lambdanaht (Fig. 10 *L*) kann durch Verletzung des Cuneus Hemianopsie herbeiführen.

Das Kleinhirn ist in der hinteren Schädelgrube eingebettet. Von oben her ist es durch das in der Höhe der Protuberantia occipitalis externa inserierende Tentorium zugedeckt (Fig. 8). An seinem oberen Rande läuft der Sinus transversus hin (Fig. 7). Die hintere Schädelgrube ist vom Mittelohr nur durch die hintere Wand der Felsenbeinpyramide getrennt; deshalb kann es bei Mittelohreiterungen, und namentlich, wenn an denselben das Antrum mastoideum beteiligt ist, zu einer Pachymeningitis in jener Schädelgrube oder zu einem Abscess im Kleinhirn kommen. Der Sinus transversus kann in der Linie zwischen der Protuberantia occipitalis externa und dem oberen Rande des äußeren Gehörgangs durch eine Trepanation freigelegt werden. Bei der Trepanation des Kleinhirns hat man unterhalb dieser Linie und $1^1/_2$ cm hinter dem Proc. mastoid. zu bleiben, denn dicht hinter dem Proc. biegt der Sinus nach unten um.

II. Augengegend.

Augenhöhle. Augenmuskeln. Auglider. Thränenorgane. Gefäße und Nerven der Augengegend. Augapfel.

Augenhöhle.

Die Augenhöhle ist durch sieben Knochen gebildet. Oben begrenzt sie das Stirnbein, außen das Jochbein und der große

Keilbeinflügel, unten der Oberkiefer und der Proc. orbitalis des Gaumenbeins, innen der Oberkiefer, das Thränenbein und das Siebbein. Nach oben grenzt sie an die Stirnhöhle und Schädelhöhle, mit welch letzterer sie durch das Foramen opticum und die Fissura orbitalis superior kommuniciert; nach innen befindet sich die Nasenhöhle und der Thränennasengang, nach hinten

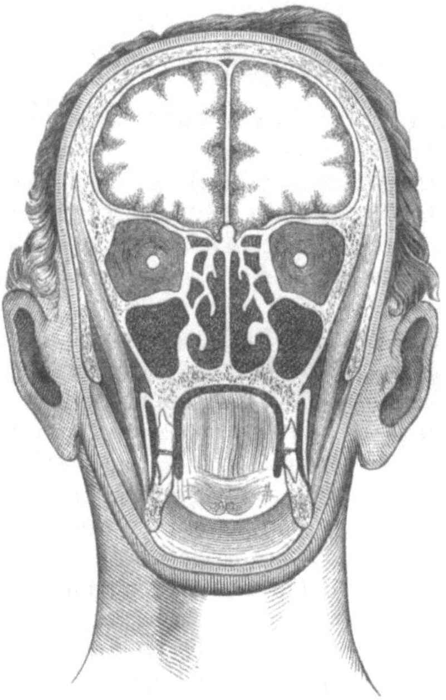

Fig. 11. Frontal-Durchschnitt des Schädels und Hirns hinter dem Augapfel und diesseits der Stirn. Man erkennt auf dem Durchschnitt die Sehnerven, die Siebbeinzellen, die Nasenmuscheln, die Kieferhöhle u. s. w.

und außen die Schläfengrube und die Fissura sphenomaxillaris, nach unten endlich die Fissura orbitalis inferior, die Kieferhöhle, der Canalis infraorbitalis und die Jochbeinkanälchen, die dem N. zygomaticus den Durchtritt gestatten. Der Augapfel ist von dem Orbitalfett durch eine lockere Fascie, die Tenon'sche Kapsel, getrennt. Durch diese treten die sechs Augenmuskeln an ihn heran. Die Conjunctiva und die Augenlider mit ihren Knorpeln und Muskeln bilden eine zweite Reihe von umgebenden Teilen. Seitlich schließen sich die Thränenwerkzeuge an, außen und oben die Thränendrüsen, innen und unten der Apparat für Aufsaugung und Ableitung der Thränen. Dazu kommen noch die Nerven und Gefäße, die für die verschiedenen Organe bestimmt sind. Alle diese Teile sind in eine starke Fettlage eingebettet.

Augenmuskeln.

Die vier geraden Augenmuskeln entspringen sämtlich um das Foramen opticum herum; ihre Sehnen inserieren sich 5 mm vom Hornhautrande entfernt, an der Sclera. Eine dünne Fascie hüllt die Muskeln ein und erleichtert ihre glatte Verschiebung am Augapfel; vornen setzt sich diese Fascie theils an dem Augapfel selbst an, theils strahlen ihre Fasern in die Auglider aus.

Die beiden schiefen Augenmuskeln haben das Gemeinschaftliche, daß sie in der Richtung von vornen und innen nach außen und hinten einen Halbkreis um den Augapfel beschreiben; der Obliquus superior geht von vornen und oben her hinter dem Rectus superior, der Obliquus inferior von innen und unten her, hinter dem Rectus externus, zwischen dem Muskel und dem Auge durch. Von der oberen und inneren Augenhöhlenwand, wo sich die Rolle für den Obliquus superior befindet, schlägt sich dessen Sehne nach außen und hinten; der Obliquus inferior, an der unteren Augenhöhlenwand nach außen vom Thränensack entspringend, läuft vor und unter dem M. rectus inferior hin und begiebt sich hinter dem Rectus externus zum oberen, äußeren und hinteren Theile der Sclera (Fig. 12).

Auglider.

Die Auglider sind hauptsächlich durch ihre Fascie, die vom Rande der Orbita ausgeht und sich an die Tarsusknorpel ansetzt, in ihrer Lage befestigt. Besonders am äußeren und inneren Augenwinkel, wo sich das Lig. palpebrale internum und externum an den Orbitalrand anheften, haben die Auglider ihren festen Punkt; die übrigen Theile sind ziemlich verschiebbar und erleiden sowohl in den normalen Verhältnissen, schon beim

Öffnen und Schließen des Auges, als bei krankhaften Zuständen, z. B. beim Ektropion, mancherlei Lageveränderungen. Der äußere Augenwinkel ist weniger gegen Verschiebung geschützt, als der innere; er rückt auch beim Schließen des Auges etwas nach innen.

Der Schließmuskel der Auglider, Orbicularis orbitae, reicht noch ziemlich weit über den Umkreis der Augenhöhle hinaus, indem er sich bis in die Stirngegend, Schläfengegend und Wangengegend erstreckt.

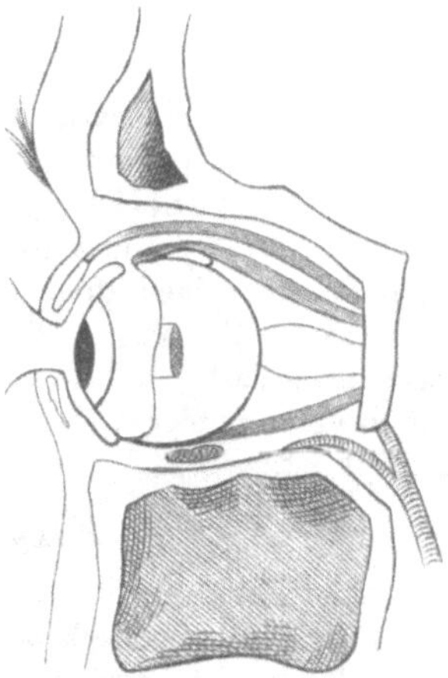

Fig. 12. Die linke Augenhöhle, im Durchschnitt, von außen betrachtet. Man erkennt die Stirn- und die Oberkieferhöhle, den Lev. palpebrae, den Rect. sup. und inf., den Rectus ext., den Obl. sup. und inf. im Querschnitt, die A. maxill. int. und die A. infraorbitalis.

Die sogenannte Sehne des Orbicularis, das Lig. palpebrale internum, läuft mitten über den Thränensack her (Fig. 13); wenn dieser prall gefüllt ist, erscheint zuweilen die Geschwulst vermöge des darüber hingespannten Ligaments in eine obere und innere Partie geteilt.

Der Levator palpebrae entspringt hinten in der Augenhöhle und verläuft genau über dem Rectus superior, von diesem durch eine Fascie getrennt, zum hinteren Rande des Tarsus.

Der Tarsus, der am oberen Augenlid viel deutlicher und stärker entwickelt getroffen wird, als am unteren, besteht in einer länglichen, derbfaserigen Bindegewebsplatte, die in den Rand des Augenlids aufgenommen ist und mit den Auglid-Muskeln in Verbindung steht. In die hintere Fläche des Tarsus sind die Meibom'schen Drüsenschläuche eingebettet. Sie münden an der inneren Kante des Augenlids, an der Grenzlinie zwischen Haut und Schleimhaut. Diese Tarsaldrüsen sieht man zuweilen zu kleinen Abscessen oder zu kleinen Bälgen, mit meist gelatinösem Inhalte, werden. Wenn sich nämlich die Mündung eines dieser Drüschen verstopft, häuft sich das Sekret an, und es ent-

2*

steht eine Art Balggeschwulst. Die Entzündung eines Meibomschen Drüsenschlauches (Hordeolum internum) muß von der Entzündung eines Hautfollikels am Ciliarrande (Hordeolum externum) wohl unterschieden werden.

Am freien Rande des Auglids, an seiner äußeren Kante, sind die Cilien eingesenkt. Sie durchbohren die Haut in schiefer Richtung; ihre Wurzeln liegen zwischen dem vorderen Teile des Tarsusrandes und dem Orbikularmuskel. Durch atrophisches Einschrumpfen der zunächst hinter ihnen gelegenen Schleimhaut-Partie wird öfters eine falsche, nach innen gekehrte Richtung des Cilienrandes (Entropion) oder eines Teiles der Cilien (Trichiasis) hervorgebracht.

Die Conjunctiva gehört halb dem Auglid, halb dem Augapfel an; sie bildet für den Tarsus, zumal den des oberen Auglids, nur einen dünnen, durchscheinenden, dabei fest angewachsenen Überzug. Hinter dem Tarsus, in der sogenannten Retrotarsal-Falte, ist die Conjunctiva schlaffer; sie hat daselbst ein lockeres Bindegewebe unter sich, das sehr zur Anschwellung geneigt ist.

Thränenorgane.

Die Thränendrüse liegt hinter dem Rande der Augenhöhle nach außen und oben, unmittelbar am Stirnbeine, in dessen Fossa lacrymalis; eine zweite kleinere Thränendrüse liegt unter ihr, bedeckt von der Augenlid-Fascie, gegen das Lig. palpebrale externum hin; die Ausführungsgänge dieser Drüsen münden über dem Tarsus superior auf der Conjunctiva.

Die beiden Thränenröhrchen laufen von den Thränenpunkten aus zwischen den Fasern des M. obicularis durch um die Thränenkarunkel herum, um miteinander hinter dem Lig. palpebrale internum in den Thränensack einzumünden. Dieser besteht aus Schleimhaut, vornen mit fibröser Umkleidung; seine hintere innere Wand wird vom Knochen (vom aufsteigenden Ast des Oberkiefers und vom Thränenbeine), seine vordere und äußere Wand vom M. orbicularis und dem Ligamentum palpebrale bedeckt, das ihn über seiner Mitte quer durchkreuzt. Das Periost der Orbita hängt mit dem fibrösen Überzuge des Sackes zusammen, und ein besonderer Teil des M. orbicularis, der Horner'sche Thränensack-Muskel, geht teils an den Sack, teils über ihn weg.

Der Thränensack geht über in den Thränennasenkanal, der nach unten und zugleich etwas nach außen und hinten im Oberkiefer verläuft und vorne und oben im unteren Nasengang, unmittelbar hinter dem vorderen Ende der unteren Muschel, ausmündet. Er ist im ganzen etwa 2 cm lang; an seiner Mündung findet sich eine kleine Schleimhautfalte, die ihm als verschließende Klappe zu dienen vermag. (Vgl. Fig. 23.)

Fig. 13. Der Thränensack und Nasenkanal eröffnet. Das Lig. palpebrale internum geht quer über den Thränensack weg. Der Verlauf der Thränenkanälchen ist durch Punkte angedeutet. Man sieht vermöge eines Fensterschnittes in der Oberkieferwand die Ausmündung des Nasenkanals in die Nasenhöhle, dicht daneben die von vornen eröffnete Kieferhöhle. Von unten kommt die Art. angularis faciei. Oben kommt die Vena ophthalmica aus der Augenhöhle heraus.

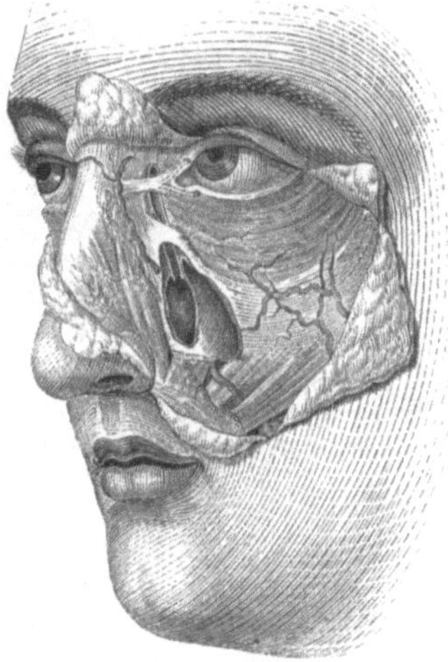

Vermöge des beständigen Offenstehens der Thränenpunkte und Thränenkanälchen, sowie vermöge der Schließklappe am Ende des Nasenkanales findet bei Erweiterung des Thränensackes ein Saugpumpen-Mechanismus statt. Der Teil des M. orbicularis, der sich vor dem Thränensack befindet, muß bei jedem Auglidschlag eine kleine Erweiterung des Thränensackes und folglich eine Saugwirkung hervorbringen. Ein Versuch an der Leiche, an einem Querschnitt des Thränensackes macht dies einleuchtend. Auch die schematische Fig. 14 ist geeignet, hiervon zu überzeugen. Man sieht auf der rechten Seite dieses Querschnittes die Sehne des Orbicularis gespannt und den Thränensack erweitert, auf der linken Seite den Orbicularis erschlafft, dagegen den sogenannten Horner'schen Muskel verkürzt und den

Thränensack leer. Man fühlt sich hier zu dem Schlusse gedrängt, daß die vordere Partie des Orbicularis zur Ansaugung der Thränen in den Thränensack, die hintere am Thränenbein inserierende (der Horner'sche Muskel) zur Entleerung des Thränensackes nach der Nase zu bestimmt sein müssen.

Die Thränenkarunkel, aus fettumlagerten Talgdrüschen bestehend, kann eigentlich nicht zu den Thränenorganen ge-

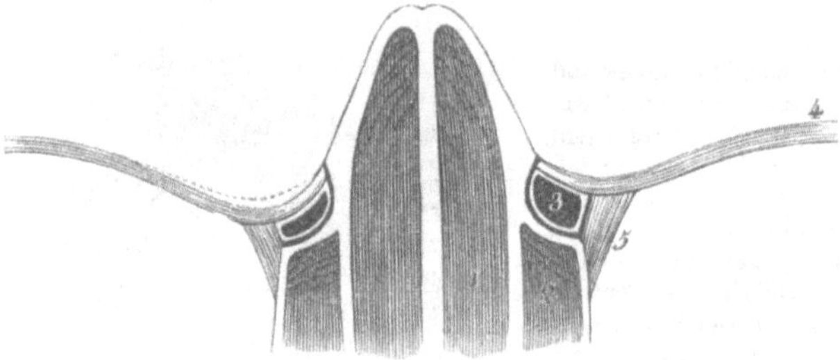

Fig. 14. 1. Nasenhöhle. 2. Siebbeinzelle. 3. Thränensack erweitert. 4. Orbicularis nebst Sehne, gespannt. 5. Thränensackmuskel im Zustand passiver Spannung, auf der linken Seite in Verkürzung.

rechnet werden; im Fall einer Operation an derselben müßte man sich daran erinnern, daß die beiden Thränenkanälchen einen Bogen um sie herum beschreiben.

Gefäße und Nerven der Augengegend.

Die meisten Nerven der Augenhöhle, der Oculomotorius, Abducens, Trochlearis, viele Zweige des Trigeminus liegen zu tief, als daß man bei Operationen mit ihnen zu thun bekäme. Nur diejenigen Äste des Quintus, die durch die Augenhöhle hin nach außen verlaufen, sind von chirurgischer Bedeutung. Der stärkste unter diesen Ästen ist der Infraorbitalis, der unter dem Boden der Augenhöhle durchläuft. Er tritt über der Fissura sphenomaxillaris weg und durch die Fissura orbitalis inferior hindurch in den Kanal, der sich in der Augenhöhlenplatte des Oberkieferbeins für ihn befindet. Bei manchen Individuen ist es großenteils nur ein Halbkanal, eine oben mit Periost geschlossene Rinne, worin der Nerv liegt (vgl. Fig. 23).

Der Zygomaticus, der ebenfalls in der Fossa sphenomaxillaris vom zweiten Ast des Quintus entspringt und hinter dem äußeren Periost der Augenhöhle wegziehend in mehreren Kanälchen durch das Jochbein hindurch zur oberen Wangengegend und zur Schläfengegend tritt (Fig. 22), kann außerhalb oder innerhalb der Augenhöhle aufgesucht und durchschnitten werden. (Vgl. S. 37.)

Der erste Ast des Trigeminus teilt sich noch innerhalb der Fissura orbitalis superior in drei Zweige; der stärkste von diesen, N. supraorbitalis, geht an der oberen Orbitalwand nach oben und innen und verzweigt sich, nachdem er die Augenhöhle durch das Foramen supraorbitale oder, wo das Foramen fehlt, durch die gleichnamige Incisur verlassen hat, in der Stirnhaut. Etwas weiter zur Nase hin wendet sich der N. frontalis um den Augenhöhlenrand, und der kleinste Ast, der Supratrochlearis, verläßt, ganz dicht oberhalb der Trochlea hinlaufend, die Augenhöhle, um das obere Auglid, die Conjunctiva und einen Teil der Stirnhaut mit sensiblen Fasern zu versehen. — Der zweite Zweig des Ophthalmicus, N. nasociliaris, welcher vermöge des Ganglion ciliare die Iris mit sensiblen Fäden versorgt, zieht an der inneren Wand der Orbita hin; seine Verzweigungen, Infratrochlearis und Ethmoidalis, vorsorgen die Nasenwurzel und die Nase. — Der dritte Zweig vom Ophthalmicus, N. lacrimalis, verläuft oben und außen in der Augenhöhle nach der Thränendrüse hin.

Der vierte Gehirnnerv, der Trochlearis, versieht den M. obliquus superior, der sechste, der Abducens, den Rectus externus mit motorischen Fasern. — Der N. oculomotorius teilt sich in einen oberen Ast für den Levator palpebrae und Rectus superior und in einen unteren für den Rectus internus, inferior, Obliquus inferior und für das Ganglion ciliare.

Die Arteria ophthalmica tritt durch das Foramen opticum neben dem Sehnerven in die Augenhöhle herein und spaltet sich in viele kleine Zweige, die sich zu dem Augapfel selbst, seinen Muskeln, der Thränendrüse, den Auglidern u. s. w. verteilen. Ein Endast dieser Arterie, die A. supraorbitalis oder frontalis, steht vom inneren Augenwinkel aus mit der A. angularis faciei und mit der Temporalis in Verbindung. Bei Schädelfraktur, die durch das Foramen opticum ging, hat man Verletzung der A. opthalmica und in der Folge aneurysmatische Ausdehnung derselben beobachtet. Auch der N. opticus kann gequetscht oder zerrissen werden, wenn eine Basisfraktur durch das Foramen opticum verläuft.

Die Venen der Augenhöhle entleeren sich durch die Ophthalmica superior in den Sinus cavernosus, und durch die Ophthalmica inferior, am inneren Augenwinkel gelegen, in die Gesichtsvene; nach hinten stehen die Augenvenen außerdem mit dem Plexus der Fissura sphenomaxillaris in Verbindung.

Augapfel.

Der Augapfel ist einesteils durch den Sehnerven und durch die Augenmuskeln, anderenteils durch die Conjunctiva in seiner Lage befestigt; er wird samt den Muskeln von dem in der Augenhöhle befindlichen Fett umgeben und getragen. Bei den Bewegungen des Auges erleidet er keine wirkliche Ortsveränderung, sondern nur eine Rotation um seinen Mittelpunkt. Seine Befestigung ist nicht so sicher, daß er nicht öfters verschoben würde; Geschwülste, Blutextravate, Abscesse, sogar eine starke Anfüllung der Vena ophthalmica können einen Exophthalmus oder eine weitgehende Verdrängung nach außen erzeugen.

III. Nasengegend.

Äußere Nase. Nasenhöhle.

Die äußere Nase besteht aus einem teils knöchernen, teils knorpeligen Gerüst, nebst der sie überziehenden Haut und der ihre innere Fläche auskleidenden Schleimhaut. Der knöcherne Nasenrücken wird vom aufsteigenden Ast des Oberkiefers nebst den beiden Nasenbeinen gebildet; den knorpeligen Teil formieren dreierlei Knorpel: ein mittlerer, der die Scheidewand bildet, zwei seitliche, die sich an der Apertura piriformis ansetzen, und zwei halbringförmige, durch deren Umbiegung die Nasenflügel und die Nasenspitze ihre eigene Form und Elasticität erhalten.

Die kleinen Muskeln der Nase haben keine Bedeutung für die Chirurgie; wichtig ist dagegen die feste Vereinigung der Haut mit dem Knorpel der Nasenspitze und der Nasenflügel. Die Haut setzt sich, ohne eine deutliche Fettschichte unter sich zu haben, fast unmittelbar an den Knorpel an und besitzt hier keine Verschiebbarkeit, während sich auf dem Nasenrücken eine merkliche Verschiebbarkeit wahrnehmen läßt. Aus diesem Grunde ist es bei einer Operation an der Nasenspitze schwer, die Haut wegzupräparieren; auch die Ersetzung eines Substanzverlustes durch Herbeiziehen der Wundränder gelingt nicht leicht. Dagegen hat man auch keine solche starke Narbenzusammenziehung nach einem Substanzverlust zu fürchten wie an anderen Stellen, sondern es bildet sich meist eine weiße glatte Narbe als Ersatz einer verloren gegangenen Hautpartie.

Die äußere Nasenöffnung besitzt eine gewisse Ausdehnbarkeit; besonders der nur aus Haut bestehende Teil der Nasenscheidewand, der sich an dem vorderen Rande des Scheidewandknorpels anlegt, besitzt diese Eigenschaft. — Die knöcherne Öffnung der äußeren Nase, Apertura piriformis, erstreckt sich mehr in die Länge von oben nach unten als in die Breite, ein Umstand, der bei der Zangenextraktion von Schleimpolypen nicht zu vergessen ist; man faßt die gewöhnlich in den mittleren Nasengang herabhängenden Polypen viel eher und auch tiefer und sicherer bei Öffnen der Zange in der Richtung von oben nach unten, als wenn man den einen Arm der Zange nach rechts, den anderen nach links zu richten sucht.

Nasenhöhle.

Die innere Nase, bestehend aus den beiden Nasenhöhlen, wird begrenzt durch die Nasenbeine, Kieferbeine, Gaumenbeine, Thränenbeine, Siebbeine, die unteren Muscheln und das Pflugscharbein. An diese schließt sich noch das Stirnbein mit den Stirnhöhlen und das Keilbein mit der Keilbeinhöhle an. Die beiden Nasenhöhlen sind durch das knöcherne Septum und durch dessen vordere knorpelige Verlängerung vollständig von einander geschieden. Eine gefäßreiche Schleimhaut mit einem submucösen, dem kavernösen Körper ähnlichen Gewebe überkleidet die innere Fläche der ganzen Höhle. (Ein Frontal-Durchschnitt der Nasenhöhle findet sich in Fig. 11 und 23.)

Vermöge der unteren, mittleren und oberen Nasenmuschel wird jede der beiden Nasenhöhlen in drei Nasengänge abgeteilt; man unterscheidet demnach einen oberen, mittleren und unteren Nasengang. Die Muscheln sollen von Rechts wegen 3—5 mm vom Septum abstehen; wenn das infolge ihrer Vergrößerung nicht der Fall ist, kann es zu störenden Atembeschwerden und zum chronischen Schnupfen (Ozaena) kommen. In den unteren Nasengang müssen öfters Instrumente eingeführt werden, sei es um Polypen auszuziehen, oder um durch die Nase in den Pharynx zu gelangen, oder um die Tuba auditiva aufzusuchen, oder auch wohl um die hinter der unteren Muschel gelegene Öffnung des Thränenkanals zu katheterisieren. — Der mittlere Nasengang steht mit der Kiefer- und Stirnhöhle in Verbindung; jene mündet mehr nach hinten, diese nach vorn und oben im mittleren Nasengang (vgl. S. 39). Bei Ansammlung von Wasser, Schleim oder Eiter in der Kieferhöhle kann man vom mittleren Nasengang aus dem Ausfluß Raum schaffen, gewöhnlich aber bahnt man sich unter der Oberlippe neben dem oberen Eckzahn hin einen Weg in die Oberkieferhöhle. — Im oberen Nasengang ist die Einmündung der Keilbein- und Siebbeinzellen anzutreffen.

Die Knochen der Nasenhöhle sind meist sehr dünn und zerbrechlich, sie werden auch deswegen durch Geschwülste leicht zum Schwinden und Nachgeben gebracht. Eine Geschwulst, die ursprünglich in der Nasenhöhle entstanden war, kann die Knochen der Nasenhöhle auseinandertreiben und sich nach der Mundhöhle, Kieferhöhle, Augenhöhle, sogar nach der Flügelgaumen- und Schläfengrube hin ausdehnen. Auch der Thränennasenkanal kann hierdurch beeinträchtigt werden.

Noch biegsamer und nachgiebiger, als die Außenwände der Nasenhöhle ist die teils knorpelige, teils knöcherne Nasenscheidewand. Man sieht sie beim Druck von Geschwülsten, namentlich wenn ein von der Schädelbasis ausgehendes Fibrom in der einen Nasenhöhle nach vornen wächst, ganz beträchtlich zur Seite weichen. Die Scheidewand ist übrigens, sei es von Geburt an, sei es infolge von Verletzungen, bei den meisten Menschen etwas asymmetrisch; bei vielen zeigt sie beträchtliche Abweichungen, wodurch der eine, gewöhnlich der rechte, Nasengang erweitert, der andere bis zur Undurchgängigkeit verengt werden kann.

Die hinteren Nasenöffnungen, die Choanen, bilden zwei fingerbreite, gerade nach hinten sehende Löcher, die von den Gaumenbeinen, den Flügelfortsätzen des Keilbeines und dem Pflugscharbein umgrenzt werden. Man pflegt die Choanen abzutasten, indem man den gekrümmten Zeigefinger hinter das Gaumensegel führt. Wenn man das Zäpfchen nach vornen hält, kann man durch Einführen eines kleinen Spiegels ein Bild von den Choanen, von den Nasenmuscheln und der Mündung der Tuba auditiva erhalten.

Durch die rings herum sich ansetzende Muskulatur des Gaumens und Rachens kann die Nasenhöhle samt dem oberen Teil der Rachenhöhle von dem unteren Teil des Rachens und der Mundhöhle abgesperrt werden, wie dies bei der Aussprache mehrerer Konsonanten und Vokale, beim Schlucken, Blasen u. s. w. geschieht. Die Muskelfasern, die sich an das Gaumensegel ansetzen, vermögen es so gegen die sich etwas aufwulstende hintere Schlundwand hinzuziehen, daß der Abschluß nach der Nase hin dadurch hervorgebracht wird (Fig. 25).

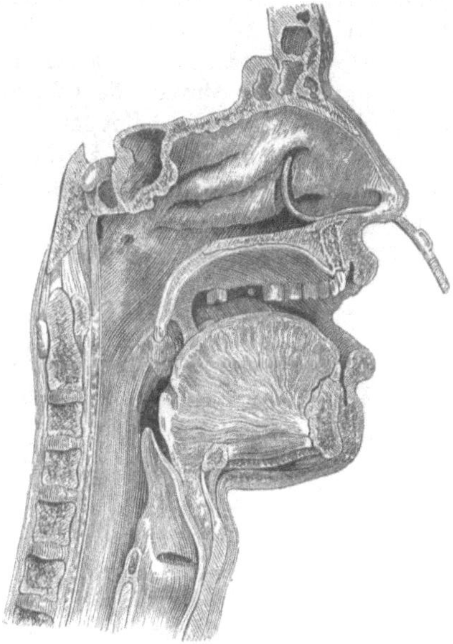

Fig. 15. Durchschnitt der linken Nasenhöhle. Nach oben die Siebbeinzellen und die Stirnhöhle, hinten die Keilbeinhöhle. Von der unteren Muschel ist vornen ein Stück weggenommen, um die Ausmündungsstelle des Thränennasenkanales und die eingeführte Sonde sichtbar zu machen. Vgl. auch Fig. 23.

Die Nasenschleimhaut besitzt außer der zu beiden Seiten der Scheidewand hinlaufenden Nasopalatina keine stärkeren, für die Chirurgie wichtigen Arterien. Die Blutungen, die aus der Nasenschleimhaut so häufig spontan eintreten, sind wohl fast nie arterieller Natur, sondern entweder kapillär oder venös. Die zuführenden Blutgefäße treten hauptsächlich von der Fissura sphenopalatina aus in die Nasenhöhle herein. Ebendaher kommen auch die meisten Gefühlsnerven der inneren Nase (N. nasopalatinus und Nn. nasales), die Zweige des zweiten Astes vom Quintus sind. Der erste Ast des Quintus liefert den N. ethmoidalis, der teils den oberen Teil der Nasenhöhle, teils die Haut der Nasenspitze mit seinen Zweigen versorgt. Der Olfactorius tritt durch die Öffnungen der Lamina cribrosa in die Nasenhöhle und breitet sich auf der oberen Hälfte des Septums und auf der medialen Fläche der beiden oberen Muscheln aus. Diese Regio olfactoria unterscheidet sich durch eine gelbliche Färbung von den übrigen als Regio respiratoria bezeichneten Abschnitten der Nasenhöhle.

IV. Gehörorgan.

Äußeres Ohr. Paukenhöhle. Tuba auditiva. Labyrinth.

Außeres Ohr.

Die Ohrmuschel besteht aus dem Ohrknorpel und seinem Perichondrium, nebst der dem Knorpel ziemlich fest anhaftenden äußeren Haut. Letztere ist auf der hinteren konvexen Seite weniger fest verwachsen als vornen. — Einige dünne Muskelbündel, die sich am Ohrknorpel inserieren, sind wohl nie Gegenstand der Chirurgie. — Die Gefäße des äußeren Ohres kommen teils von unten und hinten, von der Auricularis posterior (Fig. 1), die im Winkel zwischen dem Ohre und dem Processus mastoideus hinläuft, teils von vornen, von der A. temporalis, die ganz nahe am vorderen Rande der Ohrmuschel gelegen ist. Die Nerven des äußeren Ohres sind der Auriculo-temporalis (Fig 22,[6]) vom Trigeminus, der Auricularis magnus (Fig. 22,[7]), der vom dritten Halsnerven entspringt, und der Ramus auricularis nervi vagi.

Nach innen setzt sich die Ohrmuschel in den knorpeligen Gehörgang fort, der sich am Rande des knöchernen Gehörganges ansetzt und in Gemeinschaft mit dem letzteren den äußeren Gehörgang bildet.

Der äußere Gehörgang hat eine Tiefe von ungefähr $2^1/_2$ cm; nach vornen und unten erstreckt er sich am tiefsten, weil das Trommelfell schief von oben, hinten und außen nach unten, vornen und innen hinübergespannt ist. Im Horizontalschnitte zeigt der äußere Gehörgang eine leichte S-förmige Windung, was teils vom knorpeligen, teils vom knöchernen Teile herkommt: der knöcherne zeigt eine, freilich nur geringe Konvexität nach oben; den knorpeligen mehr nach vornen und unten gerichteten Teil muß man zur Besichtigung des Trommelfells durch Zurück- und Aufwärtsziehen der Ohrmuschel mit dem knöchernen Teile in eine Richtung zu bringen suchen. In der inneren Auskleidung des knorpeligen Teiles liegen die Ohrenschmalzdrüsen. Das Lumen des knorpeligen Teiles ist einigermaßen ausdehnbar, sofern der Knorpel gegen vornen und oben unterbrochen und nur durch fibröse Fasern geschlossen wird. Am knöchernen Teile ist die elliptische Form seines Lumens bemerkenswert; die Weite des Ganges ist in der Richtung von oben nach innen und unten am größten. Dieser Umstand wird bei der Entfernung von Fremdkörpern aus dem äußeren Gehörgange benützt. Auch neben rundlichen Fremdkörpern, z. B. Glasperlen, kann ein feiner Wasserstrahl aus einer auf den äußeren Gehörgang aufgesetzten Spritze vorbeipassieren und dann regurgitierend den Fremdkörper nach außen schwemmen. Bei Kindern ist der knöcherne Teil des Gehörganges verhältnismäßig viel kürzer als bei Erwachsenen. Vom Kiefergelenke ist der äußere Gehörgang nur durch eine dünne Knochenplatte getrennt.

Man kann bei günstiger Beleuchtung mittels des Ohrenspiegels, häufig auch ohne ihn, fast den ganzen äußeren Gehörgang übersehen. Nur sein tiefster Teil, der dem unteren vorderen Rande des Trommelfells entspricht, ist meist dem Auge unzugänglich.

Trommelfell und Paukenhöhle.

Als Paukenhöhle bezeichnet man den Raum zwischen Trommelfell und Labyrinth. Gegenüber dem Trommelfelle befinden sich die Fenestrae vestibuli und cochleae. Nach vornen und unten geht die Tuba auditiva; nach hinten und oben trifft man die mit der Paukenhöhle zusammenhängenden Zellen der Pars mastoidea des Schläfenbeins. Nach oben, also nach dem

Schädelraume hin, ist die Paukenhöhle nur durch eine dünne Knochenplatte abgeschieden. Die Carotis cerebralis, der Sinus transversus und der N. facialis liegen der Wandung der Paukenhöhle an und können deshalb bei den ihr ablaufenden Eiterungsprocessen in verschiedener Weise in Mitleidenschaft gezogen werden; es kann dabei zu Carotisblutung, zu Sinusthrombose mit nachfolgender Pyämie und zu Facialislähmung kommen. Auch im Gehirn können sich im Anschlusse an Retention bei Mittelohreiterungen Abscesse bilden, und zwar ist bei Erwachsenen ein Absceß im Schläfenlappen, bei Kindern einer im Kleinhirn zu erwarten. Bei den Trepanationen des Proc. mastoideus ist der nahe Sinus transversus zu berücksichtigen (vgl. S. 16).

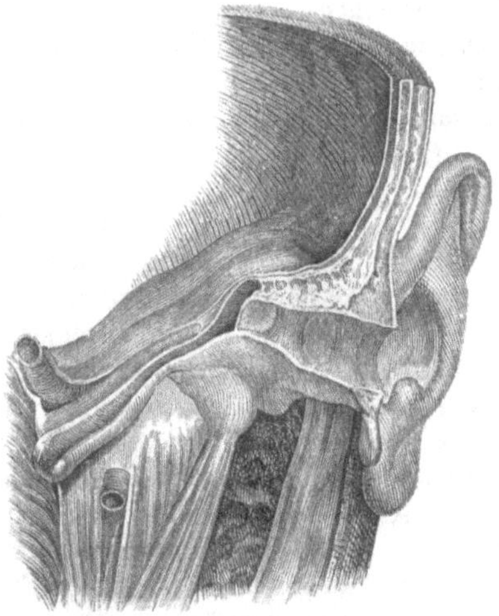

Fig. 16. Der Gehörgang, die Trommelhöhle und die Tuba auditiva des linken Ohres von vornen her geöffnet. Man erkennt den Verlauf der Carotis im Felsenbein.

Bei Anwendung des Ohrenspiegels erkennt man die schiefe Stellung des Trommelfells; in der Mitte ist dasselbe durch den hier befestigten Handgriff des Hammers nach innen gezogen; es erscheint deshalb außen trichterförmig vertieft. Über der Vertiefung, nach oben und vornen zu, gewahrt man ein helles Pünktchen: der kurze Fortsatz des Hammers ist daselbst in das Trommelfell eingelassen. Im vorderen und unteren Quadranten sieht man beim gesunden Trommelfelle einen dreieckigen Lichtreflex (Fig. 17). Die Gehörknöchelchen liegen so im oberen und vorderen Teile der Trommelhöhle, daß sie der oberen Hälfte des Trommelfells entsprechen; die untere Hälfte der Paukenhöhle bleibt leer. Diese Stelle wird man also benützen, wenn man das Trommelfell anstechen will.

Eine dreifache Schichte, nämlich zwei Epithelschichten und eine mittlere Gewebsschichte, deren Fasern teils ringartig, teils radiär angeordnet sind, setzen das Trommelfell zusammen. Die ringartige Anordnung der Trommelfellfasern trägt offenbar dazu bei, daß Perforationen des Trommelfells wieder verheilen können. Bei jungen Leuten ist das Trommelfell so dünn, daß man gewöhnlich den langen Ambosfortsatz durchscheinen sieht. Die ganze Paukenhöhle ist durch eine feine Schleimhaut ausgekleidet, die auch die Gehörknöchelchen in ihre Falten aufnimmt. Von dieser Schleimhaut sind auch die lufthaltigen Zellen des Proc. mastoideus ausgekleidet, daher man von dort aus das Mittelohr eröffnen kann. Der größte dieser Zellenräume liegt nach oben und hinten vom Gehörgange in der Basis des Zitzenfortsatzes. Da die Zellen des Proc. mastoideus durch Vermittelung der Paukenhöhle und der Tuba auditiva mit dem Nasenrachenraume in Verbindung stehen, kann eine Fraktur des Proc. mast. zu Emphysem der Ohrgegend führen.

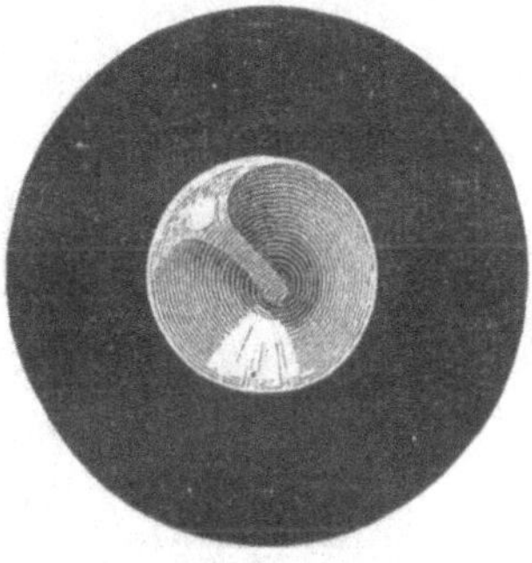

Fig. 17. Trommelfell.

Durch die Trommelhöhle hindurch nach innen zu erstreckt sich die Kette der Gehörknöchelchen zu der gegenüberliegenden Fenestra vestibuli. Die Chorda tympani läuft zwischen Ambos und Hammer hindurch zur Fissura petro-tympanica (Glaseri). Der N. facialis beschreibt nach oben und hinten um die Paukenhöhle herum einen Bogen und tritt dann durch das For. stylomastoideum auf der Innenfläche des Proc. mast. nach außen.

Tuba auditiva.

Die Tuba auditiva (Eustachii) ist ein etwas mehr als 3 cm langer, halb knöcherner, halb knorpeliger Kanal. Am Ende des knöchernen Teiles ist der Kanal am engsten, kaum 2 mm dick;

von dieser Stelle an wird die Tuba nach beiden Seiten weiter. Der knorpelige Teil der Tuba bildet einen Halbkanal, der nach außen hin durch eine fibröse Haut geschlossen wird; er mündet seitlich im Nasenrachenraume mit einer beinahe centimeterweiten elliptischen Öffnung.

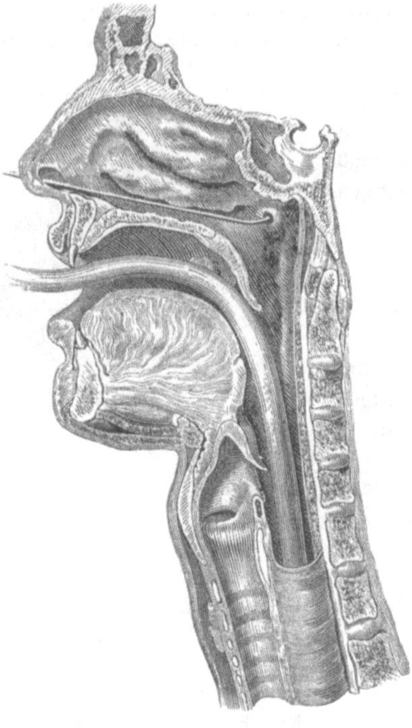

Fig. 18. Die rechte Nasenhöhle durchschnitten. Der Katheter durch den unteren Nasengang in die Tuba eingeführt.

Durch die Aktion der Gaumenmuskeln kann die Mündung der Tuba verschlossen oder erweitert werden; zur Verschließung dient der Levator veli palatini, zur Erweiterung der Tensor veli palatini.

Der mediale und obere Rand der Tubenöffnung bildet fast im hintersten Winkel der Nasenhöhle, in der Höhe der unteren Muschel, einen vorragenden Wulst; hinter diesem Wulst zeigt die Pharynxwand einen Recessus, die Rosenmüller'sche Grube. Die Kenntnis dieser Grube ist wichtig, damit man sie nicht beim Katheterisieren mit der Tuba verwechsle. Die Verlagerungen der Tubenmündung durch Polypen oder durch Schleimhautwucherungen führt, weil dann die so nötige Lufterneuerung im Mittelohr ausbleibt, sehr häufig zur Schwerhörigkeit. Wenn man den gekrümmten Zeigefinger hinter dem Gaumensegel in die Höhe schiebt, kann man diesen Übelstand mit einem Griffe aufklären. (Es ist dringend zu raten, dass der Anfänger diese

Manipulation, ebenso wie die Digitalexploration des Schlundes, Kehlkopfes und Mastdarmes, an der Leiche mehrfach übe.)

Die innerste Partie des Gehörorganes, das Labyrinth, kann nicht wohl Gegenstand der chirurgischen Therapie werden. Bei Nekrose des Felsenbeins ist ausnahmsweise eine Ausstoßung und Entfernung des Sequesters ohne tödlichen Ausgang beobachtet worden. Man hat aber auch tödliche Verblutung gesehen, wenn bei Caries des Felsenbeins die Carotis interna angefressen wurde.

V. Lippen- und Wangengegend.

Weichteile der Lippen und Wangen. Oberkiefer. Unterkiefer. Zähne.

Weichteile der Lippen und Wangen.

Die Lippen bestehen hauptsächlich aus Haut und Muskeln; der bedeutendste unter diesen ist der Orbicularis oris, der sich über die ganze Lippengegend hin erstreckt und mit den Hautmuskeln der Wangen- und Kinngegend in Verbindung steht. Seine Antagonisten sind der Zygomaticus, Risorius, Caninus, Quadratus labii superioris, Quadratus labii inferioris, Triangularis, der Mentalis und in der tieferen Schichte der Buccinator. Die Arterien der Lippen stammen aus der Maxillaris externa; sie beschreiben in geringer Entfernung vom freien Lippenrande, nahe dem roten Saume, einen Kreis um den Mund herum. Es liegen diese Arterien hinter dem Orbicularmuskel; man muß deshalb bei der Hasenschartennaht die Nadel bis hinter den Orbicularmuskel einstechen, wenn man vor einer inneren Blutung aus den Arterien sicher sein will.

Unter der Schleimhaut der Lippen befinden sich die Labialdrüsen. Eine solche Labialdrüse kann zur Retentionscyste werden, wenn sich bei Verstopfung ihres Ausführungsganges schleimartiges Secret in ihr anhäuft.

In der Wange kommen ähnliche Drüsen vor, die Glandulae buccales. Diese Backendrüsen, die zwischen der Mundschleimhaut und dem M. buccinator liegen, können durch ihre Verstopfung, oder überhaupt durch ihre Anschwellung diagnostische Schwierigkeit machen. Der Raum zwischen dem M. buccinator und dem Jochbein, die Fossa canina, ist durch einen rundlichen Fettklumpen, die sogenannte Bichat'sche Drüse (Fig. 23,[9]) ausgefüllt.

Eine Lymphdrüse, die ziemlich in der Mitte der Wange liegt, trifft man bei chronischen Nasenkrankheiten, namentlich bei dem scrophulösen Impetigo der Nasenlöcher, nicht selten angeschwollen.

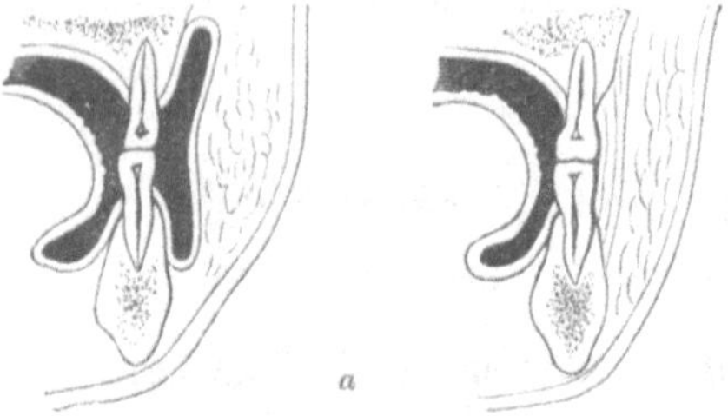

Fig. 19 *a* zeigt die Schleimhauttasche an der Außenseite der Zähne. Fig. 19 *b* macht deutlich, daß bei Zerstörung dieser Schleimhauttasche narbige Kieferklemme entstehen muß.

Die Arteria maxillaris externa steigt, bedeckt von dem Platysma über den Unterkiefer am Rande des Masseter herauf und teilt sich in drei Zweige; zwei sind für die beiden Lippen und einer für den Nasenwinkel bestimmt (Angularis). Neben der Arteria maxillaris läuft auch die Vena facialis anterior über den Kieferrand; ihr Hauptstamm zieht am Rande des Masseter hin und von da hinter dem M. zygomaticus und orbicularis zum inneren Augenhöhlenrand. Die Gesichtsvenen stehen vermittelst der Ophthalmica mit dem Sinus cavernosus in Verbindung. Ihr reiches Geflecht wird namentlich bei Karbunkeln in der derben Haut der Oberlippe leicht in Mitleidenschaft gezogen. Deshalb sind die Gesichtskarbunkel so gefürchtet.

Die Parotis ist mit ihren vielen Fortsätzen zwischen das Ohr und den Kiefer, sodann zwischen die Muskeln der Kiefergelenksgegend, Masseter, Pterygoideus internus, Styloglossus, Digastricus, Sternocleidomastoideus eingebettet. Die Kapsel der Drüse ist mit diesen Muskeln verwachsen. Eine Fascie, die mit dem Platysma in Verbindung steht, überzieht den vorderen Teil der Drüse. Zahlreiche Gefäße und Nerven verlaufen teils durch die Drüse hindurch (Arteria und Vena temporalis nebst Transversa faciei, N. facialis), teils in ihrer Umgebung hin. Unmittelbar hinter ihr, in der Tiefe, gehen die Arteria maxillaris interna, die A. auricularis und die Vena facialis posterior hinauf. Nach vornen erstreckt sich die Ohrspeicheldrüse noch ziemlich breit über den Masseter hin (zuweilen kommt hier eine Parotis accessoria vor), und oft verlängert sie sich vom Kieferwinkel aus gegen die Unterkieferspeicheldrüse hin, so daß sie dann mit dieser ganz nahe zusammengrenzt. Unmittelbar vor dem Ohr liegt, eingebettet in die Parotis, eine Lymphdrüse, die bei Affektionen der Augen und Stirngegend

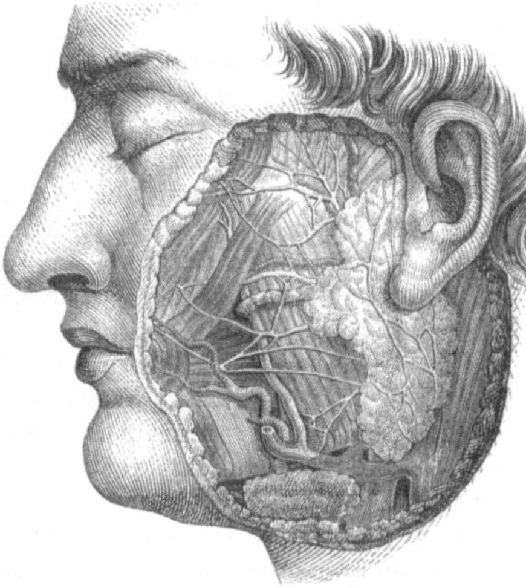

Fig. 20. Die Haut, das subcutane Fett, die Fascie, die die Parotis bedeckt, nebst dem Platysma sind weggenommen. Über die Ohrspeicheldrüse und die Gesichtsmuskeln ziehen Zweige vom N. facialis hin. Am Rand des Masseter kommt die Art. maxillaris hinter der Unterkieferspeicheldrüse herauf. Der Ductus parotideus läuft über den Masseter und die Vena facialis hin zum M. buccinator; über ihm sieht man die A. transversa faciei.

in Mitleidenschaft gezogen zu werden pflegt. Hier muß auch auf die Lymphdrüse aufmerksam gemacht werden, die nahe am Unterkiefer unter dem Kinn liegt. Sie kann bei Carcinom der Unterlippe miterkranken.

Der Ductus parotideus (Stenonianus) kommt von der Ohrgegend her quer herüber; am vorderen Rande des Masseter senkt er sich in die Tiefe, um den M. buccinator zu durchbohren und in der Gegend des zweiten oberen Backenzahnes in die Mundhöhle auszumünden. Parallel mit dem Ductus zieht die A. transversa faciei von der Temporalis herüber, ebenso ein Ast des N. facialis. Dieser Nerv und weiter vornen die Zweige der Nn. infraorbitalis, zygomaticus und mentalis bilden ein ziemlich reiches Netz von Nervenfäden in der Wangengegend.

Die Submaxillardrüse (Fig. 20 und 31) liegt in einer derben Kapsel unmittelbar hinter und unter dem seitlichen Teile des Unterkieferknochens, im Winkel des M. digastricus und am Rande des Mylohyoideus. Oben an der Drüse schlägt sich die A. maxillaris externa zur Wange herauf, nachdem sie hinter dem Digastricus und Stylohyoideus und hart hinter der Submaxillarspeicheldrüse herumgekommen ist. Wenn man die Drüse zu exstirpieren hat, muß man sich daran erinnern, daß sich ihre Fortsetzung hinter den Mylohyoideus zur Zungenwurzel hineinzieht. (Über den Duct. submaxillaris vgl. S. 50.)

Der N. facialis versorgt die Hautmuskeln des Gesichts. Er kommt bei Exstirpation der Parotis in Betracht; eine vollständige Exstirpation der Parotis nimmt auch diesen Nerv mit weg und bringt also Lähmung der Gesichtsmuskeln mit sich. Wird der N. facialis innerhalb des Felsenbeins zerstört, zerrissen oder von Eiter umspült, z. B. bei Fraktur oder Caries des Knochens, so entsteht dieselbe Lähmung; befindet sich die Verletzung hinter dem Abgang des N. petrosus major, so wird auch Lähmung des Zäpfchens zu erwarten sein. Will man den Stamm des N. facialis, um ihn bei habituellem Krampf der Gesichtsmuskeln zu dehnen, bloßlegen, so muß ein Schnitt an der Vorderseite des Processus mastoideus gegen das Foramen stylomastoideum hin gemacht werden; man findet den Nerv vor dem Proc. styloideus.

Die Gefühlsnerven für die untere Gesichtshälfte, über deren Verteilungsbezirke die Fig. 21 eine sehr instruktive Übersicht giebt, sind der zweite und dritte Ast des Trigeminus. Der letzterwähnte Nerv enthält bekanntlich auch eine Partie motorischer Fasern, die zu den Kiefermuskeln gehen. Der M. buccinator wird aber neueren Untersuchungen nach vom N. facialis versorgt, während der N. buccinatorius durch den Muskel hindurch zur Wangenschleimhaut tritt.

Vom chirurgischen Gesichtspunkte aus sind besonders die Durchgangsstellen der Gefühlsnerven und ihrer Äste von Interesse, weil man alle Ursache hat, manche Gesichtsschmerzen aus einer Beengung der Nerven durch die knöchernen Kanäle abzuleiten, und weil in vielen solchen Fällen kein anderes Mittel gegen den Gesichtsschmerz übrig bleibt, als die Neurektomie.

Der Infraorbitalis (Fig. 22 u. 23) ist leicht zu finden; seine Ansa, so heißt seine strahlenförmige Verzweigung unmittelbar nach dem Austritt aus dem For. infraorbitale, liegt bedeckt vom Levator labii superioris in der Linie vom ersten Backenzahn gegen die Augenhöhle. Er kann hier durch Abtrennung der Oberlippe vom Kiefer bloßgelegt und dann durchschnitten werden. Da man aber die Ursache des Nervenschmerzes meist im Inneren, im Canalis infraorbitalis, zu suchen hat und da, zur größeren Sicherheit gegen Recidive, die Ausscheidung eines mindestens centimeterlangen Nervenstückes vorgezogen wird, so pflegt man in neuerer Zeit die Resektion dieses Nerven von der Augenhöhle aus zu unternehmen. Man macht einen Schnitt am unteren Orbitalrand, schiebt die Weichteile der Augenhöhle nach oben und dringt zu der hinteren Gegend des Canalis infraorbitalis; dort wird der Nerv bloßgelegt, indem man die papierdünne Knochenschichte über dem an den durchscheinenden Gefäßen erkennbaren Kanal wegnimmt. Hier kann man dann den Nerven durchschneiden, oder ihn quer fassend von der Schädelbasis abreißen, um ihn schließlich durch das For. infraorbitale herauszuziehen. Die A. infraorbitalis wird bei vorsichtiger Ablösung, indem man sie medianwärts liegen läßt, unverletzt bleiben. Wenn die Neuralgie ihren Anfangs- und Hauptsitz in den hinteren Backenzähnen hat, dann muß der N. alveolaris superior berücksichtigt werden. Dieser Nerv tritt, nachdem er sich von dem Stamm des N. maxillaris abgezweigt hat, von hinten her durch das For. maxill. sup. in den Oberkiefer ein und endigt in der Schleimhaut des Antrum und in der Pulpa der hinteren Backzähne.

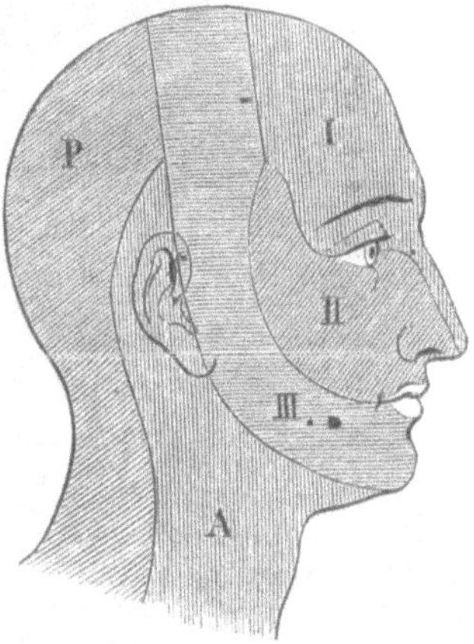

Fig. 21. Verteilung der sensiblen Gesichtsnerven. I II III die Gebiete der drei Trigeminusäste. A P vordere und hintere Cervicalnerven-Gebiete.

Will man den zweiten Quintusast an seinem Austritt aus dem Foramen rotundum freilegen, so ist eine Resektion und

Verschiebung des entsprechenden Teiles vom Jochbein nötig. Im Grunde der Flügelgaumengrube trifft man auf die Arteria sphenopalatina und auf die Verzweigung des zweiten Astes vom Quintus. Auch den dritten Ast des Quintus kann man an seiner Austrittsstelle am Foramen ovale bloßlegen, wenn man nach temporärer Resektion des Jochbogens vor dem Kiefergelenk in die Tiefe geht.

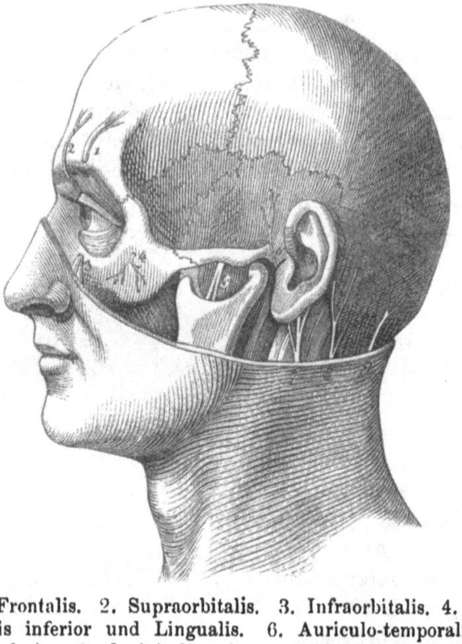

Fig. 22. 1. Frontalis. 2. Supraorbitalis. 3. Infraorbitalis. 4. Zygomaticus. 5. Maxillaris inferior und Lingualis. 6. Auriculo-temporalis. 7. Auricularis. 8. Occipitalis minor. 9. Occipitalis major.

Wenn die Trigiminusäste innerhalb der Schädelhöhle oder das Ganglion semilunare (Gasseri) reseciert werden sollen, hat man über dem Jochbogen den Schädel temporär zu resecieren und von da aus zwischen Dura und Knochen zur Schädelbasis vorzudringen (vgl. S. 7 u. Fig. 2).

Der Zygomaticus (Subcutaneus malae) kann innerhalb der Orbita durch Wegschieben der Weichteile oder außerhalb derselben, an seinem freilich sehr variablen Ausgangspunkt

(Fig. 22[4]), aufgesucht und reseciert werden. Auch auf seine temporalen Zweigchen ist zu achten, denn auch sie müssen zuweilen wegen Gesichtsschmerz weggenommen werden.

Die Endzweige des Mandibularis, der Alveolaris inferior und der Mentalis, liegen im Kanal des Unterkiefers. Man findet sie durch eine Trepanation, die mitten zwischen Kieferwinkel und Kronfortsatz die äußere Platte des Unterkiefers wegnimmt. Der Knochenkanal muß dann noch aufgemeißelt werden. Neben den beiden Nerven, von welchen der obere der Mentalis ist, verläuft die A. alveolaris. Will man den Unterkiefernerv vor seinem Eintritt in den Kiefer durchschneiden, so muß der Proc. coronoideus temporär reseciert werden. — Hinter dem N. mandibularis liegt der Lingualis, den man wo nötig ebenfalls mittelst einer solchen Trepanation des Unterkiefers resecieren könnte. Bequemer und leichter ist seine Resektion vom Munde aus auszuführen (Fig. 27).

Der Mentalis kommt, zusammen mit der gleichnamigen Arterie und Vene, unterhalb des Mundwinkels, ungefähr in der Linie des ersten Backenzahnes, nahe am Zahnfleische zum Foramen mentale heraus.

Der Auriculotemporalis versorgt die Schläfengegend und die Vorderseite der Ohrmuschel, während die hintere Seite zum Gebiete des N. auricularis magnus gehört.

Oberkiefer.

Der Oberkiefer steht in Verbindung mit dem Stirnbein, Siebbein, Thränenbein, Keilbein, Jochbein, Nasenbein, Gaumenbein, Pflugscharbein und den Muscheln. Es ist wichtig, alle Verbindungen und Fortsätze des Knochens genau zu kennen, weil alle diese Teile bei den verschiedenen Resektionen, die am Kiefer nötig werden, in Betracht kommen.

Im oberen und hinteren Teil ist der Oberkiefer hohl; es befindet sich dort die Kieferhöhle (Antrum Highmori), die in den mittleren Nasengang ausmündet. Die Wandungen der Kieferhöhle sind ziemlich dünn, so daß diese Höhle nur durch dünne Knochenplatten von der Augen-, Nasen- und Mundhöhle, oder von der Schläfengrube getrennt ist. An der inneren und vorderen Seite der Kieferhöhle (Fig. 23) verläuft der Thränennasenkanal, der hinter der unteren Muschel im unteren Nasengang ausmündet. Über die Kieferhöhle hin geht der Kanal für den N. und die A. infraorbitalis; er tritt etwa 1 cm unter dem Augenhöhlenrand, ungefähr dem zweiten Backzahn entsprechend, durch das Foramen infraorbitale hindurch und breitet sich dann als Pes anserinus minor zur benachbarten Haut hin ausstrahlend aus. Hinter der Kieferhöhle verläuft der N. sphenopalatinus zum Gaumen herab. Die Nerven für die oberen Zähne verlaufen

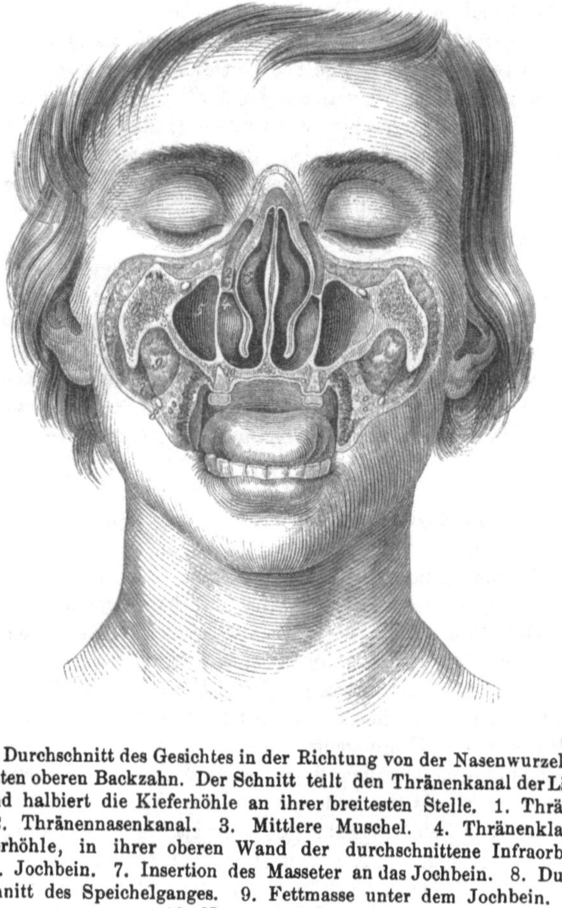

Fig. 23. Durchschnitt des Gesichtes in der Richtung von der Nasenwurzel bis zum letzten oberen Backzahn. Der Schnitt teilt den Thränenkanal der Länge nach und halbiert die Kieferhöhle an ihrer breitesten Stelle. 1. Thränensack. 2. Thränennasenkanal. 3. Mittlere Muschel. 4. Thränenklappe. 5. Kieferhöhle, in ihrer oberen Wand der durchschnittene Infraorbitalnerv. 6. Jochbein. 7. Insertion des Masseter an das Jochbein. 8. Durchschnitt des Speichelganges. 9. Fettmasse unter dem Jochbein. 10. Nervus palatinus.

zum großen Teil in den Wandungen der Kieferhöhle. Man erklärt daraus die Zahnschmerzen, die bei Entzündung der Kieferhöhle vorkommen. Die Arterie des Oberkiefers kommt aus der Flügelgaumengrube; sie ist der Endast der Maxillaris interna (Fig. 12). Die Wurzeln der oberen Backen- und Eckzähne grenzen sehr nahe an die Kieferhöhle. Es kann deshalb auch geschehen, daß beim Zahnausziehen die Kieferhöhle nebst ihrer Schleimhaut verletzt wird; man erkennt diese Verletzung an rasch eintretendem Nasenbluten. Denselben Weg, also durch ein Zahnfach hindurch, kann man wählen, wenn man ein Empyem des Antrums entleeren will (vgl. S. 26).

Der Oberkiefer setzt sich aus zwei in der Fötalzeit getrennten Knochen zusammen: aus der eigentlichen Maxilla und aus dem Zwischenkiefer, der die Schneidezähne trägt. Wenn die Vereinigung der beiden Knochen ausbleibt, entsteht der sogenannte Wolfsrachen. Der vom fötalen Stirnfortsatz herunter wachsende Zwischenkiefer pflegt dann rüsselartig vorzustehen.

Die Muskeln, die sich an den Oberkiefer ansetzen, sind chirurgisch unwesentlich; vornen sind es die Aufhebemuskeln der Lippe, seitlich der Buccinator. Die beiden Muskeln des Proc. pterygoideus grenzen hinten an den Oberkiefer.

Unterkiefer.

Der Gelenkteil des Unterkiefers (Fig. 22) gehört der Ohr- und Schläfengegend an, der Horizontalteil hilft dagegen die Mundhöhle und Wange bilden und dient unten zur Begrenzung des Halses.

Am Kiefergelenk befindet sich die eigentümliche Einrichtung, daß eine doppelte Synovialhöhle mit einem Zwischenknorpel vorhanden ist. Die Bewegung im Kiefergelenk ist nicht eine bloße Charnierbewegung, sondern es kommt auch eine Verschiebung dabei vor, in der Art, daß sich beim stärkeren Öffnen des Mundes und beim Beißen mit den Schneidezähnen der Kiefercondylus zusammen mit dem Zwischenknorpel nach vornen und unten auf die Erhabenheit des Schläfenbeines begiebt, so daß in der Gelenkgrube eine leicht fühlbare Leere entsteht.

Die Muskeln des Kiefergelenkes sind zwei äußere, der Masseter und Temporalis, und zwei innere, der Pterygoideus externus und internus: der Masseter und Pterygoideus internus ziehen einfach den Kiefer herauf, der Temporalis zieht ihn zugleich etwas rückwärts und der Pterygoideus externus etwas vorwärts. Wirken die Pterygoidei nur auf einer Seite, so kommen leichte seitliche Bewegungen zustande.

Die Kapsel des Kiefergelenkes wird nur durch einige unbedeutende seitliche Faserpartien verstärkt; ihre Festigkeit beruht hauptsächlich darauf, daß die Gelenkgrube ziemlich tief gelegen ist und durch die Knochen, die darüber hinragen, vor einem Stoß geschützt und an Verschiebung gehindert wird; sodann aber ist für die Festigkeit des Kiefergelenkes der Parallelismus beider Gelenke und ihre gemeinschaftliche Bewegung sehr wesentlich. Sobald daher der Kiefer gebrochen oder durchsägt und also eine Seite für sich allein beweglich wird, verliert das Gelenk beträchtlich an Straffheit und Sicherheit. Während im unverletzten Zustand des Knochens nur nach vornen auf die Protuberanz des Schläfenbeines eine Verrenkung möglich ist, kann nach einem Bruch auf der einen Seite eine Luxation des Gelenkkopfes der anderen Seite nach außen eintreten. Solange der Knochen noch ganz ist, müßte der eine Condylus nach innen weichen und den Processus styloideus durchbrechen, damit der andere nach außen luxieren könnte.

Die Luxation des Kiefers nach vornen ist die einzige etwas häufiger vorkommende; sie entsteht beim gewaltsamen Öffnen des Kiefers. Sie pflegt übrigens fast immer eine unvollständige, und zwar eine intracapsuläre Luxation zu sein, und manche der Fälle, wo nach dem Gähnen der Unterkiefer weit geöffnet bleibt, scheinen eher nur von einer Verschiebung und Einklemmung des Zwischenknorpels hergeleitet werden zu müssen, als daß man sie ganz mit Recht unter die Verrenkungen zählen könnte. Die Kieferverrenkungen sind in der Regel durch Anziehen und Nachhintendrücken des Kiefers ohne Mühe einzurichten.

Will man die seitliche Hälfte des Unterkiefers resecieren, so muß man zunächst den Knochenrand bis zur Gelenksgegend durch einen Lappenschnitt entblößen und den Masseter durchschneiden. Sofort muß der Knochen vornen durchsägt werden, damit er beweglicher wird. Nun kommt die Sehne des Temporalis an die Reihe; man trennt sie unmittelbar vom Processus coronoideus. Alsdann kann das Gelenk von außen geöffnet werden, und, indem man hart hinter dem Gelenkkopf mit dem

Messer herum geht, trennt man die Pterygoidei und den Nervus mandibularis. Die allereinfachste und zugleich unblutigste Methode ist aber die, daß man den Proc. coronoideus mit einer Zange abkneipt und den Gelenkfortsatz nicht mit dem Messer, sondern durch Abdrehen aus seiner Pfanne löst.

Von Wichtigkeit ist die Kenntnis der Stelle, wo der Nervus mandibularis und die A. alveolaris inferior in den Knochen hineintritt; diese Stelle befindet sich ungefähr in der Linie zwischen Kieferwinkel und Proc. coronoideus. (Vgl. Fig. 24.) Sie ist durch einen kleinen Knochenvorsprung, die Lingula, gekennzeichnet. Ehe der Nerv dort eintritt, schickt er den Ramus mylohyoideus hart am Unterkiefer hin zu dem gleichnamigen Muskel und zum vorderen Bauch des Digastricus. Auch der N. lingualis verläuft sehr nahe am Unterkiefer; man wird nicht vergessen dürfen, daß dieser Nerv bei unvorsichtigem Abtrennen des Pterygoideus internus verletzt werden könnte.

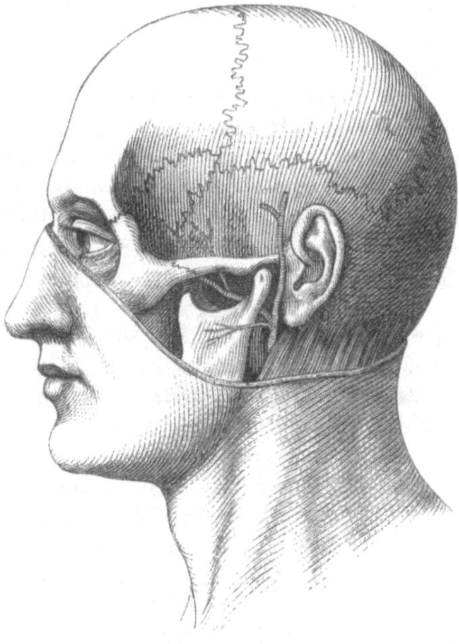

Fig. 24. Hinter dem Halse des Unterkieferkopfs verläuft die A. maxillaris interna mit ihren vielen Verzweigungen gegen die Flügelgaumengrube hin. Zwischen dem Kiefergelenk und dem Ohr die A. temporalis.

Am horizontalen Teil des Unterkiefers inserieren sich viele kleinere Muskeln, seitlich der Buccinator, vornen die Muskeln der Unterlippe und des Kinnes, nach unten und hinten die des Zungenbeines und der Zunge, Digastricus, Mylohyoideus,

Geniohyoideus, Genioglossus. — Nach der Resektion des Mittelstückes vom Kiefer muß die Zunge nach vornen gehalten und der Kopf gebeugt erhalten werden, damit nicht durch Zurücksinken der Zungenwurzel Erstickungsgefahr entsteht. Man hat bei Selbstmordversuchen, wenn die Muskelpartien zwischen Kiefer und Zungenbein tief getrennt waren, diese Art asphyktischer Zufälle ebenfalls auftreten sehen.

Zähne.

Die Zähne stehen teils durch das Zahnfleisch, das ihren Hals umfaßt, teils durch eine sehr dünne Schichte von Periost, die sich um die Zahnwurzel anlegt, teils endlich durch die feinen Gefäße und Nerven, die in die Wurzel des Zahnes eindringen, mit den Kieferknocken in Verbindung. Man unterscheidet an den Zähnen die Krone, den Hals und die Wurzel; man unterscheidet ferner den Zahnschmelz, das Zahnbein und die nur der Wurzel angehörige knöcherne Rindensubstanz. Im Inneren findet sich in einer Höhle des Zahnes und der Zahnwurzel der gefäß- und nervenreiche Zahnkeim, die Pulpa dentis. Je älter ein Zahn ist, desto mehr überwiegt die feste Masse über die Pulpa, und die Höhle wird um so kleiner.

Der Ausbruch der ersten Zähne, der sogenannten Milchzähne, zwanzig an der Zahl, erfolgt ungefähr vom siebenten Monat an bis zum Anfang des dritten Jahres. Die Ordnung des Ausbruches ist in der Regel folgende: unteres Paar der mittleren Schneidezähne; 2) oberes Paar; 3) untere seitliche, 4) obere seitliche Schneidezähne; 5) erster unterer Backenzahn, 6) oberer erster Backenzahn; 7) unterer, 8) oberer Eckzahn; 9) unterer, 10) oberer zweiter Backenzahn.

Das Ausfallen der Milchzähne und der Ausbruch der bleibenden Zähne beginnt im sechsten Jahre und dauert bis zum 13. oder 14. Der Weisheitszahn erscheint aber erst viel später, zwischen dem 20. und 30. Jahr. Die Reihenfolge des zweiten Zahnausbruches ist ungefähr dieselbe, wie beim Kind. Übrigens kommen dabei viele Abweichungen vor. Noch vor dem Zahnwechsel treten die dritten Backenzähne auf, so daß also diese unter den bleibenden Zähnen sich am frühesten entwickeln.

Der erste und zweite Backenzahn sind öfters nur mit einer Wurzel, aus zwei zusammengewachsenen, einer äußeren und inneren bestehend, versehen. Der dritte und vierte Backenzahn des Unterkiefers haben je zwei Wurzeln, eine vordere und eine hintere. Am Oberkiefer haben diese beiden Zähne je drei Wurzeln, und zwar zwei äußere, die nahe beisammen stehen, und eine innere, die sich stark von den zwei anderen abspreizt. Der fünfte Backenzahn hat ähnliche, aber kürzere Wurzeln als der dritte und vierte; er besitzt auch sehr häufig nur eine einzige stumpf-konisch geformte Wurzel, so daß er beim Ausziehen wenig Widerstand setzt.

Beim Ausziehen der Zähne muß die Stellung und Richtung derselben, ihre mehr oder minder tiefe Verwachsung mit dem Zahnfleisch, die Zahl und Tiefe ihrer Wurzeln und die Formation des Kieferknochens wohl in Berechnung gezogen werden. Die Zähne, die nur eine Wurzel haben, können meist durch einfaches Anziehen unter Zuhilfenahme von leichten Dreh- und Wackelbewegungen ohne Verletzungen der Alveolen ausgezogen werden, während bei den zweiwurzeligen großen Backenzähnen des Unterkiefers und den dreiwurzeligen des Oberkiefers ein Umlegen des Zahnes nach außen oder innen, öfters mit Zerbrechen des Alveolarfachrandes, notwendig wird, um den Zahn herauszubefördern. Die Zähne des Oberkiefers legt man immer nach außen um, die des Unterkiefers, namentlich die hintersten, auch nach innen. Bei den zwei unteren vorderen Backenzähnen ist es besser, den Zahn nach außen umzulegen, weil hier die Zähne einen stark gekrümmten Bogen miteinander beschreiben und außen also weniger fest bei einander stehen als innen.

Das Zerbrechen des Alveolarrandes ist in allen den Fällen ganz unvermeidlich, wo sich die Zahnwurzeln so stark auseinanderspreizen, daß sie zur Mündung des Zahnfaches nicht heraus können. Dies findet vorzüglich bei dem dritten und vierten Backenzahn statt, und weit mehr beim Oberkiefer als .beim Unterkiefer, weil die Wurzeln der Oberkieferzähne viel stärker divergieren. Am Oberkiefer ist es etwas ganz Gewöhnliches, daß die dünne Knochenlamelle, welche den beiden äußeren Wurzeln des dritten und vierten Backenzahnes entspricht, abgebrochen und mit diesen herausgezogen wird. Wenn die Wurzeln stark konvergieren, was besonders beim Unterkiefer beobachtet wird, so sieht man hier und da, daß das Knochenstück, das zwischen den konvergierenden Wurzeln liegt, mit abbricht.

VI. Gaumen.

Die Gaumengegend besteht aus dem Gaumenteil des Oberkiefers und dem Gaumenbein, dem Gaumensegel nebst seinen Muskeln und Drüsen und dem Zäpfchen, endlich den Gaumenbögen mit den Mandeln. Seitlich wird der Gaumen durch den Alveolarrand und durch den Proc. pterygoideus des Keilbeins begrenzt. Der obere Teil des Gaumens gehört der Nasenhöhle und dem Nasenrachenraum an. (Vgl. den Durchschnitt des Gaumens Fig. 11, 18 und 25.)

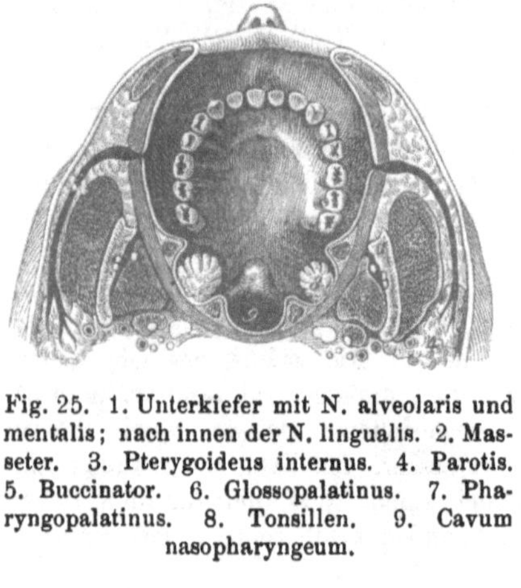

Fig. 25. 1. Unterkiefer mit N. alveolaris und mentalis; nach innen der N. lingualis. 2. Masseter. 3. Pterygoideus internus. 4. Parotis. 5. Buccinator. 6. Glossopalatinus. 7. Pharyngopalatinus. 8. Tonsillen. 9. Cavum nasopharyngeum.

An dem Muskelgeflecht des Gaumens beteiligen sich der Levator und Tensor veli palatini, der M. uvulae, der Glossopalatinus und Pharyngopalatinus; auch den oberen Konstriktor des Schlundkopfes muß man dazu rechnen. Diese Muskeln werden mit Ausnahme des Tensor veli palatini vom N. facialis (durch Vermittlung des Ganglion sphenopalatinum) innerviert.

Die Gefühlsnerven des Gaumens gehören zum zweiten Ast des fünften Paares. Durch das Foramen incisivum tritt der N. nasopalatinus anterior herab.

Die Arterien des Gaumens kommen teils von unten (Palatina ascendens) aus der Carotis externa, teils von oben (Palatina descendens) aus der Maxillaris interna.

Die Mandeln, aus lymphoidem Gewebe und Schleimdrüsen bestehend, liegen in der Nische, die der Zungengaumenbogen und der Schlundgaumenbogen miteinander bilden. Diese Nische ist bei manchen Individuen wenig entwickelt; die Schleimhaut geht alsdann, ohne sich gehörig einzubuchten, zur Mandel über.

Solch eine Variation des Baues hat zur Folge, daß die Mandel bei Entzündung und Vergrößerung weniger hervortritt, sich auch wohl hinter die Gaumenbögen verschiebt und dadurch dem chirurgischen Messer schwerer zugänglich wird. Man sieht unter diesen Umständen die Abscesse der Mandel sich mehr nach vornen gegen den weichen Gaumen vorschieben; zuweilen entwickeln sie sich auch nach hinten und werden so zum Retropharyngealabsceß. Auch die Exstirpation der Mandeln ist weniger leicht auszuführen, wenn die Mandel, anstatt aus der Nische hervorzuwachsen, sich hinter der Schleimhaut ausgedehnt hat. Es giebt Fälle, wo man erst einen Schleimhautschnitt längs des vorderen Gaumenbogens machen muß, um die Mandel hervorheben und abtragen zu können.

Bei der Eröffnung der Mandelabscesse sowie bei der Abtragung der Mandeln sind einige Fälle gefährlicher Arterienverletzung und Verblutung vorgekommen. Manche dieser Fälle mögen aus Unvorsichtigkeit des Operateurs oder aus gewaltsamen Körperbewegungen von Seiten des Patienten zu erklären sein. Wenn der Operateur zu tief abträgt oder zu viel nach der Seite einsticht, namentlich bei verdrehtem Hals, so begreift man wohl, daß Gefahr selbst für die Carotis entstehen kann. Die meisten Fälle von Blutung nach Abtragung der Mandeln werden aber bei Arterienanomalie vom Anschneiden ungewöhnlich starker Äste der A. palatina ascendens entstanden sein. Kein Arzt darf sich übrigens durch die angedeuteten Schwierigkeiten von jenen Operationen abhalten lassen, sondern er wird frühzeitig zum Messer greifen, um durch die Eröffnung der Abscesse dem lebensgefährlichen Ödem des Kehlkopfeinganges vorzubeugen und um zu verhüten, daß sich an die spontane Entleerung und Ansaugung des Eiters in die Lunge eine Schluckpneumonie und Lungengangrän anschließt. (Vgl. hier auch S. 79.)

VII. Zunge.

Die hauptsächlichen Muskeln der Zunge kommen von drei Seiten. Ihre Insertionen sind: hinten der Processus styloideus des Schläfenbeines, vornen der Unterkiefer und unten das Zungenbein. Vom Zungenbein entspringt der Hyoglossus und Chondroglossus; an der äußeren Seite der Zunge tritt der Styloglossus und in der Mittellinie der Genioglossus mit seiner fächerförmigen Ausbreitung in den Zungenkörper herein. Die Fasern des Transversus verlaufen vom einen Zungenrand zum anderen quer durch die Zunge hin.

Die Arteria lingualis tritt über dem kleinen Horn des Zungenbeines hinter die Fasern des M. hyoglossus; sie teilt sich in drei Zweige: Ramus sublingualis, dorsalis und profundus.

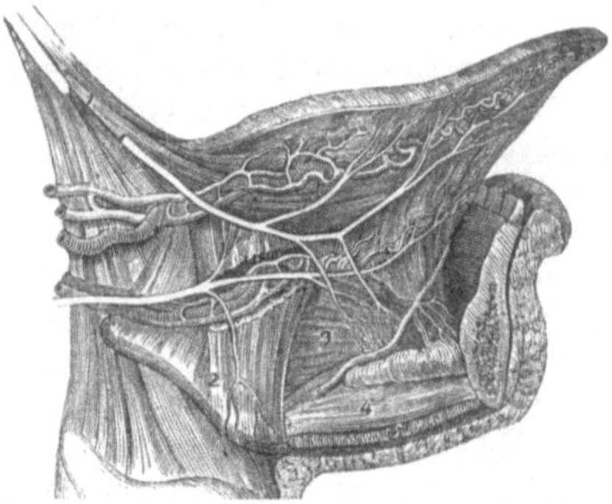

Fig. 26. Die Zunge, von der rechten Seite her präpariert. 1. Der Styloglossus (nach oben angezogen). 2. Der Hyoglossus. 3. Genioglossus. 4. Geniohyoideus. 5. Mylohyoideus (Durchschnitt). Der Ramus sublingualis der A. lingualis läuft dem N. hypoglossus parallel; der N. lingualis liegt höher oben. Man sieht die Endigung der A. und V. lingualis in eine dorsalis und profunda. Unten findet man die Glandula sublingualis mit ihren Ausführungsgängen; an ihr vorbei geht der Ductus submaxillaris zum Zungenbändchen.

Der letztere Ast, bekannt als A. ranina, ist der beträchtlichste; er läuft seitlich am Genioglossus bis zur Zungenspitze hin; wenn man die Zunge herausstreckt und dabei die vordere Zungenwurzel, d. h. den M. genioglossus, zwischen beide Finger nimmt, so fühlt man die Arterie deutlich pulsieren.

Da die Arterien der Zunge stark entwickelt und dabei vermöge ihrer Lage schwer zugänglich sind, kann eine Verletzung dieser Adern bedeutende Blutung erzeugen. Man wird solchen Blutungen durch energische Umstechung oder durch eine ganz tieffassende Naht zu begegnen suchen. Wo dies nicht hinreichte oder nicht ausführbar wäre, müßte man zur Unterbindung des Stammes der A. lingualis am Halse schreiten. (Die Regeln für diese Operation finden sich S. 58.)

Von den Venen der Zunge ist die V. sublingualis die bedeutendste; man sieht sie an der unteren Seite der Zunge unter der Schleimhaut verlaufen; sie geht durch den M. myloideus am Boden der Mundhöhle zu den vorderen Halsvenen hin.

Der vordere Teil der Zunge schickt seine Lymphgefäße zu den unter dem Kinn und zu den in die Submaxillardrüse eingebetteten Lymphdrüsen. Der hintere Teil gehört zu den tief gelegenen Halsdrüsen.

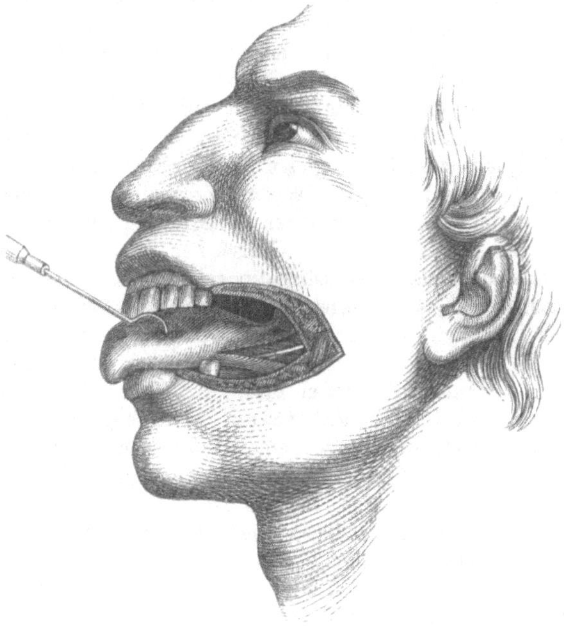

Fig. 27. Nervus lingualis.

Der Nervus lingualis kommt innen am aufsteigenden Ast des Unterkiefers, zwischen diesem Knochen und dem M. pterygoideus internus (Fig. 25), zur Zunge herab. Er zieht, ziemlich oberflächlich unter der Schleimhaut liegend, neben dem M. styloglossus hin; bei manchen Individuen kann man ihn sogar durch die Schleimhaut durchscheinen sehen. Er kreuzt sich an der Zungenbasis mit dem Ductus submaxillaris, indem er schlingenartig um ihn herumläuft. Um den Nerv für eine Resektion bloßzulegen, genügt ein seichter Schnitt, wie er in Fig. 27 abgebildet ist. Die Operation ist, zumal bei Personen, die einen kleinen Mund haben, leichter, wenn man die Wange bis zum aufsteigenden Kieferast spaltet. Diese Wangenspaltung sollte vielen schwierigeren, in der Mundhöhle ablaufenden Operationen vorausgeschickt werden; man muß aber natürlich den Ductus parotideus (vgl. S. 35) dabei schonen.

Der eigentliche Geschmacksnerv ist der Glossopharyngeus. Sein Zungenast beschreibt von der Carotis interna her einen weiten Bogen und tritt dann hinter den M. Hyoglossus.

Der N. hypoglossus (Fig. 30, 31 u. 36) verläuft am Hals über die Carotis externa hin, er zieht dann, nachdem er seinen Ramus descendens (vgl. S. 65) nach unten geschickt, parallel der A. lingualis zum M. hyoglossus, geht aber nicht hinter den Hyoglossus wie die Arterie, sondern vor diesem Muskel hin gegen den Genioglossus. Bei den Unterbindungen der Carotis externa oder der A. lingualis, ebenso bei großen Unterkieferresektionen oder Halsdrüsenexstirpationen muß man diesen Nerven zu erkennen und seine Verletzung zu vermeiden wissen.

Der Ductus submaxillaris tritt zwischen M. mylohoideus und Genioglossus in die Mundhöhle hinein und mündet auf der Caruncula dicht neben dem Zungenbändchen. Seitlich liegen die beiden Sublingualdrüsen, deren Gänge an der selben Stelle ausmünden. — Der alte Versuch, alle sogenannten Ranulabälge aus einer Ausdehnung des Speichelganges zu erklären, war ebensowenig berechtigt, wie der spätere Erklärungsversuch, sie aus der Zungenspitzendrüse oder aus einem Schleimbeutel des Genioglossus abzuleiten. Die meisten Ranulageschwülste sind angeborene Cysten, und ihre Formation beruht, ähnlich wie die der angeborenen Halsfistel, auf unvollkommener Verschließung der fötalen Kiemenspalte.

Mitten auf der Zunge mündet in dem Foramen caecum als Rest des fötalen Ductus thyreoglossus ein kurzer Blindsack, der Ductus lingualis.

Im frontalen Querschnitt der Zungenspitze sieht man die Zungenspitzendrüse, die den Labial- und Buccaldrüsen analog, zum Feuchthalten der Schleimhaut bestimmt scheint. Wenn sich die Ausführungsgänge dieser Drüsen verschließen, kann eine Cyste mit schleimigem Inhalt entstehen.

ZWEITE ABTEILUNG.

Hals.

I. Vordere Hälfte des Halses.

Muskeln. Fascien. Arterien. Venen. Nerven. Zungenbein. Kehlkopf. Luftröhre. Schilddrüse und Thymusdrüse. Schlundkopf. Speiseröhre.

Im vorderen Teile des Halses liegen die Luft- und Speiseröhre, die Carotis und Vena jugularis, die Nn. vagus, phrenicus und sympathicus, der M. sternocleidomastoideus und die Muskeln des Zungenbeines, endlich die Schilddrüse; seitlich in der unteren Partie des Halses befinden sich der Plexus brachialis und die dem Arm angehörerden Gefäßstämme.

Man kann die vornen am Hals gelegenen Teile in sieben Schichten einteilen:

1) Platysma; hinter ihm die V. jugularis externa.

2) M. sternocleidomastoideus und die ihn überziehende Fascie.

3) Die Muskeln, die von der Zungenbeingegend nach oben und unten hin gehen: Digastricus, Stylohyoideus, Mylohyoideus, Sternohyoideus, Omohyoideus u. s. w. nebst ihrer Fascie.

4) Schilddrüse und Thymus. (Gefäße der Schilddrüse.)

5) Zungenbein, Kehlkopf, Luftröhre, seitlich die Nerven und Gefäße.

6) Die Speiseröhre.

7) Die von den Wirbeln herkommende Muskulatur, Rectus capitis, Longus colli, Scaleni, ferner die Cervicalnerven nebst dem N. phrenicus und der Plexus brachialis.

Die Wirbelsäule steigt genau in der Mitte des Halses in die Höhe. Die ihr nahe anliegenden Gefäße und Nerven sind infolgedessen bei den Bewegungen des Halses vor Zerrungen geschützt.

Muskeln am Halse.

Der bedeutendste der Halsmuskeln ist der Sternocleidomastoideus, der vom Proc. mastoideus her an der vorderen Seite des Halses schief herabläuft. Seine Lage muß bei den meisten am Halse vorkommenden Operationen genau berücksichtigt werden. Vornen geht über ihn die Vena jugularis externa weg, und etwas höher oben der Nervus auricularis, der

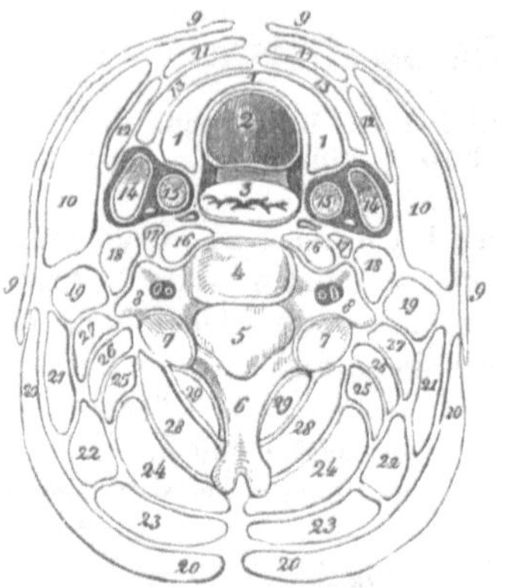

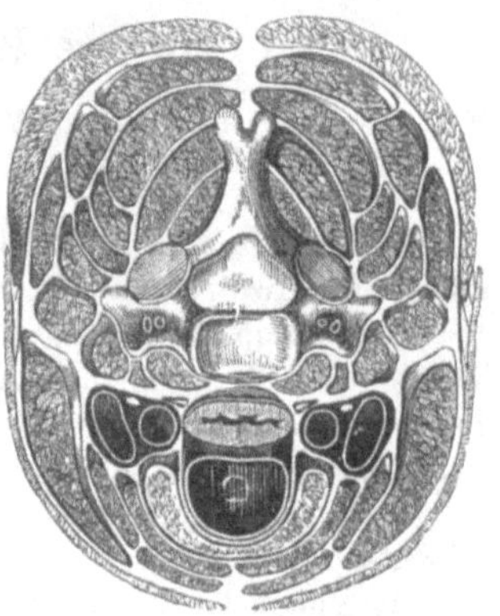

Fig. 28 u. 29. 1. Schilddrüse. 2. Luftröhre. 3. Speiseröhre. 4. Wirbelkörper. 5. Wirbelkanal. 6. Dornfortsatz. 7. Wirbelgelenkfläche. 8. Querfortsatz mit der Wirbelarterie und Vene. 9. Platysma. 10. Sternocleidomastoideus. 11. Sternohyoideus. 12. Omohyoideus. 13. Sternothyreoideus. 14. Vena jugularis. 15. Carotis, zwischen beiden letzteren der Vagus; nach hinten von der Carotis der Sympathicus. 16. Longus colli. 17. Rectus anterior. 18. Scalenus anterior. 19. Scalenus posterior. 20. Trapezius. 21. Levator anguli scapulae. 22. Splenius cervicis. 23. Splenius capitis. 24. Semispinalis. 25. Longissimus capitis. 26. Longissimus cervicis. 27. Iliocostalis cervicis. 28. Semispinalis cervicis. 29. Multifidus.

sich von hinten (vom dritten Cervicalnerv) her nach vornen und oben hinaufschlägt (Fig. 33). Der Sternocleidomastoideus ist zum Teil bedeckt von dem Hautmuskel des Halses, dem Platysma. Hinter dem Sternocleidomastoideus liegen die meisten Gefäße und Nerven. Will man die Carotis unterbinden, so muß man den inneren Rand des Muskels nach außen ziehen; hat man die Arterie tief unten aufzusuchen, so muß der eine oder andere Kopf des Sternocleidomastoideus durchschnitten werden. Einige haben den Rat gegeben, daß man zwischen den beiden Köpfen des Muskels eindringen soll, um den unteren Teil der Carotis oder der Speiseröhre bloßzulegen; der Raum ist aber allzueng, als daß man hier sicher operieren könnte. — Beim Schiefhals, Torticollis oder Caput obstipum genannt, muß das straff gespannte und weit vorspringende untere Ende des Sternocleidomastoideus subcutan durchschnitten werden. Diese Operation ist nicht so gefährlich, als sie auf den ersten Blick aussieht; eine Verletzung der Jugularis externa ist wohl das Einzige, was passieren könnte; die großen Gefäße sind in dieser Gegend durch eine Muskelschicht, Sternothyreoideus, Sternohyoideus, von dem Sternocleidomastoideus getrennt. Man macht den Schnitt etwa einen Finger breit über dem Brustbein. Die V. jugularis externa läßt sich bei dieser und bei den übrigen Operationen am Halse vermeiden, wenn man sie vor Anlegung des Hautschnittes durch quere Kompression der Gegend über dem Schlüsselbein deutlich gemacht hat; dann bläht sich nämlich die Vene durch Rückstauung des Blutes auf.

Hinter dem Sternocleidomastoideus liegen in einer zweiten Muskelschichte der Sternohyoideus, der Hyothyreoideus und Sternothyreoideus, und der Omohyoideus. Oben erstreckt sich der Digastricus hinter dem Sternocleidomastoideus hin. Die beiden Sternohyoidei grenzen in der Mittellinie nahe zusammen; öfters stehen sie aber auch etwas von einander ab und sind nur durch ihre Fascie in Verbindung. Neben ihnen und hinter ihrem äußeren Teile liegen die Sternothyreoidei und noch weiter nach außen die Omohyoidei. Diese drei Muskeln bedecken den seitlichen Teil der Schilddrüse. Sie werden bei den Gefäßunterbindungen zur Seite geschoben; so läßt man z. B. je nachdem man die hohe oder die tiefe Unterbindung der Carotis macht, den Omohyoideus entweder nach unten oder nach oben ziehen.

Die oberste Muskulatur am Halse zwischen dem Kiefer und dem Zungenbein besteht zunächst aus den fünf übereinanderliegenden Muskeln: Digastricus, Mylohyoideus, Geniohyoideus, Hyoglossus und Genioglossus; seitlich befinden sich der lange Kopf des Digastricus und der Stylohyoideus. Zwischen letztgenannten und dem Kiefer ist die Unterkiefer-Speicheldrüse eingebettet. Neben der Sehne des Digastricus trifft man die

A. lingualis und den Nervus hypoglossus; hinter dem Stylohyoideus liegt der Nervus lingualis.

Chirurgisch wichtig unter den Muskeln der vorderen Halsgegend ist der Scalenus anterior. Vor ihm weg zieht sich schief nach innen und unten der Nervus phrenicus hin, und vor dem untersten Teile des Scalenus liegt quer herüber die Vena subclavia, während die Arteria subclavia hinter dem Muskel, in der Spalte zwischen ihm und dem Scalenus medius hervortritt.

Fascien am Halse.

Man unterscheidet eine oberflächliche und eine tiefe Halsfascie. Jene hüllt den Sternocleidomastoideus und die Muskeln ein, die vom Zungenbein und Kehlkopf herabkommen, und inseriert nebst diesen Muskeln am vorderen Rande des Manubrium sterni und am Schlüsselbein. Das tiefe Blatt hüllt die Halseingeweide, als Kehlkopf und Luftröhre, Schlundkopf und Speiseröhre, Schild- und Thymusdrüse, nebst den großen Halsgefäßen ein und setzt sich an die hintere Seite des Brustbeins an. Seitlich schließt sie sich dem M. omohyoideus an, der sie auch wohl zu spannen vermag. An ihrem unteren Teile ist die tiefe Halsfascie stärker entwickelt; sie hat hier die Aufgabe, den Brustraum, soweit seine Apertur zwischen den vorderen Rippenhaltern noch offen steht, zu schließen und die tiefen Halsvenen vor Luftdruck zu schützen.

Wenn die tiefe Halsfascie geöffnet wird, besonders an ihrem unteren Teile, z. B. unterhalb der Schilddrüse beim Luftröhrenschnitt, so sieht man die Luft durch den Inspirationsdruck in das tiefe Halszellengewebe und von hier ins Mediastinum dringen und es emphysematös auftreiben.

Bei Abscessen hinter der tiefen Halsfascie ist Versenkung nach der Brusthöhle zu besorgen. Die Abscesse, die vor der Luftröhre in der praevisceralen Bindegewebspalte liegen, können sich besonders ins vordere Mediastinum senken; die zur Seite und hinter der Speiseröhre im retrovisceralen Spaltraum auftretenden Eiterungen lassen vorzugsweise eine Versenkung gegen die Spitzen der Pleurasäcke, mit Perforation der letzteren, befürchten. Auf diese Art ist schon mancher Todesfall vorgekommen, dem durch einen rechtzeitigen Einschnitt in die tiefe Fascie hätte vorgebeugt werden können. (Vgl. S. 79.)

Hinter dem tiefen Halsbindegewebe befindet sich die Fascie, die die vordere Wirbelmuskulatur einhüllt und sich, bedeutend stärker werdend, seitlich zu den Nackenmuskeln fortsetzt.

Arterien am Halse.

Zwei große Arterienstämme liegen am Hals: die Carotis communis mit ihrer Teilung in die Interna und Externa, jene unverzweigt zum Gehirn eilend, diese mit ihren acht Ästen (Thyreoidea superior, Pharyngea ascendens, Lingualis, Maxillaris externa, Occipitalis, Auricularis posterior, Temporalis, Maxillaris interna), und die Subclavia, die neun Seitenäste abgiebt (Vertebralis, Thyreoidea inferior, Cervicalis ascendens, Cerv. superficialis, Transversa colli, Transversa scapulae, Cerv. profunda, Intercostalis suprema, Mammaria interna).

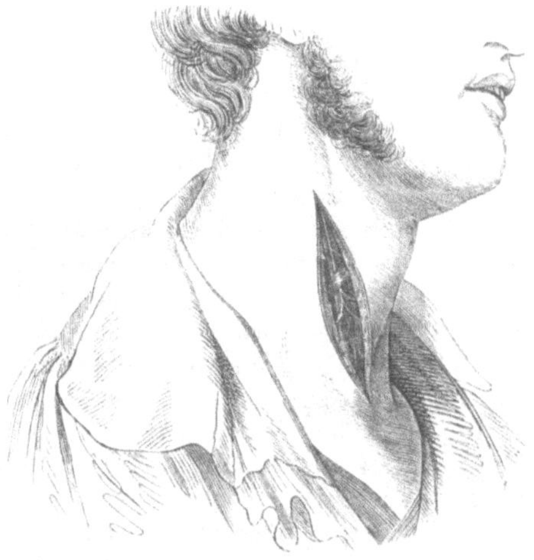

Fig. 30. Die Carotis am inneren Rande des Sternocleidomastoideus bloßgelegt. Über sie hin geht der Omohyoideus und der N. hypoglossus descendens.

Einige unter diesen Arterien gehören freilich nur mit ihrem Anfangsstück der Halsgegend an. Die Anonyma ist ebenfalls nur zum Teil in die Halsgegend zu rechnen.

Die Carotis tritt, bedekt vom inneren Kopfe des Sternocleidomastoideus und vom Sternothyreoideus, aus der Brusthöhle herauf. Die linke Carotis liegt, da sie aus der Aorta entspringt, unten etwas tiefer als die rechte; sie hat unten neben sich den Bogen des Ductus thoracicus, der gegen den Winkel der Vena jugularis und subclavia hinläuft. In der Mitte des Halses legt sich der M. omohyoideus schief über die Carotis weg, und der Ramus descendens hypoglossi geht unmittelbar der Länge nach über sie hin. Der Vagus liegt lateralwärts und zwar im oberen Verlauf hinter der Arterie, während er sich weiter unten mehr zur Vorderseite wendet. Die Vena jugularis interna deckt, wenn sie groß oder stark gefüllt ist — und sie kann bei Exspiration daumendick aufgebläht werden — die Arterie von außen her teilweise zu. Eine gemeinschaftliche Scheide umfaßt das ganze Gefäßbündel, aus Arterie, Vene und N. vagus bestehend. Der Stamm des Sympathicus liegt isoliert und noch tiefer auf den vorderen Muskeln der Wirbelsäule. — Man kann die Carotis bei gerader Stellung des Kopfes gegen den vorderen Höcker am Querfortsatz des sechsten Halswirbels, deshalb Tuberculum caroticum genannt, andrücken.

Die Carotis wird entweder oberhalb oder unterhalb des Omohyoideus unterbunden. In jenem Falle hat der am inneren Rand des Sternocleidomastoideus geführte Schnitt vom Zungenbein bis zum Ringknorpel, in diesem Fall von da bis zum Sternum zu reichen. Bei der tiefen Unterbindung soll der laterale weißlich glänzende Rand der Mm. sternohyoideus und sternothyreoideus als Wegweiser dienen; man läßt ihn medianwärts liegen.

In der Höhe des oberen Schildknorpelrandes findet die Teilung der Carotis in ihre zwei Hauptäste statt. Die Carotis interna wendet sich, begleitet vom N. vagus, mehr in die Tiefe, so daß sie hinter die Carotis externa zu liegen kommt. Die Externa teilt sich sogleich in ihre Äste, von denen die Thyreoidea superior und Lingualis am weitesten nach unten gelegen sind (Fig. 31).

Die Unterbindung der Carotis externa ist dadurch erschwert, daß sie sich sogleich verästelt; man kann deshalb genötigt sein, die Ligatur oberhalb der ersten Äste anzulegen. Am obersten Teil der Carotis externa trifft man den hinteren Bauch des M. Digastricus und den N. hypoglossus, die sich mit der Ader kreuzen. Noch weiter oben verbirgt sich ihr Ende hinter der Ohrspeicheldrüse.

Die Thyreoidea superior entspringt in der Höhe des Zungenbeines, zieht, einen kleinen Bogen nach vornen beschreibend, zur Seite des Kehlkopfes herab und tritt dann hinter den Omohyoideus und Thyreohyoideus zur Vorderseite der Schilddrüse hin. Durch einen Schnitt zwischen dem Sternocleidomastoideus und dem Kehlkopf wird die Arterie bloßgelegt. (Ihre obersten, zum Kehlkopf gehenden Äste sind S. 70 näher beschrieben.)

Die Art. lingualis läuft am großen Horn des Zungenbeines hin und geht hinter dem M. hyoglossus, zwischen ihm und dem Konstriktor pharyngis, in die Zunge hinein. Dicht über dem großen Horn des Zungenbeines, unterhalb der Sehne des Digastricus und nach unten vom Nervus hypoglossus (der übrigens auch vor ihr her laufen kann), sucht man die A. lingualis, um sie zu unterbinden. Den Hautschnitt legt man am besten parallel mit dem Horn des Zungenbeines zwischen Digastricus und Sternocleidomastoideus. Die V. facialis communis muß zur Seite gezogen werden. Da die Arterie fast keine

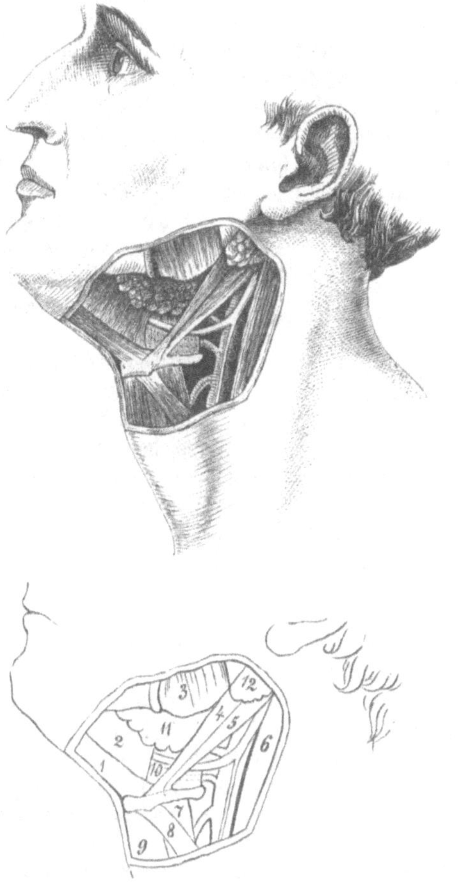

Fig. 31. Der untere Teil der Carotis externa, mit den drei Ästen, Thyreoidea superior, Lingualis und Maxillaris externa; vor der Carotis der N. hypoglossus und sein absteigender Ast. 1. Digastricus. 2. Mylohyoideus. 3. Masseter. 4. Stylohyoideus. 5. Digastricus. 6. Sternocleidomastoideus. 7. Hyothyreoideus. 8. Omohyoideus. 9. Sternohyoideus. 10. Hyoglossus. 11. Gl. submaxillaris. 12. Parotis.

Variationen zeigt, sondern immer an ihrer Stelle zu finden ist, kann die Unterbindung dieser Ader zu den ganz sicheren Operationen gerechnet werden. Es ist nur notwendig, daß der Operateur das Schema der Teile, wie Fig. 32 es zeigt, richtig im Gedächtnis habe. In dem Winkel, den der hintere Bauch des Digastricus (²) mit dem Zungenbein (¹) macht, liegt der M. hyoglossus (³), hinter diesem — man muß ihn entweder nach vornen ziehen oder vorsichtig durchschneiden — trifft man unfehlbar die Arteria lingualis; die V. lingualis dagegen pflegt wie der N. hypoglossus über dem Hyoglossus hin zu verlaufen. Eine zweite Methode besteht in Bloßlegung der A. lingualis oberhalb der Digastricussehne, also in dem dreieckigen Raume, den der Digastricus mit dem Kiefer macht. Die Unterkieferspeicheldrüse muß hier nach oben zur Seite gezogen und der M. hyoglossus quer eingeschnitten werden. Unmittelbar hinter dem Hyoglossus liegt die Arterie.

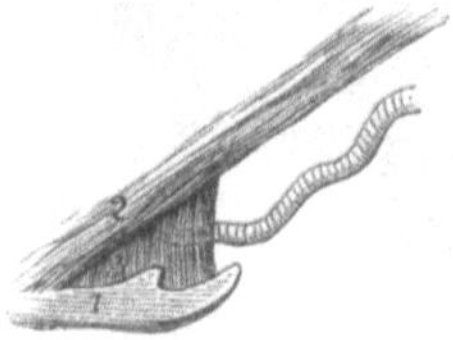

Fig. 32.

Die Maxillaris externa begiebt sich gleich nach ihrem Ursprung hinter die Mm. digastricus und stylohyoideus. Sie läuft dann hinter der Unterkieferspeicheldrüse zum Kieferrand hin, wo man sie dicht neben dem Masseter, bedeckt vom Platysma, zum Gesicht herauf gehen sieht. Sie giebt am Rande des Unterkiefers den Ramus submentalis ab.

Die Subclavia verästelt sich, mit verschiedenen individuellen Abweichungen, nach drei Hauptrichtungen hin. Nach oben schickt sie die Vertebralis und den Truncus thyreocervicalis, der sich sogleich in die Thyreoidea inferior, Transversa scapulae, Cervicalis ascendens, Cervicalis superficialis, Transversa colli und Cervicalis profunda auflöst; nach unten zieht die Mammaria interna und Intercostalis suprema. Die Verästelung findet vorzugsweise in der Mitte des Bogens der Arterie statt; der außerhalb des M. scalenus gelegene Teil der Arterie ist gewöhnlich von Ästen frei.

Der Ursprung der beiden Subclaviae ist ziemlich verschieden, sofern die rechte höher oben aus der Anonyma, die linke tiefer aus dem Aortenbogen selbst hervorkommt. Beide beschreiben einen Bogen hinter dem Scalenus anterior weg; an der inneren Seite des Scalenus kommt der Bogen herauf, an der lateralen geht er wieder herab über die erste Rippe hin (Fig. 33). Die Vena subclavia liegt hinter dem Sternocleidomastoideus; sie ist durch den Scalenus von der Arterie getrennt. Die Teile, welche über die Subclavia herlaufen oder sie bedecken, sind: der Sternocleidomastoideus und die Vena jugularis externa; hinter dem Sternocleidomastoideus die tiefere Halsfascie, die mit dem M. omohyoideus verwachsen ist; sodann die Vena subclavia und der Scalenus anterior; und über den letzteren schief von oben und außen nach innen hinlaufend der N. phrenicus. (Der Nerv kreuzt sich aber nicht mit dem Plex. brach., wie durch ein Versehen des Holzschneiders in Fig. 34 dargestellt ist, sondern er bleibt nach innen von demselben.) Der rechte N. vagus läuft vornen über die Subclavia an ihrem Ursprung her und schickt dann den Recurrens um sie herum. Links tritt der Vagus auf die vordere Seite des aus der Brust aufsteigenden Teiles der Subclavia (Fig. 36). Weiter außen biegt sich auf der linken Seite der Ductus thoracicus von hinten und oben her zur vornen gelegenen Vena subclavia herüber. Nach hinten und unten, und zwar in unmittelbarer Nähe der Arterie, befindet sich die Pleurahöhle; nach außen und oben schließt sich der Plexus brachialis an.

Die Stelle, wo man die Subclavia gewöhnlich unterbindet, ist der Raum zwischen dem Sternocleidomastoideus und Trapezius. Nachdem Haut, Platysma und, unter thunlichster Vermeidung der Venen, die oberflächliche Fascie durch einen daumenbreit oberhalb und längs des Schlüsselbeines geführten Schnitt getrennt sind, dringt man zwischen dem Schlüsselbein und dem M. omohyoideus auf die Arterie ein, die hier an einer kleinen Stelle von keinen anderen Weichteilen als von der Haut und Fascia colli nebst einigem Fett bedeckt ist. Den Omohyoideus sowie den V. jugularis externa (vgl. S. 53) muß man nach außen ziehen, und die vor dem Scalenus her verlaufende A. transvera scapulae bleibt unten liegen. Mittels der glänzenden Sehne des Scalenus und des Tuberculums der ersten Rippe orientiert man sich; hart an diesem Tuberculum liegt die Arterie. Fehlt es an Raum, so kann der Cleidomastoideus eingeschnitten werden, um die Operation zu erleichtern. (Die Subclavia kommt in der Abteilung „obere Extremität" noch einmal zur Sprache).

Durch starke Anfüllung der Venen oder anomalen Verlauf derselben kann die Unterbindung der Subclavia sehr erschwert werden. Je kurzhalsiger und dicker das Subjekt, je weniger das Schlüsselbein sich nebst der Schulter durch Ziehen am Arm nach unten verschieben läßt, um so größer muß man den Schnitt anlegen. Soll man aber die Arterie noch weiter innen, hinter dem Scalenus, oder an ihrem aufsteigenden Teil innerhalb des Scalenus unterbinden, so hat man sich auf die größten

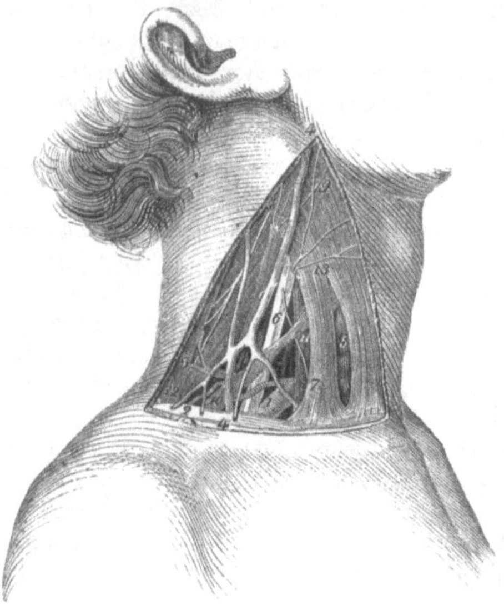

Fig. 33. Die Teile der rechten Halsgegend, durch Wegnahme der Haut, des Platysma und der Fascien bloßgelegt. 1. A. subclavia. 2. A. transversa scapulae. 3. A. transversa colli. 4. Vena jugularis externa. 5. V. jugularis interna. 6. Armnerven. 7. N. phrenicus, wie er hinter den M. cleidomastoideus tritt. 8. N. accessorius. 9. N. auricularis magnus; der zweite Nerv ist der Cutaneus colli. 10. M. omohyoideus. 11. M. scalenus anterior. 12. M. trapezius. 13. M. sternocleidomastoideus.

Schwierigkeiten der Bloßlegung und sicheren Isolierung der Arterie gefaßt zu machen. Die Arterie liegt hier ziemlich tief (und zwar links noch tiefer als rechts) hinter dem Sternocleidomastoideus, Scalenus, Sternothyroideus und Sternohyoideus; sie giebt viele starke Äste ab, die nebst ihren Begleit-Venen verletzt werden können; es liegen eine ganze Anzahl lebenswichtiger Teile, z. B. Vagus, Phrenicus, Recurrens, das letzte Halsganglion vom Sympathicus, Ductus thoracicus, Pleura, sehr nahe beisammen, zwischen denen man die Arterie aufzusuchen hätte. Man muß deshalb in Fällen dringendster Not bei Stichverletzung des inneren Teiles der Subclavia oder der Anonyma durch Resektion am Schlüsselbein, erster Rippe und Brustbein diese tiefliegenden Teile zugänglich machen (vgl. S. 93). Über den Verlauf der A. vertebralis siehe S. 82.

Recht schwierig kann die Unterbindung der A. thyreoidea inferior werden, denn diese Ader windet sich, nachdem sie von dem Truncus thyreo-cervicalis entsprungen ist, hinter

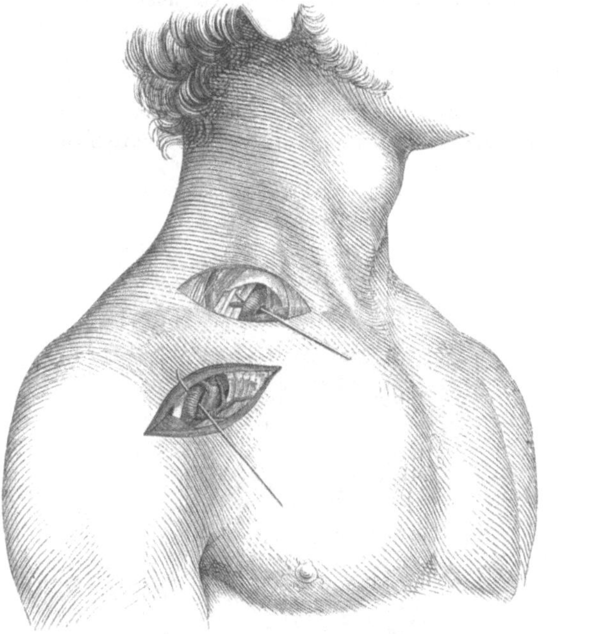

Fig. 34. Die Arteria subclavia an der Unterbindungsstelle oberhalb und unterhalb des Schlüsselbeins. Innen der Cleidomastoideus und der zwischen Arterie und Vene durchlaufende Scalenus. Nach außen die Armnerven und der M. omohyoideus, noch weiter außen die Vena jug. ext. und die Supraclavicularnerven. Unter dem Schlüsselbein ist der Pectoralis major durchschnitten, die Arterie mitten zwischen Vene und Nervenplexus.

den großen Halsgefäßen und zwischen dem Vagus und Sympathicus nach vornen zur Kopfdrüse hindurch. Zur Freilegung des Gefäßes benutzt man denselben Schnitt, wie bei der unteren Unterbindung der Carotis; man läßt dann die Carotis lateralwärts liegen und geht unter Vermeidung der N. recurrens (vgl. S. 71 u. 73) in die Tiefe.

Die Anonyma kommt hinter dem Brustbein, zwischen der mehr als daumendicken V. anonyma dextra und der Luftröhre herauf; ihre Endigung am Hals ist vom rechten Sternomastoideus, Sternohyoideus und Sternothyreoideus bedeckt. Nach kurzem, nur einen Zoll langem Verlauf spaltet sie sich in ihre beiden Äste, die Carotis und Subclavia dextra.

Venen am Halse.

Die Vena mediana colli kann beim Luftröhrenschnitt unter das Messer fallen. Sie liegt fast unmittelbar unter der

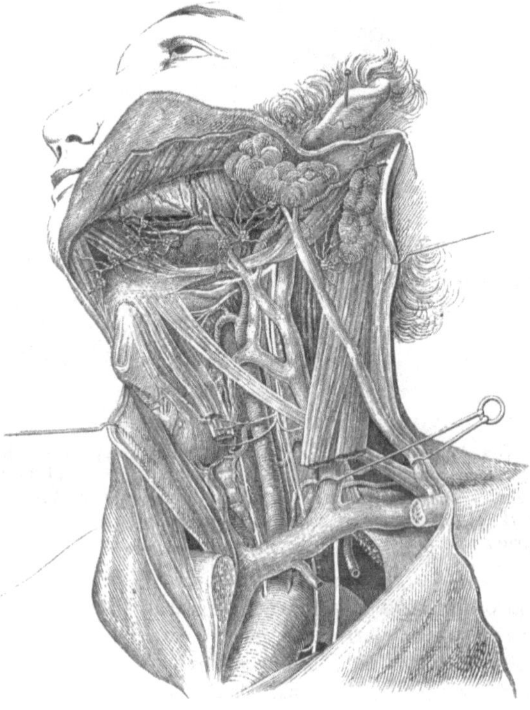

Fig. 35.

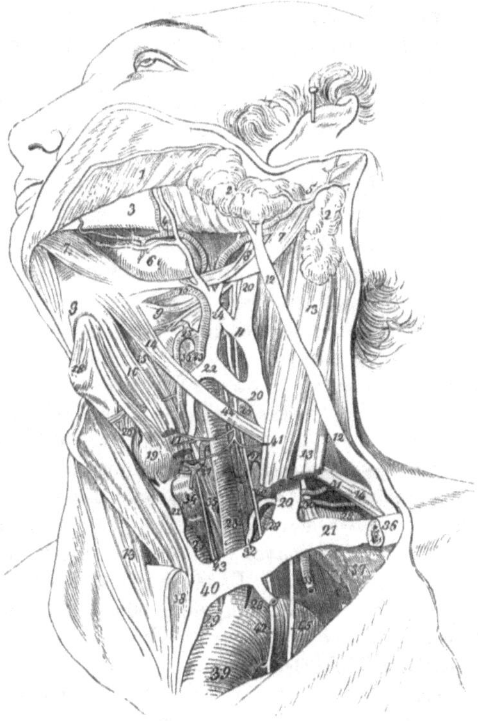

Fig. 36. 1. Platysma. 2. Parotis, in zwei Teile geteilt. 3. Unterkiefer. 4. A. maxillaris. 5. A. auricularis posterior. 6. Unterkieferspeicheldrüse. 7. 7. M. digastricus. 8. Stylohyoideus. 9. 9. Zungenbein und Zungenbeinhorn. 10. A. lingualis. 11. N. hypoglossus descendens. 12. V. jugularis externa. 13. Sternocleidomastoideus. 14. Omohyoideus. 15. Hyothyreoideus. 16. Sternohyoideus. 17. Sternothyreoideus. 18. Kehlkopf. 19. Schilddrüse. 20. V. jugularis interna. 21. V. subclavia. 22. V. thyreoidea inferior. 23. Carotis. 24. Carotis interna. 25. A. thyroidea superior. 26. A. cricothyreoidea. 27. A. thyreoidea inferior. 28. Subclavia. 29. Anonyma. 30. Transversa colli. 31. Transversa scapulae. 32. Ductus thoracicus. 33. A. mammaria interna. 34. Luftröhre. 35. Speiseröhre. 36. Schlüsselbein. 37. Erste Rippe. 38. Brustbein. 39. Aorta. 40. V. anonyma. 41. Verbindungsschlinge des N. hypoglossus descendens. 42. Vagus. 43. Recurrens. 44. Sympathicus. 45. Phrenicus.

Haut. Ihre Variationen sind sehr mannigfach; öfters trifft man sie doppelt, meist mit kurzer Quer-Anastomose, oder sie gabelt sich in der Mitte des Halses gegen die Hörner des Zungenbeines hin. Eine Anastomose mit der in den Kehlkopf eindringenden V. cricothyreoidea fehlt wohl fast nie. — Die Jugularis externa (Fig. 33 u. 35) läuft von der Gegend des Kieferwinkels zum äußeren Rand des Cleidomastoideus; man trifft sie in halber Höhe des Halses mitten auf dem Sternocleidomastoideus. bedeckt von der Haut und vom Platysma. In der Nähe des Schlüsselbeines geht sie lateralwärts vom Cleidomastoideus durch die Halsfascien durch und senkt sich in die Tiefe, um mit der Vena subclavia oder Jugularis interna zusammen zu münden. (Vgl. S. 53.)

Die Jugularis interna liegt nach außen von Carotis und N. vagus; wenn sie stark gefüllt ist, verdeckt sie die Carotis zum Teil, und man muß sie oben komprimieren, um die Arterie recht zu sehen. Der obere Teil der Jugularis interna mit ihren Verzweigungen und Anastomosen (Fig. 35) bedeckt die Carotisäste; der, nebenbei bemerkt sehr dünnwandige, Hauptast, der das Hirnblut enthält, kommt neben der Carotis interna vom Foramen jugulare her. — Die V. subclavia liegt dicht am Schlüsselbein, getrennt von der Arterie durch den Scalenus anticus. An ihrem inneren Ende mündet links der Ductus thoracicus ein. Die Vereinigungsstelle der Subclavia mit der Jugularis interna befindet sich gerade hinter dem Schlüsselbeingelenk. — Die Schilddrüse hat außer den die Arterien begleitenden Venen noch eine unpaare Vena thyreoidea ima (Fig. 42); öfters sind es mehrere Stämme, die in der Mitte hinablaufen. Die vorderen Schilddrüsenvenen sind von Wichtigkeit bei der Tracheotomie; man hat sich vor ihrer Verletzung sehr zu hüten, damit nicht eine Blutung in die Trachea hinein erfolge. — Alle großen Halsvenen, besonders die nahe am Thorax gelegenen, können bei einer Verletzung der Gefahr des Lufteindringens während der Inspiration ausgesetzt sein. Diese Gefahr tritt besonders dann ein, wenn eine mit der Fascie verwachsene Vene angezogen und dadurch ihr Lumen offen erhalten wird.

Nerven der Halsgegend.

Der N. hypoglossus läuft unterhalb der Ohrgegend über die Carotis weg zum großen Horn des Zungenbeines; sein absteigender Ast zieht sich gerade vor der Carotis herunter, um teils die Zungenbeinmuskeln zu versorgen, teils eine Schlinge mit dem zweiten und dritten Cervikalnerven zu bilden (vgl. S. 50 u. 57).

Der Vagus läuft mitten zwischen Carotis und Vena jugularis, anfangs etwas mehr nach hinten, unten mehr nach vornen gelegen, zur Brusthöhle herab. Hoch oben am Hals schickt er den N. laryngeus superior hinter der Arteria thyreoidea hin zur Seite des Larynx; unten angekommen sendet er den Laryngeus recurrens um den Aortenbogen, beziehungsweise um die rechte Subclavia herum, hinter dem M. sternothyreoideus und der Kropfdrüse und in der Furche zwischen Trachea und Oesophagus, zum Kehlkopf hinauf.

Der Accessorius (Fig. 33) liegt anfangs hinter der Jugularis interna und dem Sternocleidomastoideus; er geht dann hart hinter diesem hin nach außen und hinten und wendet sich von hier schief nach unten über den Levator scapulae hin zum M. trapezius. Er gehört eigentlich mehr zur Nackengegend als zur vorderen Halsgegend.

Der Laryngeus superior liegt hinter dem obersten Teil des M. omohyoideus; er tritt seitlich, vor dem Lig. hyothyreoideum und dem Horn des Schildknorpels, in den Kehlkopf ein, um sich vorzüglich in der oberen Hälfte des Kehlkopfes auszubreiten. Er vermittelt als wesentlich sensibler Nerv die reflektorische Reizbarkeit des Kehleinganges (vgl. S. 70).

Den Laryngeus inferior sieht man seitlich hinter der Luftröhre heraufkommen, um sich von hinten in die Muskeln der Stimmritze zu verzweigen. Er kreuzt sich mit der von außen kommenden A. thyreoidea inferior, indem er vor ihr weg nach oben verläuft. Bei Exstirpation der Kropfdrüse und bei Unterbindung der A. thyreoidea inferior hat man alle Aufmerksamkeit nötig, um die Verletzung des Laryngeus inferior zu vermeiden. Die beiden Recurrentes sind, da sie in der oberen Brustapertur einen verschiedenen Weg zurücklegen, auch verschiedenartigen Störungen unterworfen; der linke Recurrens wird vermöge seines Verlaufes um den Arcus aortae herum von einem Aneurysma in Mitleidenschaft gezogen werden; der rechte Recurrens dagegen, der sich um die der Pleura dicht auflagernde Subclavia herumwendet, kann bei Abscessen dieser Gegend und bei Krebsmetastasen in den supraclaviculären Lymphdrüsen in seiner Funktion gestört werden.

Der Sympathicus bildet in seinem Halsteile zwei bis drei Ganglienanschwellungen; er liegt zwischen der vorderen Muskulatur der Wirbelsäule und den großen Gefäßen, ist aber nicht in deren gemeinschaftliche Scheide eingeschlossen.

Die oberen Cervicalneren gehören mehr der Nackengegend, als der vorderen Halsgegend an. Einige vordere Zweige laufen mehr nach oben, wie der Auricularis magnus und der obere Zweig des Cutaneus colli; andere, wie die Supraclaviculares (Fig. 34), ziehen zum Schlüsselbein hinab.

Der Phrenicus (Fig. 33,[7]), vom dritten und vierten Halsnerven seine Wurzeln empfangend, steigt schief herab über den M. scalenus anterior; am unteren Ende des Muskels tritt er über dessen inneren Rand und hinter der ersten Rippe weg nach hinten, um zwischen Arteria und Vena subclavia durch in die Brusthöhle zu gelangen. (Vgl. S. 81.)

Der Plexus brachialis (Fig. 33 u. 34) setzt sich aus den vier unteren Halsnerven und dem ersten Brustnerven zusammen; er liegt hinter dem M. scalenus anterior, außerhalb und über der A. subclavia, vor und auf dem Scalenus medius. Eine Anzahl kleinerer Nervenstämme geht noch in der Halsgegend von ihm ab, die Nervi suprascapulares, Thoracales anteriores und posteriores; sie versorgen die Haut und die Muskeln der Schlüsselbein- und Schulterblattgegend. (Über den Halsteil des Rückenmarkes vgl. S. 81.)

Zungenbein.

Das Zungenbein gehört noch halb zur Kiefergegend; es ist so gelagert, daß es sich beim Öffnen des Mundes oder beim Nachhintentreten der Zunge, z. B. beim Schlucken, hinter dem Kiefer verbirgt. Es steht durch den Digastricus, Mylohyoideus und Geniohyoideus mit dem Kiefer, durch den Stylohyoideus und das Lig. stylohyoideum mit dem Processus styloideus des Schläfenbeines, durch den Hyoglossus mit der Zunge, durch den Konstriktor pharyngis medius und seine beiden Abteilungen, den Chondropharyngeus und den Keratopharyngeus (Hyopharyngeus) mit dem Schlundkopf, durch den Hyothyreoideus und das Lig. hyothyreoideum mit dem Kehlkopf, durch den Sternohyoideus mit dem Brustbein und durch den Omohyoideus mit dem Schulterblatt in Verbindung. — Man unterscheidet am Zungenbein den Körper und die durch ein Gelenk mit ihm verbundenen beiden Seitenfortsätze oder Hörner; am oberen Rand, da wo der Körper und das große Horn aneinanderstoßen, geht ein kleiner Fortsatz ab, der das kleine Horn genannt wird. Es ist dies die Stelle, oberhalb deren die Arteria lingualis zwischen Hyoglossus und Keratopharyngeus (Hyopharyngeus) hineintritt. (Vgl. Fig. 31.)

Am unteren Rande des Zungenbeines setzt sich das Lig. hyothyreoideum an, das durch den M. sternohyoideus zum Teil bedeckt wird. Beim oberen Kehlkopfschnitt und bei der Pharyngotomia subhyoidea wird dieser Teil durchschnitten. Hinter dem oberen Rand des Schildknorpel-Ausschnittes liegt ein Schleimbeutel, der die Verschiebungen des Kehlkopfes erleichtert.

In der Gegend des Zungenbeines trifft man zuweilen mit Epithel ausgekleidete Hohlräume und Gänge, die auf unvollständiger Obliteration der fötalen Kiemenspalten beruhen. (Vgl. S. 50.)

Kehlkopf.

Der Kehlkopf setzt sich zusammen aus dem Schildknorpel, dem Ringknorpel nebst den Gießbeckenknorpeln und dem Kehldeckel. Alle diese Teile sind durch kleine Gelenke, durch viele kleine Muskeln und durch die das Innere überkleidende Schleimhaut nebst ihren Falten miteinander verbunden. Nach oben ist der Kehlkopf durch das Lig. hyothyreoideum an das Zungenbein befestigt, nach unten setzt er sich in die Luftröhre fort, hinten hilft er die Wandung des Schlundkopfes bilden, in den die Platte des Ringknorpels und die Gießknorpel mit ihren hinteren Flächen hineinragen.

Der Eingang des Kehlkopfes wird gebildet von dem Kehldeckel und den Gießbeckenknorpeln, nebst der beide verbindenden Schleimhautfalte, der Plica aryepiglottica. An der Spitze der Gießknorpel und am Übergang der Schleimhaut des Kehlkopfes in die Plica sieht man die kleinen Santorinischen Knorpelchen (Cart. corniculatae) durchscheinen.

Von hinten und bei vollständig aufgerichtetem Kehldeckel

erscheint der Kehleingang in länglicher Form, Von oben mit dem Kehlspiegel betrachtet zeigt sich der Kehleingang dagegen mehr in Form eines querliegenden Ovals oder eines Halbmondes, während der nach hinten überhängende Rand des Kehldeckels mehr oder weniger die Einsicht in die Tiefe beschränkt.

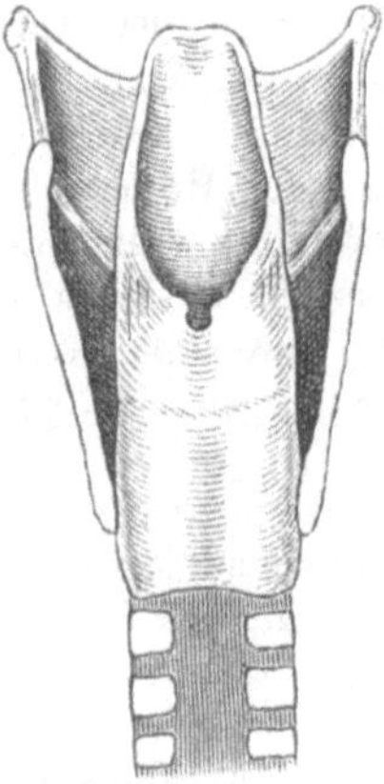

Fig. 37. Kehlkopf von hinten.

Im Inneren des Kehlkopfes befindet sich die Stimmritze, die aus den Stimmbändern und den sie spannenden Processus vocales der Gießknorpel formiert wird. (Fig. 39.) Das Stimmband besteht aus einer Schleimhautfalte; es ist verstärkt durch elastische Fasern, an die sich die Stimmbandmuskulatur anschließt. Über dem Stimmband trifft man rechts und links den Ventriculus laryngis (Morgagnischen Sinus), der nach oben von der Plica ventricularis (dem Taschenband) begrenzt wird. Letzteres ist eine dünne Schleimhautfalte, die ebenfalls eingewobene Muskelfasern enthält, durch diese Fasern eine Änderung ihrer Form und Stellung beim Intonieren erfährt und sich beim Schlucken und Pressen sphinkterähnlich schließt. Im Frontaldurchschnitt des Kehlkopfes (Fig. 38) erkennt man am besten, wie sich die Stimmbänder und Taschenbänder zu einander verhalten, und daß eine nicht unbeträchtliche Verengung des Kehlkopflumens durch dieselben geschaffen werden kann. Unterhalb der Stimmbänder nimmt der Kehlkopf die Rohrform an, vermöge deren er sich an die Trachea anschließt (Fig. 40).

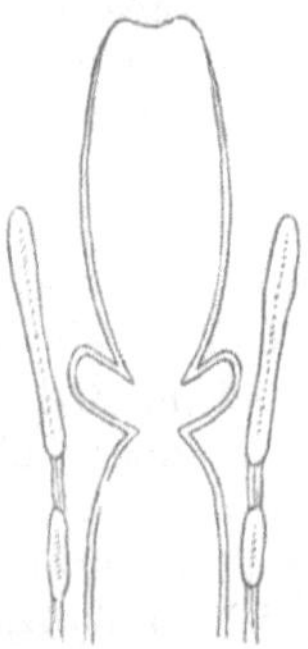

Fig. 38. Kehlkopf im Frontalschnitt von hinten.

Der Kehldeckel besteht aus einem freien, mit Schleimhaut überzogenen Teil, der hinter der Zunge hervorragt, und einem verdeckten Teil, der an der hintersten Zungenbasis anliegt und mit seinem Stiel bis an den Ausschnitt des Schildknorpels reicht. Bei der Pharyngotomia subhyoidea wird der Kehldeckel von der Zunge abgetrennt. Beim oberen Kehlkopfschnitt wird jedoch der tiefste Teil des Kehldeckelstieles durchschnitten und so der direkte Einblick in die Kehlkopfhöhle von vornen und oben gewonnen.

Vom Außenrande des Kehldeckels entspringen die Schleimhautfalten, Plicae aryepiglotticae, welche bei acuter Entzündung des Kehleinganges den hauptsächlichsten Sitz des sogenannten Oedema glottidis bilden. Die Muskelfasern, die in diesen Schleimhautfalten verlaufen, haben die Funktion beim Niederlegen des Kehldeckels, also vorzüglich beim Schlingakt, mitzuwirken.

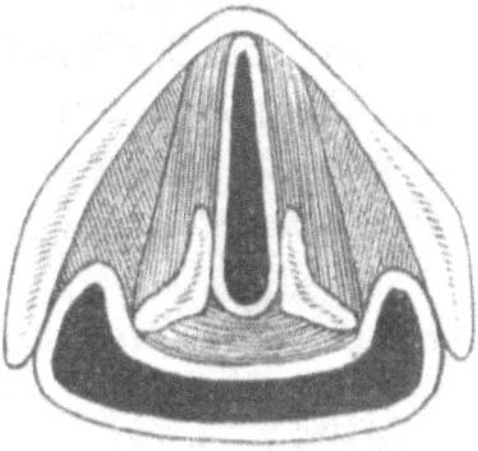

Fig. 39. **Durchschnitt durch den Kehlkopf in der Höhe der Stimmbänder. Man erkennt die Stimmritze, die Gießbeckenknorpel, den queren Gießbeckenmuskel und den halbmondförmigen Querschnitt des Pharynx.**

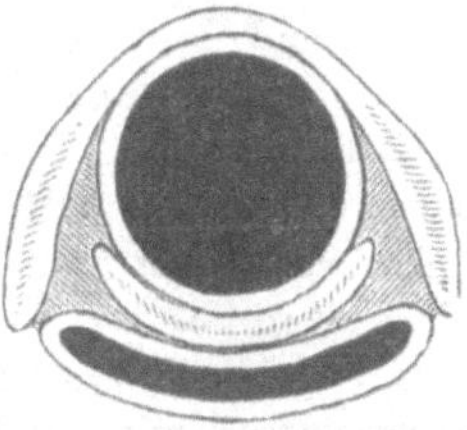

Fig. 40. **Durchschnitt des Kehlkopfes unterhalb der Stimmbänder; an der Hinterwand die Ringknorpelplatte, hinter derselben die abgeplattete Speiseröhre.**

Einige kleinere Schleimhautfalten gehen vom Grunde des Kehldeckels zur Zungenmitte und zu den Seiten des Pharynx hin, Plica glosso-epiglottica mediana und lateralis.

Unter den Muskeln des Kehlkopfes kann man eine Partie, die den Bewegungen des ganzen Kehlkopfes dient, und eine andere, die beim Athmen und bei der Stimmbildung funktioniert, unterscheiden. Jene Muskeln sind der Sternothyreoideus, Hyothyreoideus und der Konstriktor pharyngis inferior. Der Cricothyreoideus neigt den Schildknorpel gegen den Ringknorpel hin und hilft infolge dessen mit zur Spannung der Stimmbänder. Auf der Hinterseite der Ringknorpelplatte und der Gießbeckenknorpel befinden sich die Muskeln für die Einstellung der Gießbeckenknorpel; von Wichtigkeit sind unter diesen Muskeln namentlich die Crico-arytenoidei posteriores, weil sie, die Gießbeckenknorpel nach außen drehend, die Stimmritze öffnen. In die Stimmbänder selbst sind als Hauptspanner die Mm. thyreoi-arytenoidei eingelagert.

Die Arteria laryngea tritt als ein Ast der Thyreoidea superior hinter dem M. omohyoideus zum Kehlkopf hin; sie verzweigt sich zu den Muskeln dieser Gegend und schickt zwei Hauptzweige in den Kehlkopf hinein; die Laryngea superior und die Cricothyreoidea. Die Laryngea superior, die neben dem N. laryngeus superior verläuft und mit ihm durch das Lig. hyothyreoideum in den Kehlkopf hineingeht, kommt vorzüglich bei der Exstirpation des Kehlkopfes in Betracht. Die Cricothyreoidea, am Lig. cricothyreoideum unter dem Schildknorpel hinlaufend und dort, bald näher bald ferner von der Mittellinie, durch das Ligament durchtretend, zeigt öfters eine quere Anastomose, die (Fig. 41) bei medianer Spaltung des Kehlkopfes mitgetrennt werden muß, bei der Cricotracheotomie dagegen möglichst vermieden werden soll.

Eine Vena cricothyreoidea ist bei vielen Personen sehr merkbar entwickelt, sie durchbohrt in ähnlicher Art das Lig. cricothyreoideum wie die gleichnamige Arterie.

Zur Innervation des Kehlkopfes dienen zwei Zweige des Vagus, und zwar von oben kommend der N. laryngeus superior und von unten hereintretend der Recurrens. Der Laryngeus superior zieht sich seitlich am Schlundkopf hinter den Ästen der Carotis facialis hin zum großen Horn des Schildknorpels. Er teilt sich in zwei Äste, von denen der obere (Ramus internus), die Sensibilität des Kehleinganges bedingend, besonders wichtig erscheint. Er geht vor dem Horn des Schildknorpels herum und durchbohrt hier die fascienartige Membran zwischen dem Zungenbein und dem Kehlkopf, das Lig. hyothyreoideum. Er läuft dann unter der Schleimhaut hin zum Gießknorpel, um sich in der Schleimhaut des Kehlganges auszubreiten. Man kann diesen Ast hinter der Schleimhaut des Kehleinganges durchscheinen sehen; bei manchen Personen liegt er hinter einer Schleimhautfalte, der man den Namen Plica nervi laryngei gegeben hat. Der andere Ast, Ramus externus, durchbohrt seitlich den Konstriktor pharyngis, innerviert den M. cricothyreoideus und geht dann zwischen Schildknorpel und Ringknorpel in das Innere des Kehlkopfes hinein. Der Laryngeus superior hat chirurgische Wichtigkeit, da er z. B. bei tiefen Exstirpationen der Halsdrüsen verletzt werden könnte. Auch bei mißlungenen Selbstmordversuchen wird er zuweilen getroffen. Die Durchschneidung dieses Nerven hebt die Sensibilität der oberen Kehlkopfhälfte auf und bringt so die Gefahr der Schluckpneumonie mit sich. Zugleich muß die Stimmbildung leiden, weil der M. cricothyreoideus gelähmt wird: die Stimme klingt heiser.

Der N. laryngeus inferior, gewöhnlich Recurrens genannt, gehört in seinem unteren Verlauf der Brusthöhle an, da er links um den Arcus aortae, rechts um die Subclavia herum

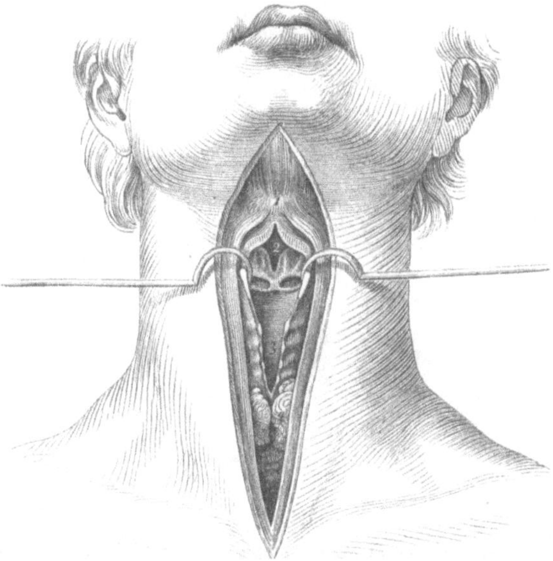

Fig. 41. 1. Zungenbein. 2. Hintere Schlundwand. 3. Hintere Luftröhrenwand. 4. Kropfdrüse.

einen Bogen macht (vgl. S. 65). Er verläuft dann in dem Winkel zwischen Luft- und Speiseröhre nach oben. Seine Zweige dringen von hinten in den Kehlkopf, und versorgen die Kehlkopfmuskeln, die, wie die Posteriores, zur Außendrehung der Gießbeckenknorpel oder zur Stimmbildung dienen. Der Recurrens ist vorzüglich bei den großen Kropfexstirpationen einer Verletzung ausgesetzt. Bei tiefgehenden Selbstmörderschnitten unterhalb des Kehlkopfes kann er noch vor dem Oesophagus getroffen werden.

Wenn man den Kehlkopf nebst dem Stiel des Kehldeckels in der Mittellinie spaltet und die beiden Teile des Schildknorpels auseinanderhält, bekommt man einen sehr freien Einblick in die Höhle des Kehlkopfes. Die halbseitige Kehlkopfexstirpation pflegt man durch solch einen Medianschnitt einzuleiten, und auch bei der Entfernung von Kehlkopftumoren, denen nicht auf endolaryngealem Wege, d. h. durch vom Mund aus eingeführte Instrumente, beizukommen ist, kann ein solcher Längsschnitt benützt werden.

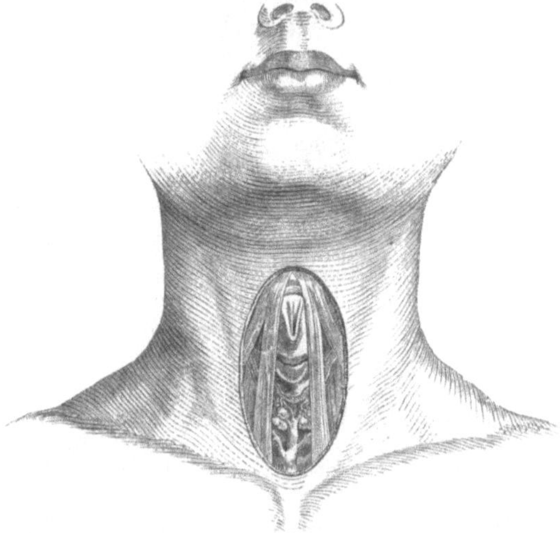

Fig. 42. Kehlkopf und Luftröhre bloßgelegt, die subcutanen Venen und die oberflächliche Halsfascie weggenommen. Die Luftröhre wird bedeckt von der unteren Schilddrüsenvene und der Schilddrüse. Am Isthmus der Schilddrüse erkennt man den Gefäßbogen der beiden anastomosierenden Schilddrüsenschlagadern, zu beiden Seiten die MM. sternohyoidei und omohyoidei; auf dem Sternothyreoideus einen Zweig der A. thyreoidea superior.

Unterhalb des Schildknorpels, zwischen ihm und der vorderen Partie des Ringknorpels, befindet sich das Lig. cricothyreoideum; es ist dies die Stelle, wo man am einfachsten und kürzesten in die Luftwege eindringen kann. Die Öffnung ist von variabeler Größe, sie ist beim Kind und beim Weibe relativ kleiner; wenn man aber außer dem Ligament noch den Ringknorpel und eventuell auch den obersten Trachealring spaltet, so gewinnt man genügend Raum, um eine Kanüle in die Luftröhre einzuführen. Da dieser Crico-tracheotomie in der letzten Zeit von den Chirurgen der Vorzug gegeben wird vor der Tracheotomie unterhalb der Schilddrüse, verdient die Beschreibung dieser Gegend eine besondere Ausführlickkeit.

Luftröhre.

Die Luftröhre nebst dem Kehlkopf ist vornen zum großen Teil durch Muskulatur bedeckt; nur oben in der Mittellinie ist eine freie Stelle, wo der Kehlkopf und öfters auch die ersten Luftröhrenringe nur von Haut und Fascie bedeckt liegen. Die beiden Mm. sternohyoidei schließen in der Mittellinie nicht ganz aneinander, sondern lassen einen weißen Streifen von Bindegewebe zwischen sich; in diesen Muskelzwischenraum dringt man stumpf dehnend ein, wenn man die Trachea freilegen will. Die Kropfdrüse liegt unmittelbar auf der Luftröhre auf, und sie ist an ihrem oberen Rande durch straffes Bindegewebe, Fascia laryngo-thyreoidea, an den Kehlkopf befestigt. Sehr häufig findet man, daß von dem Mittelstück, dem sogenannten Isthmus, aus, ein zungenförmiges Läppchen, der Pyramidalfortsatz, nach oben über den Kehlkopf hergelagert ist (Fig. 43). Bei ein- bis zweijährigen Kindern trifft man die Thymus mit ihrer Fascie und ihrem zweispitzigen Ende in dem Raume zwischen Brustbein und Kropfdrüse. Die mittleren Venen der Kropfdrüse gehen, nach unten hinabsteigend, über die Trachea her. Oben im Raum zwischen Ringknorpel und Schildknorpel, vor dem Lig. cricothyreoideum, befindet sich eine kleine Arterie, der Ramus cricothyreoideus von der Thyreoidea superior (Fig. 42). Ganz unten am Halse kreuzt sich mit der Luftröhre die vor ihr weglaufende A. anonyma. Seitlich hinten liegt an der Luftröhre der N. recurrens (Fig. 36 [43]); weiter außen die Carotis, hinten die Speiseröhre. Die einzelnen Luftröhrenknorpel bilden keinen vollständig geschlossenen Ring; sie zeigen vielmehr hinten eine Lücke, die durch eine elastische Membran geschlossen ist.

Man hat zwei Hauptstellen, um zum Zweck eines Luftröhrenschnittes auf die Trachea einzudringen: entweder unter oder über dem Isthmus der Schilddrüse. Die Stelle oberhalb ist weniger stark bedeckt, es sind weniger Venen da, sie gewährt aber meistens, zumal bei kleineren Kindern, weniger Raum zu einer größeren Öffnung. Unten ist gewöhnlich mehr

Raum, aber es muß auch weiter in die Tiefe geschnitten werden; man muß die Kropfdrüse nach oben und die Thymus (bei Kindern) nach unten drängen, um Platz zu gewinnen. Zuweilen findet sich eine unpaare Arteria thyreoidea ima, die hier unter das Messer kommen könnte. Würde man unvorsichtig nach unten schneiden, so könnte bei manchen Individuen die Anonyma getroffen werden.

Der Raum zwischen Schild- und Ringknorpel ist zwar hinreichend, um wenigstens bei Erwachsenen eine Kanüle einzulegen, aber er reicht nicht ebensogut hin, um fremde Körper zu entfernen; außerdem hat man hier die A. cricothyreoidea zu vermeiden. Die Durchschneidung des Ringkorpels gewährt bei Erwachsenen wenig Vorteil, weil die Spalte nicht auseinander gezogen werden kann wie bei den Luftröhrenhalbringen. Bei Kindern dagegen zeigt sich der vordere Teil des Ringknorpels noch so weich und biegsam, daß er den Luftröhrenringen ganz ähnlich erscheint; es ist vielfach gebräuchlich, ihn gleich diesen Ringen bei der Tracheotomie zu spalten. Den Isthmus der Kropfdrüse pflegt man nur im Notfall und nach vorhergeschickter doppelter Unterbindung durchzuschneiden.

Von der Mundhöhle aus gelingt die Einführung des Katheters oder eines anderen Instrumentes in die Luftröhre am besten, wenn man den Zeigefinger der linken Hand zur Leitung benützt; auf diese Art kann der klappenartig wirkende Kehldeckel, der sonst den Katheter nach hinten in die Speiseröhre hineingleiten läßt, am leichtesten umgangen werden.

Bei Anwendung des Kehlkopfspiegels läßt sich die vordere Wand der Luftröhre bis zur Gabelstelle hin übersehen.

Der rechte Bronchus verläuft steiler, er ist zugleich weiter als der linke. So kommt es, daß aspirierte Fremdkörper gewöhnlich in ihn hineingeraten. Aus demselben Grunde ist der rechte untere Lungenlappen bei Aspiration von infektiösen Keimen am häufigsten von Schluckpneumonie, und von Gangrän befallen. Der linke Bronchus kreuzt sich mit dem Aortenbogen.

Schild- und Thymusdrüse.

Die Schilddrüse zeigt in ihrer Form eine Menge von Variationen; es ist wichtig, diese Abarten zu kennen, teils um der Diagnose willen, teils um sich beim Luftröhrenschnitt und bei anderen Operationen am Halse zurecht zu finden. Die Form, die man gewöhnlich als die normale darstellt, die eines flachen Hufeisens, wird in einer großen Zahl von Fällen durch andere Formen ersetzt. Zuweilen trifft man kaum einen schwachen Isthmus zwischen beiden Kropfdrüsenhälften, anderemale findet sich auch der sogenannte Processus pyramidalis des Mittelstückes, der sich vor der Luftröhre und dem Kehlkopf, und oft bis zum Zungenbein hin, in mannigfacher Formation, hinlegt.

Zu diesen Variationen der Form kommen noch manche nicht unbeträchtliche Verschiedenheiten in der Lage der Schilddrüse. Das einemal liegt die Drüse so hoch, daß ihr Mittelstück den Ringknorpel zudeckt, das anderemal so tief, daß es hinter das Brustbein hinunterragt. Bei Kindern liegt die Kropfdrüse höher und fester an der Luftröhre an als bei Erwachsenen. Bei Neugeborenen ist sie meistens noch am Ringknorpel angeheftet, und je jünger ein Kind, desto merklicher trifft man diese Verbindung. Wenn man bei kleinen Kindern den oberen Luftröhrenschnitt machen will (S. 73), müssen zuerst die ziemlich straffen Verbindungsfasern der Kropfdrüsenfascie vom Ringknorpel durch einen Querschnitt abgetrennt werden.

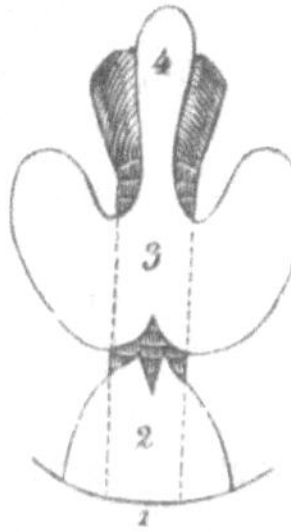

Fig. 43. Kropfdrüse (3) mit starkem Mittelstück und stark entwickeltem Pyramidalfortsatz (4). Man sieht die Thymus (2) hinter dem Brustbein (1) hervortreten.

Auch die Arterien und Venen der Kropfdrüse zeigen manche Verschiedenheit. Neben der Thyreoidea superior und inferior haben viele Individuen noch eine Thyreoidea ima, die gerade nach oben vom Aortenbogen aus zur Drüse hingeht. Eine oder mehrere starke Venen ziehen fast bei jedem Menschen in derselben Richtung (Fig. 42).

Zuweilen wird eine Neben-Kropfdrüse beobachtet, die bei ihrer Vergrößerung diagnostische Schwierigkeiten bereiten kann. Am häufigsten ist wohl die Nebenkropfdrüse der medianen Zungenbeingegend, die man sich aus dem Zurückbleiben eines Keimteiles an diesem Punkte erklärt. Als seltenere Fälle hat man Nebenkröpfe seitlich am Oesophagus und unten hinter dem Brustbeinrand oder gar in der Luftröhre angetroffen.

Die Verbindung der Kropfdrüse mit den umgebenden Teilen, besonders der Luftröhre, der Thymusfascie, den vorderen Halsmuskeln (Sternothyreoideus und Sternohyoideus), wird durch Bindegewebe vermittelt, das bald fester, bald lockerer gebaut ist. Die vergrößerte Kropfdrüse ist manchmal so leicht beweglich, daß man sie nach leichtem Fingerdruck oder schon allein bei kräftiger Inspiration hinter dem Brustbein verschwinden sieht. Gewöhnlich aber sitzt sie so fest auf der Luftröhre auf, daß sie deren Auf- und Abbewegung beim Schlucken mitmacht. Diese Erscheinung kann bei der Differentialdiagnose zwischen anderen Tumoren am Halse verwertet werden.

Der große Blutreichtum der Kropfdrüse macht es begreiflich, daß sich Verletzungen oft mit starken Blutungen verbinden; man pflegt deshalb die Kropfknoten möglichst mit stumpfer Gewalt aus ihrer Kapsel herauszuschälen. Die Vermeidung des N. recurrens erfordert dabei besondere Aufmerksamkeit; dieser für Atmung und Sprechen sehr wichtige Nerv (vgl. S. 70) darf weder durchschnitten noch gezerrt werden.

Erst kürzlich wurde empfohlen, man solle die Struma durch Unterbindung der Thyreoideae zum Schwinden zu bringen suchen. Das ist bei der Thyreoidea superior eine leichte Sache; die Inferior dagegen liegt bei großen Kröpfen so tief, daß man sie erst dann recht zu Gesicht bringen kann, wenn der Kropf aus seiner Nische herausgewälzt ist. Sobald man aber so weit ist, scheint die partielle Exstirpation das Einfachere; die totale Wegnahme dagegen ist wegen der danach meistens eintretenden Kachexia strumipriva zu verwerfen.

Die Thymusdrüse liegt hinter dem Manubrium sterni. Wenn man bei ein- oder zweijährigen Kindern den unteren Luftröhrenschnitt zu machen hat, muß man die Drüse nach unten drängen. In späteren Jahren atrophiert sie vollständig.

Schlundkopf und Speiseröhre.

Der Schlundkopf gehört halb dem Kopf, halb der Halsgegend an. Er steht mit dem Ohr durch die Tuba, mit der Nase durch die Choanen, mit dem Mund durch den Isthmus faucium, mit dem Kehlkopf durch die obere Stimmritze in Verbindung. Über dem Schlundkopf befindet sich die Schädelbasis; hinter ihm die Wirbelsäule nebst den vorderen Muskeln der Halswirbel und einigen kleinen Lymphdrüsen. Ungefähr in der Mitte zwischen den Tubenwülsten liegt eine seichte Schleimhauttasche, die Bursa pharyngea. Als Rachentonsille bezeichnet man das lymphoide Gewebe, das in die Schleimhaut dieser Gegend eingestreut ist. Der Schlundkopf endet am unteren Rand des Ringknorpels; von da an wird der Schlund enger, und es beginnt die Speiseröhre.

Der Schlundkopf ist zum Teil dem Auge direct zugänglich, teils kann mit dem Kehlkopfspiegel ein reflektiertes Bild von seiner Wand gewonnen werden. Außerdem kann man ihn mit dem Finger ganz abtasten. Ein etwas langer Finger reicht so weit, daß man den hinteren Rand des Ringknorpels, wo der Schlundkopf aufhört, bei jedem Erwachsenen befühlen kann. Einzelne Personen sind freilich so kitzlich und zum Würgen geneigt, daß sie diese Untersuchung schwer ertragen. Immer wird man sich dabei beeilen müssen, und öfters hindern die krankhaften Bewegungen der Schlund- und Gaumenmuskeln das deutlichere Fühlen. — Zum Befühlen der oberen Rachengegend, also namentlich der Tubenöffnungen und der Choanen von hinten her, was an der Leiche ganz leicht geht und, nebenbei bemerkt, mehrfach geübt werden sollte, kann man es bei manchen Personen nur schwer bringen, indem sich die Konstriktion der oberen Schlundkopfmuskeln, die den Gaumen an die hintere Schlundwand anziehen, dem eindringenden Finger widersetzt.

Die Insertionen der Schlundkopfmuskeln sind sehr mannigfach: oben an der Schädelbasis, am Proc. pterygoideus, am harten Gaumen , am Unterkiefer; weiter unten sodann am Zungenbein; am Lig. hyothyreoideum, am Schildknorpel und Ringknorpel. Man unterscheidet einen oberen, mittleren und einen unteren Konstriktor pharyngis (Cephalo-, Hyo- und Laryngo-Pharyngeus).

Der unterste Teil des Schlundkopfes liegt gerade hinter dem Eingang des Kehlkopfes. Es kommt zuweilen vor, das fremde Körper hier stecken bleiben und Erstickung oder Erstickungsgefahr bereiten. In den nischenförmigen Vertiefungen, Recessus piriformis, die dem Winkel des Schildknorpels und seines unteren Hornes mit dem Ringknorpel entsprechen, können sich spitzige oder eckige Fremdkörper festsetzen. Auch die Schlundsonde fängt sich manchmal in dieser Bucht; dann braucht man aber nur den Patienten eine Schluckbewegung machen zu lassen, damit die Spitze des Instrumentes in die Mitte gedrängt wird; oder man kann mit dem eingeführten Finger nachhelfen.

Die Speiseröhre (Fig. 28, 40 u. 44) befindet sich unmittelbar hinter der Luftröhre. Hinter ihr liegt die Wirbelsäule, zu beiden Seiten die Carotis. Am unteren Teil des Halses begiebt sie sich etwas nach links von der Mittelebene; es ist dies der Grund, warum man gewöhnlich den Speiseröhrenschnitt auf der linken Seite vornimmt. Diese Operation erfordert un-

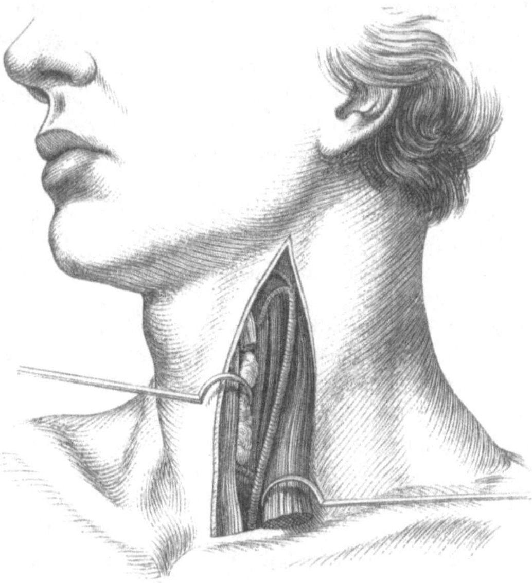

Fig. 44. Man sieht hier die Speiseröhre zwischen Kropfdrüse und Carotis (diese künstlich vorgezogen) bloßgelegt und der Länge nach eingeschnitten. Der Omohyoideus abgetragen, der Sternohyoideus nebst der Kropfdrüse nach innen gezogen, der Sternomastoideus unten abgelöst und nach außen geschlagen. Hinter der Carotis die Thyreoidea inferior. Oben zieht die Thyreoidea superior von der Carotis her über den Schlundkopf hinüber.

gefähr denselben Hautschnitt wie die Bloßlegung der Carotis, nur muß man, anstatt die Gefäßscheide zu öffnen, die Carotis zur äußeren Seite schieben und noch etwas tiefer eindringen. Unten kommt die A. thyreoidea inferior in die Schnittlinie, da sie hinter der Carotis quer herüberläuft. Die Schilddrüse ist nach innen zu ziehen, und den N. recurrens wird man ebenfalls medianwärts liegen lassen. Um sich den Zugang zur Speiseröhre ganz unten am Halse zu erleichtern, würde die Durchschneidung des Sternomastoideus vorzunehmen sein.

Am Übergang zum Schlundkopf, ferner da, wo sie sich mit den l. Bronchus kreuzt, und auch da, wo sie durch das Zwerchfell tritt, ist die Speiseröhre etwas enger. An diesen Stellen bleiben deshalb Fremdkörper am leichtesten stecken. Auch entwickeln sich hier am häufigsten Carcinome.

Beim Sondieren der Speiseröhre muß man sich daran erinnern, daß sie eine Länge von ungefähr 25 cm hat; dabei beträgt die Entfernung des oberen Speiseröhrenendes von den Schneidezähnen annähernd 15 cm; man hat also die Sonde beim Erwachsenen mindestens 40 cm tief einzuführen, um in den Magen zu gelangen.

Abscesse, die von den oberen Halswirbeln oder von der Rachentonsille ausgehen, können sich in dem lockeren Bindegewebe zwischen den Oesophagus und Wirbelkörpern bis in die obere Brustapertur hinein senken. Wenn sie von außen geöffnet werden sollen, hat man denselben Schnitt nötig, wie bei der Freilegung des Oesophagus.

II. Nackengegend.

Die **Nackenmuskeln** liegen in einer mehrfachen Schichte: 1) der Trapezius, seitlich von ihm der Kopf des Sternocleidomastoideus; 2) Splenius capitis et cervicis, Levator anguli scapulae; 3) Semispinalis, Longissimus capitis et cervicis, Iliocostalis cervicis; 4) Spinalis, Interspinalis; 5) Rectus capitis major et minor, Obliquus superior et inferior, Multifidus. Will man bei einem eingedrückten Wirbelbogen trepanieren, so muß ein Teil dieser Muskulatur durchschnitten und reseciert werden. Eine ziemlich starke Fascie überzieht besonders den Trapezius; ihr schließt sich das in der Mittellinie liegende starke Lig. nuchae an. Nur die vier zuerst genannten Muskeln verlangen ein chirurgisch-topographisches Interesse. (Vgl. auch Fig. 28.)

Auf der vorderen Seite der Halswirbelsäule liegen der Longus colli und die Recti capitis, mehr seitlich die Scaleni.

In den subcutanen und subfascialen Schichten der oberen Nackengegend (Fig. 45) trifft man die A. **occipitalis**, die hinter dem Sternocleidomastoideus und Splenius capitis herum zum Hinterhaupt hinaufläuft. Sie durchbohrt etwa 4 cm nach außen von dem Hinterhauptshöcker die Muskelfascie des Nackens, um sich zwischen der Haut und dem M. occipitalis am Hinterhaupt zu verästeln. Die Aa. cervicalis ascendens und profunda versorgen von der Subclavia aus die Nackenmuskeln.

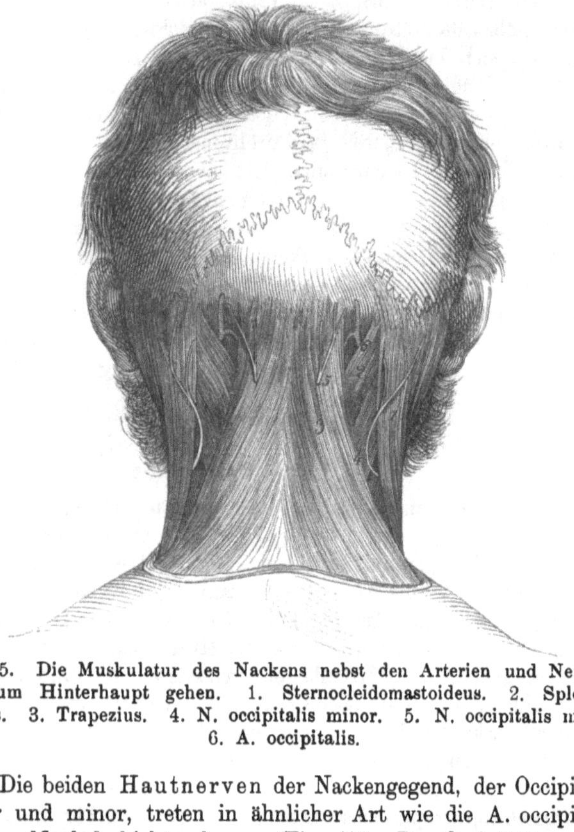

Fig. 45. Die Muskulatur des Nackens nebst den Arterien und Nerven, die zum Hinterhaupt gehen. 1. Sternocleidomastoideus. 2. Splenius capitis. 3. Trapezius. 4. N. occipitalis minor. 5. N. occipitalis major. 6. A. occipitalis.

Die beiden Hautnerven der Nackengegend, der Occipitalis major und minor, treten in ähnlicher Art wie die A. occipitalis aus den Muskelschichten hervor (Fig. 45). Der Occipitalis major, vom zweiten Cervikalnerv entspringend, durchbohrt den Semispinalis capitis und die Sehne des Trapezius und begleitet von hier aus die A. occipitalis. Der N. occipitalis minor tritt mit den übrigen Cervikalnerven in halber Höhe des Halses hinter dem Sternocleidomastoideus hervor und geht zur seitlichen Hinterkopfgegend hinauf.

Der N. accessorius zieht vom oberen Teil des Sternocleidomastoideus her gegen den Trapezius hin, um sich in diesem auszubreiten. (Fig. 33.)

Das Rückenmark ist in der Halsgegend nur unvollkommen vor Verletzungen geschützt, indem zwischen den Bogen der Halswirbel ein Raum bleibt, in den z. B. eine Messerklinge eindringen kann. Ein zweiter gefährlicher Umstand ist der, daß die große und vielseitige Beweglichkeit der Halswirbel die Dislokation ihrer Gelenke erleichtert. Indessen hat man doch eine Reihe von Fällen beobachtet, wo Luxation an den mittleren Halswirbeln zu Stande kam, ohne daß das Rückenmark Schaden gelitten hätte. Es erklärt sich dies besonders daraus, daß jene Luxationen bloße Verdrehungen des Wirbels um die Längsachse der Wirbelsäule herum waren, so daß das Mark selbst nur wenig dadurch beeinträchtigt wurde. Bei den Luxationen nach vornen findet eine Anstemmung und Einhakung an den übereinander gewichenen Gelenkfortsätzen statt; die Form und Stellung dieser Fortsätze verdient deshalb eine besondere Beachtung.

Die größere Beweglichkeit der Halswirbelgelenke beruht teils auf dem geringen Ineinandergreifen derselben, teils auf der geringeren Breite der Wirbelkörper, teils auf der geringeren Straffheit der Bänder. Höchst eigentümlich ist die Konstruktion des Drehgelenkes zwischen Atlas und Epistropheus; der Zahnfortsatz des letzteren wird durch eine hinter ihm quer herübergespannte, und außerdem durch eine von ihm zur Basis des Hinterhauptes gehende Bandmasse in seiner Lage befestigt. Wenn diese Bandmasse bricht, kann sich der Atlas auf dem Epistropheus verschieben, wodurch der Zahnfortsatz gegen das Rückenmark gedrückt wird und dieses in die größte Gefahr kommt.

Der obere Teil des Halsrückenmarkes giebt den N. phrenicus ab. Dieser Nerv tritt, nachdem er noch ungefähr 2 cm weit im Wirbelkanal nach unten gelaufen, zwischen dem dritten und vierten Halswirbel als Teil des vierten Cervikalnerven nach außen; die Verletzungen der oberen Hälfte der Halswirbelsäule können somit durch Phrenicuslähmung eine Unterbrechung der Respiration und raschen Tod zur Folge haben. Kommt erst in der Höhe der unteren Halswirbel eine Verletzung des Rückenmarkes zu Stande, so ist die Lebensgefahr keine so plötzliche;

man hat dann die merkwürdige Erscheinung eines Menschen, bei dem eigentlich nur der Kopf noch völlig lebt, während alle anderen Teile gelähmt und dem Willen und Bewußtsein entzogen sind. (Vgl. S. 66.)

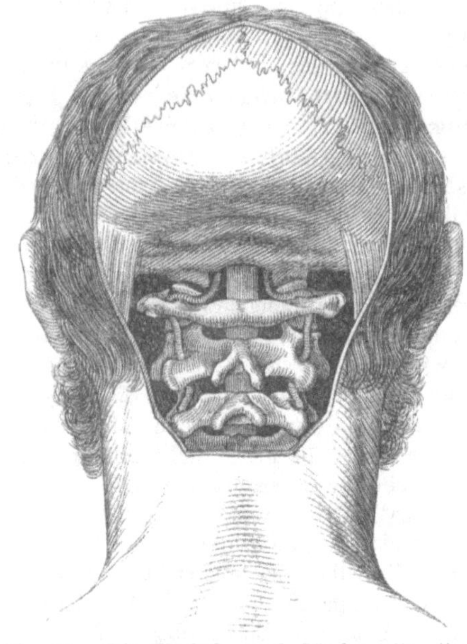

Fig. 46. Die Muskeln und Bänder, die die oberen Wirbel bedecken, weggenommen, um die Lage der A. vertebralis zu zeigen.

Die sieben obersten Cervikalnerven verlassen den Wirbelkanal über den gleichbenannten Wirbeln; der achte Cervikalnerv tritt über und der erste Rückennerv tritt unter dem ersten Brustwirbel nach außen.

Die Arteria vertebralis (Fig. 46) zieht durch die seitlichen Löcher der sechs oberen Halswirbel hinauf, indem sie kleine Biegungen zwischen je zwei Wirbelfortsätzen beschreibt. Unter und über dem Atlas sind diese Biegungen beträchtlicher; zwischen Atlas und Hinterhaupt macht die Arterie einen starken Bogen quer nach hinten, um dann das Lig. obturatorium zu durchbohren und durch das For. occipitale magnum in die Schädelhöhle einzutreten. Im Fall einer Verletzung der A. vertebralis in der oberen Nackengegend könnte durch Excision der bedeckenden Muskelteile die Bloßlegung nebst Unterbindung der Ader ausgeführt werden. Soll die Vertebralis in ihrem unteren Verlauf gesucht werden, dann muß man an dem lateralen Rand des Sternocleidomastoidus in die Tiefe dringen und unter Vermeidung der großen Halsgefäße und der Thyreoidea inferior nach dem Tuberculum caroticum des sechsten Halswirbels suchen; nach unten von diesem findet man das Gefäß.

DRITTE ABTEILUNG.

Brust.

Brustdrüse. Brustbeingegend. Rippengegend. Rückengegend. Zwerchfell. Brusteingeweide.

Brustdrüse.

Die Brustdrüse sitzt auf dem Pectoralis major, getrennt von diesem durch eine dünne Fascie; ihr unterer Rand reicht noch etwas über den Pectoralis herunter, so daß er dem Serratus entspricht. Sie besitzt einen körnig-lappigen Bau; die Läppchen und Lappen sind durch Bindegewebe nebst Fett miteinander verbunden. Ihre Ausführungsgänge, die Milchgänge, treten nach der Brustwarze hin zusammen; sie münden 15 bis 20 an der Zahl auf der Brustwarze aus. Da alle Milchgänge in radiärer Richtung angeordnet sind, wird man bei Eröffnung eines Brustdrüsenabscesses den Schnitt in derselben Richtung führen müssen, damit die Milchgänge so wenig als möglich verletzt werden. Bei allen schmerzhaften Affectionen der Brust muß der Arm derselben Seite ruhig gelagert werden, weil sich alle Bewegungen des Armes vermittelst des Pectoralis der Drüse mitteilen. Am vorderen Rande der Achselhöhle findet man zuweilen eine überzählige Milchdrüse.

Die Brustwarze besteht aus einem fettlosen, gefäßreichen und in Folge der Einlagerung glatter Muskelfasern, erectilen Gewebe mit einem feinen Hautüberzug. Um die Warze herum befindet sich die meist und zumal während der Schwangerschaft dunkelgefärbte Areola.

Die Brustdrüse erhält ihre Arterien teils von innen, von der Mammaria interna (Rami perforantes), teils von oben, von der Arteria axillaris (Thoracalis lateralis). Auch die Aa. intercostales schicken kleine Zweige zur Brustdrüse hin. Die tiefen Venen begleiten diese Arterien; die oberflächlichen ziehen unter der Haut hin und sind namentlich bei der Lactation stark durchscheinend zu erkennen. Die Nerven kommen zum einen Teil vom Plexus brachialis (Thoracales anteriores), zum anderen Teil von den Interkostalnerven, besonders vom dritten und vierten Paar derselben; von oben her verlaufen die Supraclavicularnerven bis zur Haut der Brustdrüse. Die Lymphgefäße, die von der Brustdrüse ausgehen, sammeln sich an ihrem äußeren Rand in ungefähr acht Stämmchen und ziehen von da zu den in der Achselhöhle gelegenen Lymphdrüsen. Einige Lymphgefäße folgen den Zweigen der Mammaria interna. Der Brustkrebs kann demnach auch zu Metastasen in den Lymphdrüsen im vorderen Mediastinum führen. Da die Lymphgefäße der beiden Thoraxhälften in der Mittellinie miteinander anastomosieren, kommt es z. B. bei Carcinom der medianen Brustdrüsenhälfte zuweilen zur Affection der Lymphdrüsen beider Achselhöhlen.

Die männliche Brustdrüse besteht aus einem contractilen Gewebe. Im jugendlichen Alter zeigt sie noch einen drüsigen Bau, der sich zuweilen auch später noch erhält. Manche bei Knaben und selbst bei Männern vorkommende gutartige Anschwellungen mit Ausfluß eines dünnen Sekrets aus der Warze erklären sich aus diesem Umstand.

Brustbeingegend.

Auf dem Brustbein ist die Haut ziemlich fest angeheftet und wenig verschiebbar. Der Knochen ist von sehnigen Muskelinsertionen bedeckt; die Insertion des Sternomastoideus findet sich oben, die des Pectoralis major in der Mitte, die des Rectus abdominis unten. Seitlich grenzt der Intercostalis internus an das Brustbein. Hinten befinden sich die Insertionen des Sternohyoideus und Sternothyreoideus, des Transversus anterior und des Zwerchfelles. Der obere Rand des Brustbeines gehört zur Halsgegend, der untere Fortsatz gehört der Oberbauchgegend an. Unmittelbar hinter dem Brustbein befinden sich die Pleura, das Mediastinum und der Herzbeutel. Nur im unteren Drittel des Brustbeines liegt ihm die Pleura nicht direkt an. Zu beiden Seiten, etwa 1 cm vom Brustbeinrand entfernt, verläuft die A. mammaria interna (Fig. 47). Man kann diese Arterie im zweiten bis fünften Intercostalraum unterbinden; die Haut und der Pectoralis major werden in der Richtung dieses Raumes und der Intercostalis internus in der Quere getrennt; unmittelbar hinter diesem Muskel liegt die Arterie. Die Regel der Doppelunterbindung ist bei dieser Ader ganz besonders zu berücksichtigen, weil sie mit der Epigastrica inferior anastomosiert. Die Vene liegt nach innen; von der dritten Rippe an sind es zwei Venen, die die Arterie zwischen sich haben. Von der

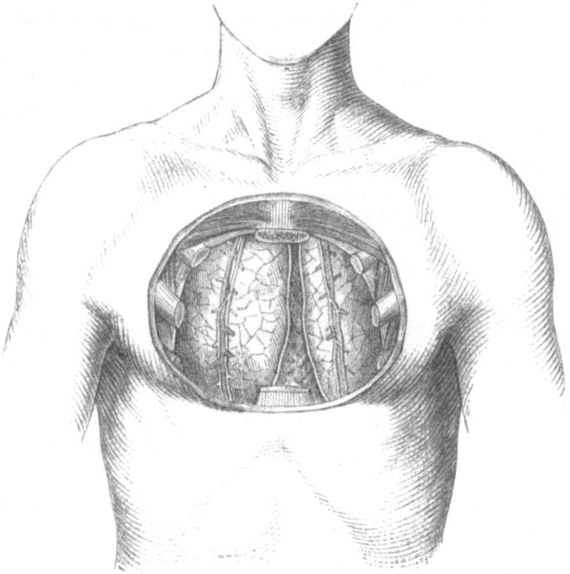

Fig. 47. Der mittlere Teil des Brustbeines nebst Rippenknorpeln weggenommen, um die Lage der A. und V. mammaria nebst dem vorderen Mediastinum zu zeigen.

dritten Rippe an liegt auch die A. mammaria nicht mehr unmittelbar an der Pleura, indem sich der M. transversus thoracis und seine Fascie dazwischen legen. Im Notfall, namentlich wenn bei einer Stichverletzung der Arterie die Unterscheidung der blutdurchtränkten Gewebe erschwert ist, hilft man sich durch Resektion eines Rippenstückes. Neben der A. mammaria hin liegen ein paar Lymphdrüsen.

Der Raum zwischen dem Handgriff des Brustbeines und

den gegenüberliegenden Wirbelkörpern ist so eng, daß kaum drei Finger dazwischen Platz haben; deshalb kann es bei den nicht reponierten hinteren Luxationen des sternalen Schlüsselbeinendes durch Einengung von Luft- und Speiseröhre zu bedrohlichen Erscheinungen kommen.

Zur Brustbeingegend gehören auch die Gelenkverbindungen des Brustbeines mit dem Schlüsselbein und mit den sieben oberen Rippen. Das oberste Rippengelenk ist eine Synchondrose; die anderen sind sehr straff gebaute Kapselgelenke.

Das Brustbein selbst besteht aus drei erst im höheren Alter zu einem Stück verschmelzenden Knochen; dieselben sind durch eine knorpelige Bandmasse vereinigt. Die Verbindung zwischen Handgriff und Körper des Brustbeines liegt in der Linie des Gelenkes der zweiten Rippe, die Verbindung mit dem Schwertfortsatz in der Linie der siebenten Rippe. Das Brustbein kann bei Wirbelfrakturen eingeknickt werden. Bei starker Rückwärtsbeugung der Wirbelsäule wird es zerreißen.

Rippengegend.

Die Rippen sind bedeckt: vornen von dem Pectoralis major und minor, dem Serratus anterior, dem Obliquus abdominis; hinten von dem Schulterblatt und von den Rückenmuskeln, Latissimus dorsi, Serratus posterior, Sacrospinalis etc.

Zwischen den Rippen befinden sich die Mm. intercostales, der äußere nicht ganz nach vornen, der innere nicht ganz nach hinten bis zur Mittellinie sich erstreckend. Zwischen den beiden Intercostalmuskeln können sich Abscesse von der Wirbelsäule bis zum Brustbein hin senken.

Hinter den Rippen liegen die beiden Brustfellsäcke und der Herzbeutel, ferner das Zwerchfell und unten, in der Oberbauchgegend, das Peritonaeum.

Mit der ersten Rippe kreuzt sich die Arteria subclavia; man kann diese Arterie gegen die erste oder zweite Rippe hin komprimieren. In der Gegend zwischen dem Schlüsselbein und der Achselhöhle liegen die Axillargefäße nebst dem Plexus brachialis an dem Brustkorb an. (Vgl. S. 59.)

Die Arteria intercostalis der obersten und häufig auch die der zweiten Rippe entspringt von der Subclavia, während die Arterien der elf anderen Rippen unmittelbar der Aorta entstammen. Sie verlaufen hinter dem unteren Rande jeder Rippe, bedeckt vom äußeren Interkostalmuskel und begleitet vom Nervus intercostalis. Wenn man zwischen den Rippen einen Schnitt in die Brusthöhle zu machen hat, wird man demnach zur Vermeidung der Arterie die untere Hälfte des Rippenzwischenraumes wählen; aber auch den oberen Rippenrand hat man zu vermeiden, weil da wieder eine kleine Arterie verläuft. Bei der Rippenresektion schneidet man direkt auf die Rippe ein und löst sie, um Arterie und Nerv zu vermeiden, subperiostal aus. Der erste Interkostalnerv geht beinahe ganz in den Plexus brachialis über; daher die Schmerzen im Arm, wenn ein Aortenaneurysma auf die obere und hintere Rippengegend drückt.

Unmittelbar hinter den Rippen liegt die durch eine dünne Fascie verstärkte Pleura. Ein durch direkt einwirkende Gewalt erzeugter Bruch der Rippen kann die Pleura zerreißen, ja es können sich die Bruchkanten sogar in die Lunge hineinbohren. Die A. intercostalis kann bei einem Rippenbruch ebenfalls mit verletzt werden. Die Punktion der serösen Pleuraergüsse wird gewöhnlich im sechsten oder siebenten Rippenzwischenraum in der Axillarlinie vorgenommen und zwar pflegt man den Troicart während der Inspiration einzustoßen, weil dann der Interkostalraum am weitesten ist und die Zwerchfellkuppel am tiefsten steht.

Die Rippen werden durch ihren parallelen Verlauf und durch die Muskeln im Rippenzwischenraum zusammengehalten, so daß auch bei einer Fraktur der Rippen in der Regel keine auffallende Dislokation eintritt. Bei vernachlässigten Pleuraempyemen können die Rippen so nahe aufeinander rücken, daß sie sich dachziegelähnlich über einander legen.

Die Knorpel der falschen Rippen sind durch Gelenke und Bänder im Interkostalraum miteinander verbunden.

Rückengegend.

Auf der Rückseite der Brustwand liegen zunächst die beiden Schulterblätter nebst ihrer Muskulatur. Zu beiden Seiten der Dornfortsätze der Wirbel ziehen sich die Wirbelmuskeln hin, sie bedecken die Wirbelbögen und die Ursprünge der Rippen. Die Muskeln der Rückengegend bilden eine sehr vielfache Schichte: 1) Trapezius und Latissimus dorsi; 2) Rhomboideus major et minor, Serratus posterior superior et inferior. Diese ersten zwei Schichten gehören hauptsächlich dem Schulterblatt an, das sie zu befestigen und zu bewegen haben. Sie bedecken einen großen Teil der hinteren Rippengegend. Eine zweite Gruppe bilden die zwischen dem Rippenwinkel und den Wirbelfortsätzen liegenden eigentlichen Rückenmuskeln: 3) Iliocostalis und Longissimus dorsi; 4) Spinalis und Semispinalis dorsi; 5) Levatores costarum, Multifidus, Interspinalis, Rotatores, Intertransversarii etc.

Die Rückenwirbel sind sehr wenig beweglich, weil sich ihre Dornfortsätze dachziegelförmig decken und weil die Rippen mit zu ihrer Fixierung beitragen; die unteren Rückenwirbel sind einer seitlichen Rotation fähig. Bei sehr vielen Menschen ist

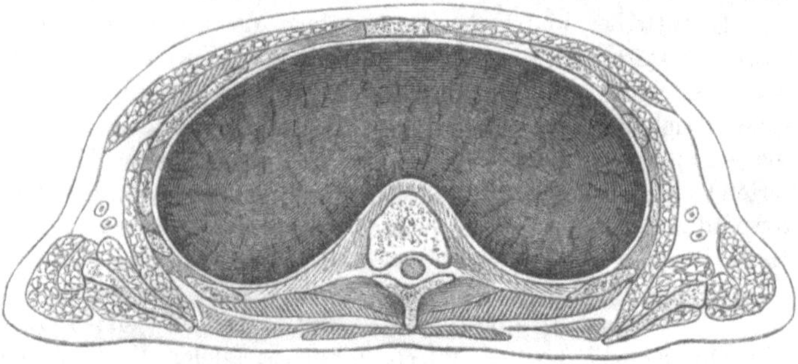

Fig. 48. Durchschnitt durch den Thorax und die untere Schultergegend.

die Brustwirbelsäule etwas nach rechts hin ausgebogen. Man hat versucht, diese physiologische dextroconvexe Dorsalskoliose auf die stärkere Entwicklung der rechten oberen Extremität zurückzuführen.

Die dachziegelähnliche Anordnung der Dornfortsätze muß bei der Beurtheilung der Wirbelbrüche und bei der Diagnose der Drucklähmungen des Rückenmarkes berücksichtigt werden. Man hat daran zu denken, daß namentlich die Dornfortsätze der oberen Brustwirbel nicht mit den zugehörigen Wirbelkörpern in gleicher Höhe liegen, und man wird ferner im Auge behalten, daß die Rückenmarksnerven, ehe sie den Wirbelkanal verlassen, in ihm einige Centimeter weit nach abwärts verlaufen, woraus sich ohne weiteres ergiebt, daß z. B. die Ursprungsstelle des vierten Brustnerven in der Höhe des zweiten Brustdornfortsatzes liegt, während der Nerv selbst erst unter dem Bogen des vierten Wirbels nach außen tritt. Die Rückenmarkssegmente der Lumbal- und Sacralnerven sind hinter den Dornen des zehnten, elften und zwölften Brust- und des ersten Lendenwirbels zusammengedrängt. Am oberen Rand des zweiten Lendenwirbels löst sich das Mark in die Cauda equina auf.

Das Rückenmark hat so viel Spielraum im Wirbelkanal, daß man es um seine Breite zur Seite schieben kann, wenn man bei der Operation der Drucklähmung neben ihm vorbei einen von den Wirbelkörpern ausgehenden Abscess öffnen will.

Seitlich an den Rückenwirbeln sind die Rippen eingelenkt; ihre Köpfchen verbinden sich mit den Wirbelkörpern, und ihre Tubercula mit den Querfortsätzen der Wirbel. Eine Verrenkung kommt nur ausnahmsweise und nur an den unteren falschen Rippen vor.

Auf der vorderen Seite der Rückenwirbel, und zwar etwas nach links von der Mittellinie, verläuft die Aorta, die Vena azygos und der Ductus thoracicus; noch weiter außen, vor den Rippenköpfen liegt beiderseits der Stamm des Sympathicus.

Zwerchfell.

Das Zwerchfell hat seine Insertionen teils am Schwertfortsatz des Brustbeines und den Knorpeln der sechs unteren Rippen, theils an den Körpern und Zwischenknorpeln der oberen Lendenwirbel. Durch diese Insertion gestaltet sich die Form der Pleurahöhlen so, daß sie auf der Vorderseite weniger weit herabreichen als hinten; während vornen in der Höhe der sechs unteren Rippen sich schon die Unterleibseingeweide befinden, reicht hinten der Brustfellsack bis zur zwölften Rippe und in seltenen Fällen sogar noch weiter herab. Bei Operationen in der Gegend des hinteren und seitlichen Zwerchfellansatzes muß man berücksichtigen, daß die Lungen bei ruhigem Atmen die Pleuren nicht vollständig ausfüllen. Die als Ergänzungsräume dienenden Sinus pleurae sind nur bei forcierter Inspiration mit dem unteren Lungenrand gefüllt. Man kann demnach die unteren Grenzen der Pleuren nur bei forcierter Inspiration durch Percussion feststellen. Ein am Rücken in den elften Rippenzwischenraum treffender Messerstich kann gleichzeitig Pleura, Lunge, Zwerchfell, die unter diesem gelagerten Drüsen und das Bauchfell verletzen.

Das Zwerchfell ist der vorzugsweise bewegliche Teil der Brusthöhle; kommt es zu einem großen Exsudat in eine der

Pleurahöhlen, so muß das Zwerchfell hinabrücken, und es wird dann, anstatt nach oben convex zu sein, nach unten zu gewölbt. — Vermittelst des Zwerchfelles grenzt die Brusthöhle mit der Bauchhöhle zusammen. Es sind besonders Leber, Magen

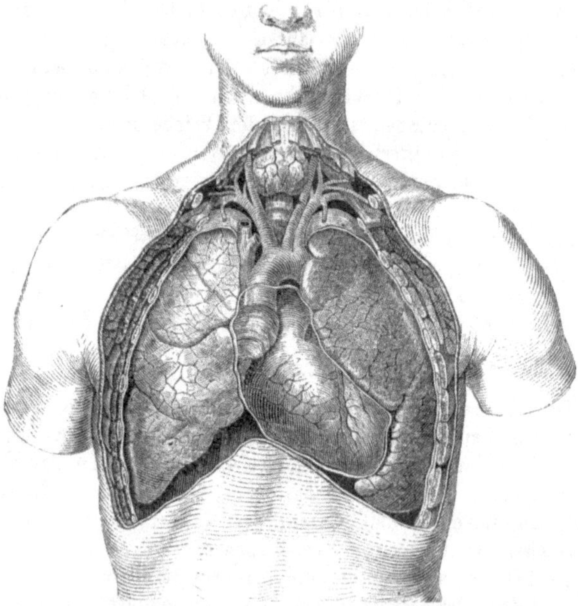

Fig. 49. Brustwand vornen weggenommen, die Thymus, die Halsfascie und das vordere Mediastinum wegpräparirt; die Rippen auseinander gehalten und die Lungen ein wenig nach der Seite geschoben, so daß sie in der Mitte weniger zudecken. Man sieht die obere Hohlvene mit ihren zwei abgeschnittenen Ästen; den Ursprung der Anonyma, Carotis und Subclavia vom Aortabogen; die Verästelung der Subclavia, wobei die Mammaria interna abgeschnitten; den Durchgang der Subclavia hinter dem Scalenus; oben die Kropfdrüse und die abgeschnittenen Halsmuskeln; hinter der Kropfdrüse die Luftröhre.

und Milz, die der Brusthöhle nahe liegen. Zu beiden Seiten des Brustbeins und der Wirbelsäule, wo das Zwerchfell von diesen Teilen zu den Rippen überspringt, sind sogar zwei kleine Stellen, wo das subperitonaeale und subpleurale Bindegewebe unmittelbar zusammengrenzen. Man hat öfters die Entleerung von Bauchabscessen, z. B. von Leberabscessen, auch von Milz- und Nierenabscessen, gegen die Brusthöhle und bis in die Bronchien hinein beobachtet. Auch durch Vermittelung der Lymphgefäße, die das Zwerchfell durchsetzen, können sich infectiöse Processe von der Bauchhöhle aus zur Brusthöhle hin fortpflanzen, so daß es zu einem serösen oder eiterigen Erguß in die Pleura oder in den Herzbeutel kommt.

Das Zwerchfell läßt zwischen seinen Schenkeln die Speiseröhre mit dem Vagus, weiter hinten und links die Aorta mit dem Ductus thoracicus und rechts die Vena azygos und noch weiter hinten zu beiden Seiten die Nn. sympathici durch. Rechts von der Mitte befindet sich das Foramen (quadrilaterum) für die Vena cava inferior (Fig. 63).

Brusteingeweide.

In der Brusthöhle liegen folgende Organe beisammen: die Luftröhrenäste und die Lungen, das Herz, die Aorta, die Lungenarterie und die Lungenvene, die Vena cava und azygos, der Ductus thoracicus, die Speiseröhre, endlich die Nervi phrenici, vagi und sympathici mit ihren Verzweigungen.

Zunächst teilt sich die Brusthöhle in drei große seröse Höhlen, die beiden Pleurahöhlen und den Herzbeutel; zwischen diesen befindet sich das Cavum mediastinale anterius und posterius, wo die Gefäße und Nerven ihren Verlauf haben. Die beiden Pleurahöhlen sind durch eine ziemlich dicke Bindegewebslage voneinander getrennt; dagegen grenzen die Pleura- und Herzbeutelhöhle auf beiden Seiten sehr nahe aneinander, indem sie nur durch die doppelte seröse Membran geschieden sind. Der Herzbeutel ist einesteils an das Zwerchfell, andererseits an das Brustbein und die linken Rippenknorpel, sodann an die Ursprünge der großen Gefäße befestigt. Diese Befestigungen erlauben jedoch dem Herzen eine ziemliche Verschiebung, wie man besonders bei Exsudat in der linken Pleurahöhle und beim Schrumpfen der rechten Lunge beobachtet.

Die Lage des Herzens entspricht ungefähr der unteren Hälfte des Brustbeins und den Knorpeln der dritten bis sechsten Rippe. Es ist größtentheils von den Lungen bedeckt, und nur ein kleiner Teil des Herzbeutels, hinter dem Brustbein und an dessen linker Seite, der vierten bis sechsten Rippe entsprechend, grenzt unmittelbar an die Brustwand. Der Herzbeutel kann demnach im fünften Intercostalraum ganz dicht neben dem Sternum ohne Verletzung der Pleuren punktirt werden. Bei dem Herzbeutelschnitt hat man an die A. mammaria interna zu denken.

Da die großen Gefäßstämme der Brusthöhle, sowie die Nerven, die Luftröhre und Speiseröhre, sich vielfach untereinander durchkreuzen, ist es recht schwer, sich ein richtiges topographisches Bild über diese Teile zu machen. Mit jedem Zoll weiter herunter ändert sich die Stellung der übereinander geschichteten Organe. Im allgemeinen liegen die dem Mediastinum angehörigen Teile in folgender Ordnung von vornen nach hinten. Hinter dem Brustbein: die atrophierte Thymusdrüse und die Cava superior, die sich aus den beiden Venae anonymae zusammensetzt; die Nn. phrenici; der Aortenbogen mit seinen drei Ästen: Anonyma, Carotis und Subclavia sinistra. Weiter hinten sodann die Luftröhre und die Bronchien, umgeben von den Lungenarterien, den Lungenvenen und Bronchialdrüsen; der Oesophagus, vor ihm der linke, hinter ihm der rechte Nervus vagus; die Aorta descendens, unten tritt der Oesophagus vor sie, während er oben hinter der Aorta liegt; die V. azygos, der Ductus thoracicus und der N. sympathicus mit seinen Verzweigungen. Alle diese Teile können z. B. bei den infolge von Oesophagusperforation im hinteren Teile des Mediastinum entstehenden Abscessen in Frage kommen. Tuberkulöse Bronchialdrüsen können die daselbst gelagerten Organe drücken und arrodieren: so sah man Dysphagie oder Durchbruch der tuberkulösen Massen in die großen Gefäße entstehen. Erst in jüngster Zeit hat man es unternommen, das Cavum mediastinale anterius zur Unterbindung der großen Gefäße und zur Exstirpation retrosternaler Tumoren frei zu legen; man muß dann ein großes Stück vom Brustbein, von einer oder von mehreren Rippen, vielleicht auch vom Schlüsselbein wegnehmen. Zum hinteren Mediastinum kann man sich einen Weg bahnen, wenn man dicht neben der Wirbelsäule eine Rippe reseciert.

VIERTE ABTEILUNG.

Bauch.

I. Bauchwand.

Bauchrippen. Fascien und Muskeln. Gefäße und Nerven der Bauchwand. Leistenkanal. Leistenbruch. Schenkelkanal. Schenkelbruch. Nabelring.

Bauchrippen.

Die sechs unteren Rippen gehören zum Teil der Bauchwand an; sie dienen den Bauchmuskeln und dem Zwerchfell zur Insertion. Durch die Anheftung des Zwerchfells an der Hinterseite der falschen Rippen ist die Grenze zwischen Brust- und Bauchraum gegeben; innen sieht man die Zacken des M. transversus zwischen die Zacken der Zwerchfellinsertionen eingreifen.

Die oberen Baucheingeweide, Leber, Magen, Milz, sind zum guten Teil von den Bauchrippen bedeckt. Eine Kontusion in der Höhe des Bauchrippenteils kann demnach diese Baucheingeweide in Gefahr bringen. Auch die Niere liegt mit ihrer oberen Spitze hinter den zwei untersten Rippen, eine Verletzung dieser Rippen könnte also auch die Niere nebst Pleura und Lunge treffen.

Fascien und Muskeln der Bauchwand.

Man hat am Bauch, wie auch an anderen Körperstellen, so manche unnötige Namen für Fascien, zum Teil für solche, die in Wirklichkeit gar nicht existieren, geschaffen. Das gilt ganz vorzugsweise von der sogenannten Fascia superficialis der Unterbauchgegend. Was man so benannt hat, ist nur eine blätterige Bindegewebeschicht, die die Gefäße und Lymphnetze hinter der festeren subcutanen Fettschichte begleitet; die Textur einer Fascie findet sich hier nicht. Ebenso verhält es sich mit der sogenannten Fascia peritonaei; es sind dies blätterige Lagen von subserösem Bindegewebe, welche den Namen einer Fascie nicht mit Recht erhalten können. Mit weit mehr Recht ist die Fascia transversalis, d. h. die innere Muskelscheide für den M. transversus abdominis, als Fascie dargestellt worden, obwohl genau betrachtet auch diese Bezeichnung ziemlich überflüssig erscheint, da die Fascia transversalis keine für sich bestehende Membran bildet, sondern mit der Transversussehne verwachsen ist und keine andere Bedeutung hat als die eines Perimysiums und einer Befestigung für den M. transversus.

Die Muskelmasse der Bauchwand setzt sich beiderseits zusammen aus dem geraden Bauchmuskel, der die Mitte bildet, sodann aus der dreifachen Schichte der beiden schiefen und des queren Bauchmuskels, und endlich aus dem Quadratus lumborum und Latissimus dorsi, die sich nach hinten, zwischen den falschen Rippen und dem Darmbein, anschließen. — Der hintersten Seite der Bauchwand entsprechen die Lendenwirbel und die Darmbeine, nebst den dazu gehörigen Muskeln, Longissimus, Psoas major und minor und Iliacus.

Die Recti erstrecken sich, in ihre feste Scheide eingehüllt und vornen durch die Inscriptiones tendineae mit ihr verwachsen, vom Brustbeim zum Schambein. Ihre Scheide erhalten die Recti dadurch, daß die drei seitlichen Muskeln sich zu einer gemeinsamen sehnigen Fascie vereinigen, die den Rectus zwischen ihre beiden Blätter nimmt. Unten schließt sich dem Rectus der Pyramidalis an, der mit ihm in dieselbe Scheide eingeschlossen ist und sich an dieser Scheide inseriert. In der Mittellinie bildet sich, vermöge der Durchkreuzung der von beiden Seiten kommenden aponeurotischen Fasern der Vagina recti, die Linea alba. Die unterste Partie des Rectus hat auf ihrer hinteren Seite keine Scheide; die Sehne des Rectus verwächst aber an ihrem unteren Rande mit der gemeinschaftlichen Sehne des Transversus und Obliquus und mit der inneren Bauchmuskelfascie, der Fascia transversalis. Der untere scharfe Rand des Rectus wird als Linea semicircularis bezeichnet. Hinter ihm treten die Vasa epigastrica in die Rectusscheide hinein.

Die drei seitlichen Bauchmuskelschichten unterscheiden sich durch die verschiedene Richtung ihrer Fasern: der Obliquus externus zieht von oben und außen nach unten und innen; der Obliquus internus breitet sich fächerartig aus, dergestalt, daß seine oberen Fasern nach oben und innen, die mittleren quer und die unteren in absteigender Richtung verlaufen; die Fasern des dritten Muskels, des Transversus, liegen horizontal. Die zweite und dritte Schichte verschmelzen am unteren Rande miteinander. Die verschiedene Faserrichtung der beiden Obliqui und des Transversus dient zur Orientierung, wenn man in der seitlichen Bauchgegend operiert. Die Muskeln sollen nicht mit einem Zuge, sondern Schicht für Schicht durchtrennt werden, und vor allem muß man auf die hintere glänzende Fascie des M. transversus achten, denn sobald dieselbe durchschnitten ist, liegt das Peritonaeum zu Tage. Diese Verhältnisse sind bei allen Bauchschnitten, namentlich aber bei der Unterbindung der Aa. iliacae und bei den übrigen extraperitonaealen Operationen zu berücksichtigen. (Vgl. S. 123.)

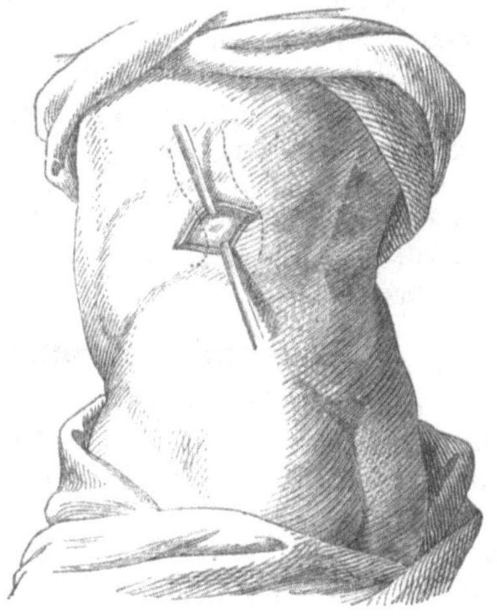

Fig. 50. Das Colon descendens an der Stelle freigelegt, wo man es, ohne das Bauchfell zu verletzen, erreichen kann.

Der Obliquus externus reicht nach hinten nicht bis zu den Wirbeln, sondern zieht sich von der letzten Rippe zur Crista ossis ilii herab. In der oberen Lumbalgegend legt sich der Latissimus dorsi über den Rand des Obliquus her. Dicht über der Mitte des Darmbeinkammes ist eine kleine, dreieckige Lücke zwischen den beiden genannten Muskeln, das Trigonum lumbale (Petiti). Auch in der Gegend der zwölften Rippe findet sich bei manchen Menschen eine Lücke in der Bauchwand; sie ist nach vornen vom Obliquus externus, nach hinten vom Latissimus dorsi, nach oben vom Serratus posticus inferior und nach unten vom Obliquus internus begrenzt (Rhombus Leshasfti). Durch diese Lücken suchen sich zuweilen Abscesse und Hernien einen Weg. Der Quadratus lumborum bekommt einen aponeurotischen Überzug von den beiden Blättern der Sehne des Obliquus externus. Nach vornen und außen vom Quadratus lumborum befindet sich die Stelle, wo man auf das Colon und die Niere eindringen kann, ohne das Bauchfell zu verletzen (Fig. 50 u. 51.) Etwas ganz Gewöhnliches ist es, daß man die drei seitlichen Bauchmuskeln am Rand der Darmbeinschaufel einschneiden muß, um einem von der Wirbelsäule stammenden tuberculösen Senkungsabsceß oder einem perityphlitischen Absceß Luft zu schaffen. Die tuberculösen Psoasabscesse können sich aber auch hinter der Fascia iliaca unter dem Leistenband durchschieben, um da zur Eröffnung zu kommen, oder sie können dem Psoas bis zum kleinen Trochanter folgen und auf der Hinter- oder Außenseite des Oberschenkels große Säcke bilden. Es ist auch mehrfach beobachtet worden, daß ein Psoasabsceß in den zwischen Psoas und Hüftgelenk eingeschalteten Schleimbeutel und von da in das Hüftgelenk durchbrach.

Gefäße und Nerven der Bauchwand.

Zwischen der vorderen Bauchwand und deren Peritonaeum hin ziehen beim Foetus die beiden von den Aa. hypogastricae stammenden Nabelarterien und die zur Leber ziehende Nabelvene. Alle diese Gefäße obliterieren nach der Geburt und persistieren als solide Stränge, und zwar jene als Lig. vesico-umbilicalia lateralia und diese als Lig. teres hepatis. Außer den genannten drei Ligamenten verläuft aber noch ein viertes zum Nabel hin: das Lig. vesico-umbilicale medium, das dem verödeten Urachus entspricht.

Die Epigastrica superficialis gehört ihrem Ursprung nach schon dem Schenkel an (Fig. 53). Bei einem Bruchschnitt, zumal beim interstitiellen Leistenbruch, ebenso bei Unterbindung der A. femoralis in der Gegend des Leistenbandes, kann der Anfangsteil dieser Arterie unter das Messer kommen. Weiter oben wird die Ader wegen ihrer Kleinheit bedeutungslos.

Die Epigastrica inferior (interna) (Fig. 52 u. 57) verläuft von der Schenkelringgegend nach der hinteren Seite des M. rectus, dem sie zur Ernährung dient. Sie begiebt sich, etwa handbreit über der Symphyse, hinter die Scheide des Rectus und zieht zwischen dem Rectus und seiner Scheide nach der Brustbeingegend hinauf, wo sie mit den Endästen der Mammaria interna anastomosiert. Wollte man die Epigastrica zwischen dem Schenkelring und dem Rectus unterbinden, so würde die Bauchwand in dieser Gegend bis aufs Peritonaeum durchschnitten werden müssen. — Bei einem Bauchstich oder Bauchschnitt soll natürlich die Linie, in der die A. epigastrica läuft, vermieden werden; es ist dabei nicht nur die Gefahr der Verblutung, sondern auch die eines schädlichen Blutergusses in

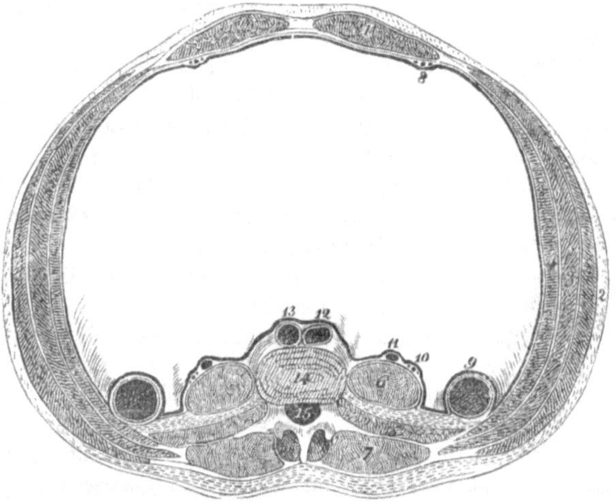

Fig. 51. Querdurchschnitt des Bauches in der Mitte der Lendengegend. 1. Rectus. 2. Obliquus externus. 3. Obliquus internus. 4. Transversus. 5. Quadratus lumborum. 6. Psoas. 7. Longissimus dorsi etc. 8. A. und V. epigastrica inferior. 9. Colon. 10. A. und V. spermatica. 11. Ureter. 12. Cava. 13. Aorta. 14. Wirbelkörper. 15. Wirbelkanal.

die Bauchhöhle zu berücksichtigen. Diese Bemerkung gilt auch für die beiden Venen, die die A. epigastrica begleiten und zu beiden Seiten von ihr liegen. — Die beiden Zweigchen, welche die A. epigastrica an ihrem untersten Teil abgiebt, die Pubica und Spermatica externa, sind so klein, daß sie kaum von chirurgischer Seite Erwägung verdienen. Doch könnte der Schambeinzweig bei einem hohen Steinschnitt und der Samenstrangzweig bei einer Castration zum Spritzen kommen.

Die Circumflexa ilum profunda (Fig. 57) zieht sich hinter den Bauchmuskeln zum Rande des großen Beckens, um dort mit der Iliolumbalis zu anastomosieren. Auch die A. iliolumbalis, von der Hypogastrica entspringend (Fig. 68), kann noch als zu den Gefäßen der Bauchwand gehörig angeführt werden. Sie verläuft hinter dem Iliopsoas nach dem Quadratus lumborum hin.

An der Rückseite des Unterleibes liegt die Aorta, sie kann dort gegen die Wirbelsäule komprimiert werden. Seitlich über dem Psoas verlaufen die A. spermatica (beziehungsweise A. ovarii) nebst Vene (Fig. 51 u. 63). Noch weiter hinten verlaufen die Arteria und Vena iliaca, beide nach oben konvergierend.

Die Venen der vorderen Bauchwand haben nichts für die Chirurgie besonders Bemerkenswertes, außer etwa der über den Schamberg herüberlaufenden Anastomose zwischen den beiden äußeren Bauchdeckenvenen. Bei Verstopfung der einen Vena iliaca sieht man diesen Verbindungszweig sich ausdehnen, das Blut muß dann von der Saphena der einen Seite über den Schamberg herüber zur Saphena der anderen Seite seinen Weg suchen.

Für die Innervation der Bauchdecken und der Bauchmuskeln sorgen teils die fünf unteren Interkostalnerven, teils eine Anzahl Zweige des Plexus lumbalis, der Iliohypogastricus, Lumboinguinalis, Ilioinguinalis, Genitofemoralis. Die Interkostalnerven ziehen sich zwischen Transversus und Obliquus schief nach vornen bis in den Rectus. Fast dieselbe Richtung hat in der Lenden- und Leistengegend der Iliohypogastricus (Fig. 65). Der Ilioinguinalis (Fig. 58) läuft vor dem Samenstrang und parallel demselben herab. Der Genitofemoralis (Lumboinguinalis) tritt mit den Schenkelgefäßen unter dem Leistenband durch und verzweigt sich auf der Innenseite des Oberschenkels. Ein Zweig von ihm, der Spermaticus externus, tritt durch den Leistenkanal in das Scrotum.

Nabelring.

Der Nabelring besteht aus einer Lücke, die die Fasern der Linea alba zwischen sich haben, um die obliterierten Nabelgefäße durchzulassen. Bei Neugeborenen und in den ersten Lebenswochen ist er noch weit; er schließt sich aber alsbald, während sich außen die Nabelnarbe bildet. Kommt die Schließung des Ringes nicht zu rechter Zeit zu Stande, so sieht man die

Nabelbrüche der kleinen Kinder entstehen, indem das dehnbare Bauchfell eine Ausstülpung, meist in der Form eines Fingerhutes erleidet.

Die angeborenen Nabelbrüche, meist Nabelschnurbrüche genannt, sind teils aus mangelhafter Obliteration des Bauchfellfortsatzes, der in der früheren Fötalperiode nach außen geht, teils aus mangelhafter Formation der Bauchwand zu erklären. Ihre Bruchpforte zeigt in Folge des Auseinanderweichens der drei Nabelgefäße eine dreieckige Form, während die gewöhnlichen Nabelbrüche eine rundliche und die Brüche der Linea alba eine rautenförmige Pforte besitzen.

Erworbene echte Nabelbrüche kommen vorzüglich bei sehr fettleibigen Frauen vor. Ein solcher Nabelbruch kann aber leicht verwechselt werden mit einem in nächster Nähe entstandenen Bauchbruch, wie sie öfters in der Linea alba zu beobachten sind.

Bei der Operation eines eingeklemmten Nabelbruches wird man sich an folgende anatomische Momente erinnern müssen: 1) Das Bauchfell des Bruchsackes ist sehr dünn und pflegt an der Bruchpforte so fest angewachsen zu sein, daß ein äußerer Bruchschnitt nicht wohl ausführbar ist. 2) Nach oben und rechts wird man wegen des Lig. teres hepatis, das zuweilen Gefäße enthält, nicht einschneiden. 3) Das gewöhnlich verwachsene Netz wird im oberen Teile des Bruches zu erwarten sein (vgl. S. 114). Bei mäßiger Füllung des Magens liegt das Colon ungefähr in Nabelhöhe. Es ist also auch nächst dem Netz zum Vorfall in Nabelbrüche disponiert, und es pflegt wenigstens straff gegen den Nabel hin fixiert zu sein, wenn es sich um Netzverwachsung im Nabelbruch handelt. Dann spannt sich das Mesocolon ähnlich einem zweiten Diaphragma quer durch die Bauchhöhle, und es kommt oberhalb von ihm zu einer Einengung von Magen und Colon (Fig. 61), zu einer Einengung, die die übelsten Magenbeschwerden und hartnäckige Stuhlverstopfung zur Folge haben kann.

Die Linea alba ist bei manchen dickleibigen Individuen sehr in die Breite gezogen und erschlafft oder geschwunden, so daß die Bauchhaut zwischen den auseinandergewichenen Mm. recti durch die Eingeweide in Form eines mehr oder weniger konvexen Hügels oder auch eines großen Sackes vorgetrieben wird. Die kleineren, mehr circumscripten Bauchbrüche folgen gewöhnlich einem der Gefäße, welche die Linea alba in der Nähe des Nabels durchbohren; diese kleine rautenförmige Öffnung erweitert sich in der Regel wohl unter dem Einfluß eines Fettknotens, der bei seiner Vergrößerung weiter vorwärts rückt und das Bauchfell nachzieht. Zum Nabelring hin ziehen die drei Blasen-Nabelbänder und das Lig. teres hepatis (vgl. S. 96). In seltenen Fällen findet man noch einen fünften, aber quer durch die Bauchhöhle zum Dünndarm hin verlaufenden Strang am Nabel inseriert: das Diverticulum Meckelii, der Rest des fötalen Ductus omphalo-mesentericus. Dieses Divertikel hängt auch zuweilen frei in die Bauchhöhle hinein, dann kann es sich um eine Darmschlinge herumknoten; wenn es mit seinem gewöhnlich etwas kolbig aufgetriebenen freien Ende mit dem Mesenterium verwächst, kann sich eine Darmschlinge dahinter fangen und einklemmen.

Leistenkanal.

Der Leistenkanal wird dadurch formiert, daß die Bauchmuskeln an ihrem unteren Rand den Samenstrang schief zwischen und hinter sich durchtreten lassen. In einer Grube an der Außenseite der A. epigastrica inferior (interna), zwischen den hier vereinigten Fasern des Transversus und Obliquus internus (Annulus inguinalis abdominalis), treten die zum Samenstrang gehörigen Teile in den Leistenkanal herein, und durch die Lücke zwischen beiden Sehnenpartien des Obliquus externus (Annulus inguinalis subcutaneus) kommt der Samenstrang heraus. Der Kanal selbst ruht auf dem Leistenband, an dem sich vornen der Obliquus externus und hinten der Obliquus internus nebst den Transversus inserieren und so den Samenstrang zwischen sich nehmen. Die Länge des Kanales beträgt etwa drei Centimeter. Seine Richtung ist dem Lig. inguinale ungefähr parallel. (Fig. 60.)

Der Obliquus internus schickt einen Teil seiner Muskelfasern in Form länglicher Schlingen auf dem Samenstrang herab; diese Muskelfasern bilden den Aufhebemuskel des Hodens, den Cremaster. Über den Samenstrang hin verläuft im Leistenkanal ein feiner Nerv, der Ilioinguinalis (Fig. 58). Mit dem Verlauf des Samenstranges und Leistenkanales kreuzt sich die A. epigastrica inferior, sie geht schief nach innen und oben, während der Leistenkanal schief nach innen und unten gerichtet ist; sie läuft ziemlich nahe am hinteren Eingang des Leistenkanales, an der medialen Seite desselben vorbei. Der vordere Bauchring liegt also nach innen, der hintere nach außen von der Richtungslinie der Epigastrica inferior.

Von dem Leistenring aus tritt der Samenstrang in das Scrotum hinab. Die Teile des Samenstranges, also Vas deferens, Venen, Arterien, Nerven, werden durch eine fibröse Scheide, die Tunica vaginalis communis, zusammengehalten; manche Anatomen betrachten diese Scheide als eine Fortsetzung der Fascia transversalis (Fascia infundibiliformis)[1] (vgl. S. 104 u. 134).

Beim Weibe zieht sich, als Residuum des fötalen Processus vaginalis, durch den Leistenkanal das Lig. teres uteri, dessen Fasern in die Schamlippengegend ausstrahlen. (Vgl. S. 102.)

Den Leistenring und den Leistenkanal tastet man ab, indem man die obere Scrotalhaut mit dem Finger in der Richtung des Leistenkanals nach oben hin einstülpt.

Leistenbruch.

Die Brüche des Leistenkanales (äußere Leistenbrüche) sind fast immer angeboren. Sie beruhen darauf, daß der Fortsatz des Bauchfelles, in dem der Hoden herabtritt, sich nicht gehörig abschließt, sondern mit der Bauchhöhle in Kommunikation bleibt. Man beobachtet diesen Bildungsfehler in den verschiedensten Graden. Die Abschließung kann ganz unterbleiben; die Eingeweide, die nachdringen, kommen in diesem Falle in denselben serösen Raum mit dem Hoden zu liegen. Dies ist aber die seltenere Form: das Gewöhnliche ist, daß zwar unmittelbar über dem Hoden eine Obliteration des Processus vaginalis zustande kommt, weiter oben aber nicht; es bildet sich auf diese Art ein angeborener Leistenbruch, bei dem sich der Hoden nicht in der selben Höhle mit den austretenden Eingeweiden findet (Hernia funiculi vaginalis). Zuweilen erstreckt sich der angeborene Bruch nur bis zum Leistenring; er wird

---

[1] Die neue anatomische Nomenklatur (Leipzig 1895) führt eine Fascia cremasterica (Cooperi) an. Damit ist offenbar die Fascia superficialis Cooperi gemeint, die, wie schon oben (S. 93) bemerkt, mit Unrecht als „Fascie" bezeichnet wird.

alsdann interstitieller Bruch genannt. Ein solcher interstitieller Bruch liegt zwischen dem Obliquus externus und internus; bei Vergrößerung des interstiliellen Bruches werden diese beiden Muskeln beträchtlich auseinander getrieben. Es kann sich aber auch ereignen, daß der Hoden innen bleibt und das Peritonaeum an ihm vorbei einen Bruchsack vorstülpt; oder der Leistenring bleibt so weit offen und der Hoden so verschiebbar, daß man diesen jeden Augenblick wieder nach innen zurückschieben kann. Alle diese Möglichkeiten sind natürlich bei einer Operation sorgfältig zu beachten.

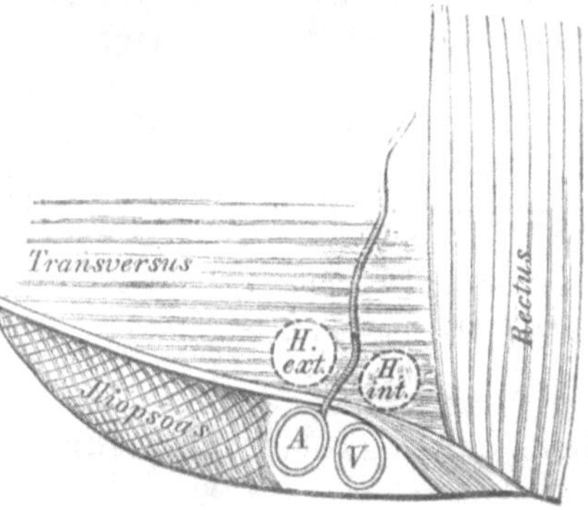

Fig. 52. Zeigt das Verhältnis des äußeren und des inneren Leistenbruches zur A. epigastrica inferior.

Auch beim weiblichen Geschlecht kommen angeborene Leistenbrüche vor, die auf mangelhafter Obliteration des Nuck'schen Divertikels, jener dem Vaginalfortsatz beim Manne entsprechenden Ausstülpung des Bauchfelles, beruhen. Die Brüche dieser Art können den Eierstock enthalten.

Für die Heilung der angeborenen Leistenbrüche ist der Umstand von Wichtigkeit, daß der Leistenkanal mit dem Wachstum seine Richtung ändert; beim Neugeborenen läuft er fast gerade von hinten nach vornen durch die Bauchwand, später nimmt er eine schiefe, von außen nach innen gehende Richtung an. Je mehr er sich in dieser Art verschiebt, desto eher ist Heilung zu hoffen. Die schiefe Stellung erteilt nämlich dem Leistenkanal eine klappenartige Struktur: durch das Andrängen der Eingeweide kann der Leistenkanal, wenn er gehörig schief ist, verengt und zusammengedrückt werden. Die Hauptaufgabe bei der Radikaloperation der Brüche ist es deshalb auch, wieder einen Leistenkanal zu schaffen, der die Bauchwand schräg durchläuft.

Die Brüche, die durch den Leistenkanal gehen, nennt man äußere, im Gegenzatz zu den inneren oder direkten Leistenbrüchen, die gerade von hinten nach vornen durch den vorderen Bauchring herauskommen. Die Sehne des Transversus, die sich unmittelbar hinter dem vorderen Bauchring herspannt, ist oft an dieser Stelle ziemlich schwach entwickelt; weichen nun ihre Fasern auseinander, oder werden sie erschlafft und atrophisch, so entsteht hier eine Lücke, in die sich das Bauchfell heraus-

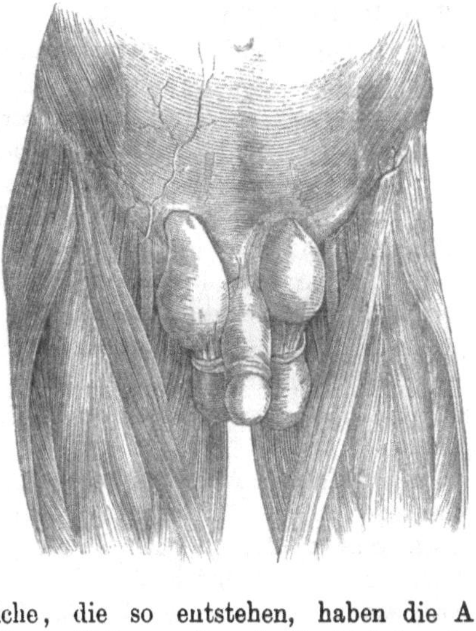

Fig. 53. Zwei Leistenbrüche, ein äußerer rechtsseitiger und ein innerer auf der linken Seite. Der Verlauf der A. epigastrica inferior ist auf beiden Seiten angedeutet. Man sieht auch die A. epigastrica superficialis der rechten Seite. Die Fasern des Cremaster laufen beim äußeren Leistenbruch vornen am Bruchsack herunter, während sie sich auf der anderen Seite, bei dem inneren Leistenbruch, hinter dem Bruchsack hinziehen.

stülpen kann. Die Brüche, die so entstehen, haben die A. epigastrica auf ihrer äußeren Seite, während die Brüche des Leistenkanales (die äußeren Leistenbrüche) die Epigastrica nach innen von ihrer Bruchpforte liegen lassen. Die inneren Leistenbrüche unterscheiden sich auch noch dadurch von den äußeren, daß sie nicht von der Fascie des Samenstranges und nicht vom Cremaster überzogen sind; sie haben ferner weniger Neigung in den Hodensack hinabzusinken, sondern bleiben häufig, ohne sich viel zu vergrößern, in der Höhe des Leistenringes stehen. Sie sind auch nicht mit dem Samenstrang verwachsen, sondern nur neben ihm eingebettet. Der Samenstrang liegt bei beiderlei Arten von Leistenbrüchen in der Regel hinter dem Bruchsack, jedoch beim äußeren mehr nach innen, beim inneren eher nach außen. Die inneren Leistenbrüche sind sehr selten. Berger hat bei der Untersuchung von 10 000 Bruchpatienten keinen einzigen derartigen Bruch gefunden. Dies ist sehr bemerkenswert, denn es spricht gegen die traumatische Entstehung der Brüche, wenn an einer Stelle, die so wenig widerstandsfähig ist, wie die Gegend hinter dem äußeren Leistenring, sehr selten Brüche entstehen während die äußeren Leistenbrüche vermöge ihrer fötalen Anlage sehr häufig sind.

Die Hüllen eines äußeren Leistenbruchs bestehen aus denselben Schichten, die den Samenstrang umgeben; man kann demnach zwei Schichten deutlich unterscheiden: 1) die äußere dünnblätterige Bindegewebslage, die sich nach oben in die Fascia superficialis der Bauchhaut fortsetzt; 2) die Fascie, die mit dem Cremaster zusammen von den beiden inneren Muskeln aus ihren Ursprung nimmt und als Ausstülpung der Fascia transversalis betrachtet wird. Diese letzte Schichte kann dick, mit subperitonaealem Fett unterlegt, oder dünn und in nächster Verbindung mit dem Bauchfell befindlich getroffen werden. Als sehr wichtig ist hervorzuheben, daß sich beim äußeren Leistenbruch die Teile des Samenstranges, und zwar namentlich die Venen und Nerven, anstatt einen Strang miteinander zu formieren, fächerförmig auf dem Bruchsack auszubreiten pflegen.

Die Einklemmung kann bei den Leistenbrüchen an verschiedenen Stellen ihren Sitz haben. Beim äußeren Leistenbruch kann es der hintere oder der vordere Ring sein, wo die Einklemmung stattfindet; freilich ist es in vielen Fällen keiner von beiden, sondern der Bruchsackhals. Bei tief liegendem Bruchsackhals genügt es zur Hebung einer Einklemmung nicht, daß man den ganzen Leistenkanal spaltet, sondern es muß dann der Bruchsack noch möglichst vorgezogen und sein Hals bloßgelegt und erweitert werden.

Von außen, bei unverletzter Haut, ist es im Falle der Einklemmung nicht immer möglich, den äußeren Leistenbruch von dem inneren sicher zu unterscheiden; man muß deshalb bei einer Leistenbruchoperation den Schnitt so einrichten, daß er weder in dem einen noch in dem anderen Falle eine Arterie verletzen kann, d. h. man muß im Zweifelsfalle weder nach innen noch nach außen schneiden, sondern gerade nach oben, parallel mit der Epigastrica. Wo man es gewiß mit einem äußeren Leistenbruch zu thun hat, wird man nach außen schneiden, und wenn man sicher ist, einen inneren vor sich zu haben, müßte nach innen zu die Erweiterung vorgenommen werden.

Schenkelring und Schenkelbruch.

Der Schenkelring (im weiteren Sinne) wird dadurch gebildet, daß unter dem Lig. inguinale, zwischen diesem und dem Schambein, medianwärts vom Ileopsoas, ein Raum bleibt, in dem die Arteria und Vena femoralis ihren Verlauf haben. Neben der Vene, nach innen von ihr, gehen die Lymphgefäße durch. Dieser kleine dreieckige Raum zwischen der Schenkelvene, dem Leistenband und dem Schambein wird durch eine, bald fester, bald lockerer gewebte Faserschichte geschlossen, das Septum femorale. Durch eine Lücke in diesem Septum (Schenkelring im engeren Sinne) kommen die Schenkelbrüche hervor (Fig. 54 u. 55). Das Septum femorale ist also die eigentliche Pforte für den Schenkelbruch, und die Lücke im Septum bildet gewöhnlich den Sitz der Einklemmung dieser Brüche; hieraus ergiebt sich die große Wichtigkeit dieses Teiles für die chirurgische Anatomie, und es muß daher dem Septum femorale eine ausführliche Darstellung gewidmet werden.

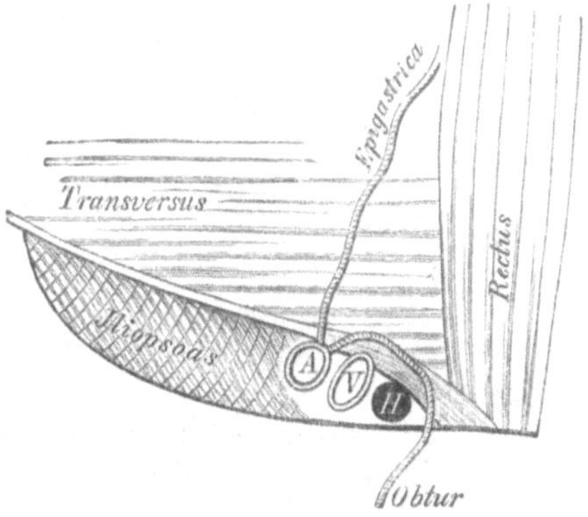

Fig. 54. Die A. obturatoria entspringt zuweilen aus der A. femoralis und kann dann einen Bogen um den Schenkelbruch (*H*) herum beschreiben.

Man darf sich das Septum femorale nicht als eine regelmäßige Faserlage oder als eine förmliche Membran vorstellen, sondern nur als ein Netzwerk von allerlei Fasern, die sich teils dem Leistenband und der Fascia transversalis des Bauches, teils der Plica von der Schenkelfascie, teils der Fascia iliopectinea anreihen.

Bei manchen Individuen ist das Septum femorale stark entwickelt und so fest, daß man kaum den Finger von außen in den Bauchraum hineindrücken kann. Bei vielen ist es so schwach, daß der Finger mit ganz leichtem Druck bis zum Bauchfell eindringt; bei diesen wird die Bildung eines Schenkelbruchs um so leichter erfolgen können. Auch die Größe des Raumes für das Septum femorale ist bei den einzelnen In-

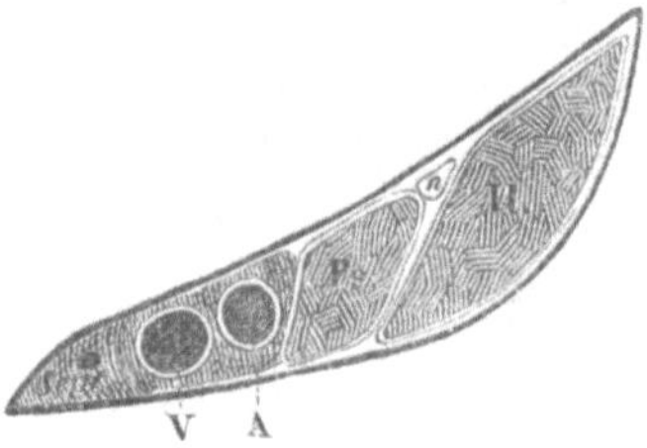

Fig. 55. Schematischer Durchschnitt des Raumes zwischen dem vorderen Beckenrand und dem Leistenband. Man sieht im Durchschnitt den Iliacus, Psoas, den N. femoralis, alle drei von der Fascia iliaca bedeckt; ferner die Arterie und Vene, das Septum mit einem kleinen Loch für die Lymphgefäße.

dividuen sehr verschieden. Bei Weibern und namentlich bei Weibern, die geboren haben, ist es bedeutend größer als bei Männern; hieraus hat man die größere Häufigkeit des Schenkelbruches bei den Weibern abgeleitet.

Nächst dem Septum femorale ist besonders der Margo falciformis der Fossa ovalis und seine Insertion ans Leistenband von großer Wichtigkeit für den Schenkelring und Schenkelbruch. (Fig. 60.) Dieser Rand der Schenkelfascie schließt sich dem Leistenband und dem Septum femorale an, und an der Außenseite des Schenkelringes bildet er dann, zumal wenn er breit entwickelt ist, gleichsam einen zweiten Bogen, unter dem die Schenkelbrüche durchpassieren müssen.

Will man das Septum femorale genauer studieren, so muß man das Leistenband nebst der Schenkelfascie ganz wegnehmen. Man erkennt alsdann jene Partie des Septum femorale, welche die Engländer das Hey'sche Ligament oder auch das tiefe Ligament nennen. Es sind querlaufende Fasern, die sich vom Schambein herüberspannen; ein Teil derselben geht auch über die Schenkelgefäße mit weg und setzt sich an die Fascia lata an; ein anderer Teil geht zwischen der V. femoralis und den

Lymphgefäßen nach der Fascia iliopectinea. Diese Fasern sind es, die vorzugsweise den Schenkelbruch einengen, sich aber auch leicht dehnen oder durch stumpfe Gewalt zerreißen lassen.

Die gewöhnlichen Schenkelbrüche treten also, wie gesagt, durch ein Loch im Septum, und nicht, wie früher gelehrt worden ist, zwischen dem Septum und der Vene durch; zwischen dem Bruch und der Vene befindet sich demnach immer ein Teil der Septumfasern. Daher wird auch die Schenkelvene von dem Bruch nicht komprimiert, und nur in ganz seltenen Fällen ist eine Erweiterung der Saphena oder ein Ödem des Beines, durch Schenkelbrüche veranlaßt, beobachtet worden.

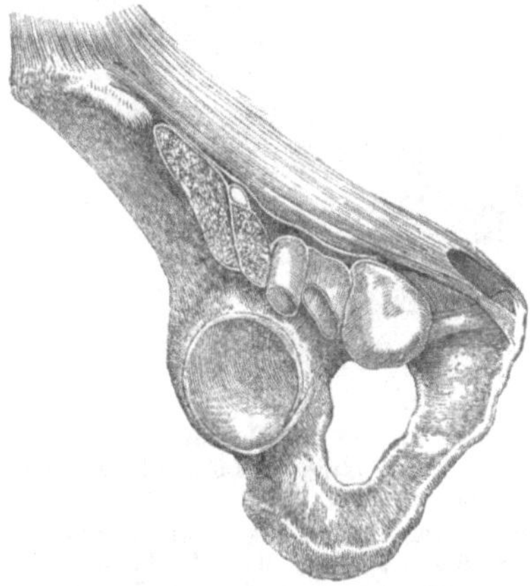

Fig. 56. Präparat eines Schenkelbruches. Man sieht nach außen von dem Bruchsack die V. und A. femoralis, den Psoas und Iliacus und den N. femoralis, sämmtlich im Durchschnitt.

So einfach an sich die Anatomie des Schenkelringes ist, so hat sie doch durch die komplizierte Darstellung und Benennung große Schwierigkeit für das Verständnis erhalten. Zur besseren Übersicht folgt hier eine Reihe von Definitionen für die verschiedenen gebräuchlichen Benennungen.

S c h e n k e l r i n g: der dreieckige Raum zwischen dem Lig. lacunare (Gimbernat'schen Band) und der Gefäßscheide. Einige Autoren, z. B. M a l g a i g n e, bezeichnen die ganze Lacuna vasorum, also den Raum zwischen dem Lig. lacunare und dem Psoas, als Schenkelring.

S c h e n k e l k a n a l: der Raum neben der Schenkelvene, vom Leistenband bis zur Vena saphena. Er hat nach vornen die oberflächliche Platte der Fascia lata, nach hinten das Schambein und die den M. pectineus überziehende Fascia iliopectinea, nach innen das Lig. lacunare, nach außen die Vena femoralis.

M a r g o f a l c i f o r m i s: der mediale Rand des an das Leistenband sich ansetzenden, oberflächlichen Blattes der Fascia lata. Die Schenkelfascie bildet hier einen bald mehr, bald weniger vorspringenden Bogen, der vom Lig. lacunare anfangend (oberes Horn) sich nach außen wendet und um die Eintrittsstelle der Vena saphena herum sich wieder etwas einwärts krümmt (unteres Horn).

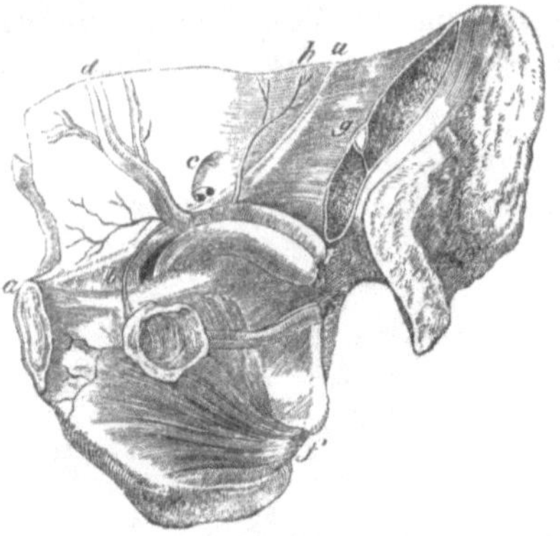

Fig. 57. Ansicht des Schenkelringes, sowie auch des hinteren Leistenringes und der Hernia obturatoria von hinten her. *a.a.* Lig. inguinale. *b.* Lig. lacunare. *c.* Eingang des Leistenkanals. *d.* A. und V. epigastrica inferior. *e.* A. und V. obturatoria. *f.* M. obturator internus. *g.* N. femoralis. *h.* A. circumflexa ilium profunda.

Fossa ovalis: die vertiefte Stelle, die von dem Margo falciformis umgeben und durch die dünne Fascia cribrosa bedeckt ist, und wo die oberflächlichen Lymphdrüsen des Schenkels um den Eintritt der Vena saphena herum liegen.

Fascia cribrosa: das oberflächliche Blatt der Fascia lata, das die Schenkelgefäße unter dem Leistenband deckt; es heißt so wegen der Maschen und Löcher, wodurch kleine Venen und Lymphgefäße, auch Fettpartien dringen (Fig. 57).

Ligamentum lacunare: der vordere, lateralwärts gerichtete Teil der Schambeininsertion des Leistenbandes.

Ligamentum pubicum Cooperi: ein Teil der Fascia iliopectinea und des Septum femorale, der auf dem Schambein liegt; nach innen hängt es mit dem Lig. lacunare und nach oben und hinten mit der Fascia transversalis zusammen.

Femoralscheide. Unter diesem Namen begreifen A. Cooper und andere englische Autoren den Teil der Schenkelfascie (das oberflächliche Blatt), der die Schenkelgefäße unterhalb des Leistenbandes zudeckt (Fig. 58). Innerhalb dieser Scheide haben die Cruralgefäße noch ihre besondere Scheide. Die Femoralscheide der Engländer ist also die äußere oder die Femoralscheide im weiteren Sinne.

Fascia propria des Schenkelbruches (Cooper). Die Schenkelbrüche haben eine eigentümliche Art von Fascie, in der der Bruchsack eingebettet ist. Das Eigentümliche dieser Fascie besteht in der glatten Beschaffenheit ihrer inneren Auskleidung, in der geringen Verwachsung, die zwischen der Schenkelbruchfascie und dem subserösen Gewebe des Bruchsackes gebildet ist. Man begreift diese Formation nur dann,

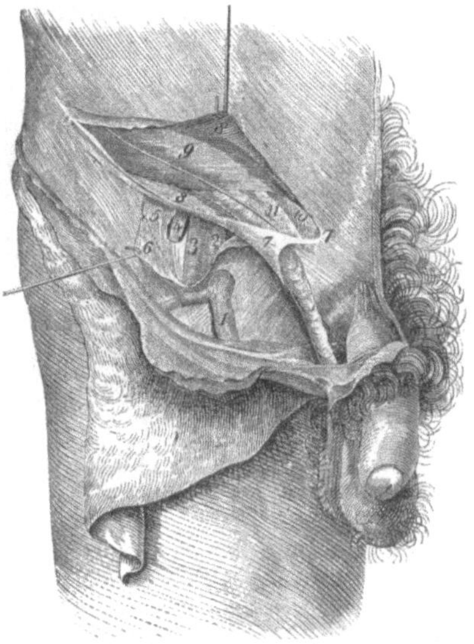

Fig. 58. Man sieht hinter dem durchschnittenen Obliquus externus den unteren Rand des Obliquus internus und den Nervus ilioinguinalis; hinter diesem den Samenstrang. Unter dem Leistenband ist das oberflächliche Blatt der Fascia lata abgetrennt und zur Seite gezogen. Man erkennt den Durchgang der Vena saphena durch dieses Blatt. In das tiefe Blatt der Fascie ist ein Loch geschnitten, um den N. femoralis zeigen zu können. 1. Vena saphena. 2. V. femoralis. 3. A. femoralis. 4. N. femoralis. 5. Fascia lata. 6. Oberflächliches, nach außen umgeschlagenes Blatt der Fascia lata. 7. 7. Schenkel des Leistenringes. 8. 8. Innere Seite des Obliquus externus. 9. Obliquus internus. 10. Innere Seite des Obliquus internus. 11. Fascia transversalis.

wenn man die verschiedene Entstehung der Schenkel- und der äußeren Leistenbrüche miteinander vergleicht. Die äußeren Leistenbrüche sind fast immer angeboren, das Peritonaeum des Leistenbruchsackes ist angewachsen, es hat seine natürlichen, ursprünglichen, sehr intimen Verbindungen mit dem Samenstrang, es ist eben mit demselben verwachsen. Das Peritonaeum des Schenkelbruchsackes dagegen ist nicht fest verwachsen mit dem umgebenden Gewebe, sondern nur eingebettet, der Sack ist also leicht stumpf auszuschälen. Der Bruchsack liegt oft mit einer so glatten, sogar glänzenden

Außenfläche, aus subserösem Fett und einem feinen bindegewebigen Überzug bestehend, in seinem Bette, der Fascia propria, daß er schon hundertmal von den operierenden Chirurgen für eine Darm- oder Netzpartie gehalten wurde. Es ist schon manches Unglück aus der Unkenntnis dieser Verhältnisse ent-

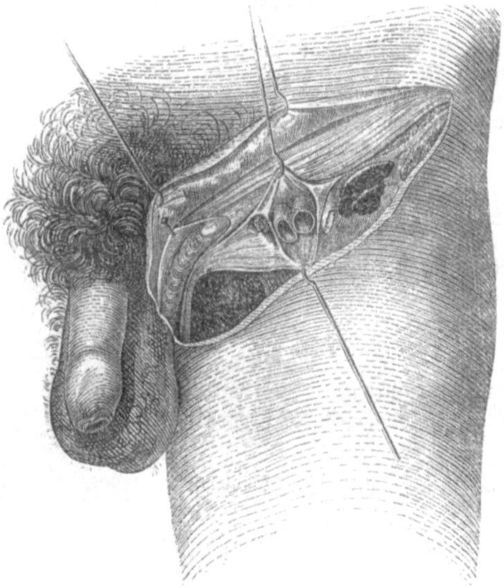

Fig. 59. Durchschnitt des Schenkelkanals. Die beiden Blätter der Fascia lata sind auseinandergezogen.

standen. Sobald der Schenkelbruch unter dem Margo falciformis hervorgetreten ist, pflegt er sich noch oben über das Leistenband herzulegen. Daher kommt es, daß schon mancher Schenkelbruch für einen Leistenbruch gehalten wurde.

Am inneren Eingang des Schenkelringes entspringt aus der A. femoralis die Epigastrica inferior, um von hier nach oben in der Richtung nach dem Nabel hin zu verlaufen. Die Obturatoria zieht sich, wenn sie, wie dies manchmal geschieht, aus der Femoralis oder der Epigastrica kommt, direkt nach hinten und innen, am Schambein hin, zum Foramen obturatorium; nur ausnahmsweise verläuft sie so, daß sie medianwärts einen Bogen um den Eingang des Schenkelkanals herum beschreibt.

Zur Zeit der alten Bruchschnitttechnik, als man noch die Bruchpforte mit dem auf dem Finger eingeführten Knopfmesser blind erweiterte, wurde dieser anomale Verlauf der Obturatoria sehr gefürchtet. Man sprach von einem „Totenkranz", weil so mancher Patient an Blutung zu Grunde gegangen war. Heutzutage gilt es als Regel, nur das zu durchschneiden, was man sieht, und die Bruchpforte schon allein der genauen Vernähung wegen ganz übersichtlich freizulegen. Da werden Blutungen, die nicht sofort erkannt und gestillt würden, nicht mehr vorkommen.

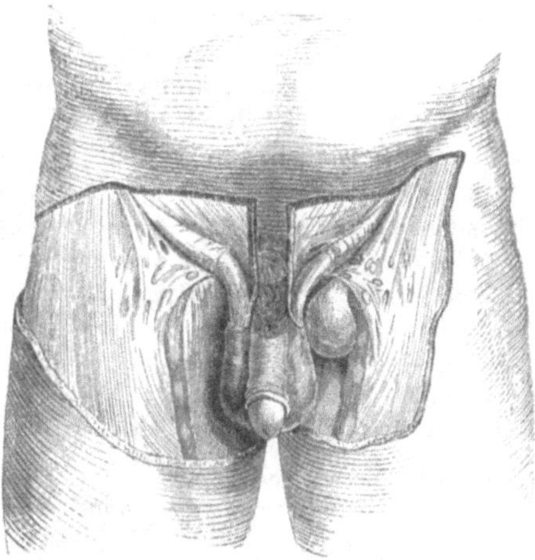

Fig 60. Ansicht der Schenkelbruchgegend nach Wegnahme von Haut, Fascia superficialis und Lymphdrüsen. Links ein Schenkelbruch hinter dem Margo falciformis hervorkommend; in der Fascie sind die Löcher (vergrößert) zu sehen, welche ihr den Namen Fascia cribrosa verschafften. Man erkennt die Stelle, wo sich die Vena saphena hinter die Fascie begiebt.

Will man die Brucheinklemmung im Schenkelring durch einen erweiternden Schnitt aufheben, so hat man sich an die Lage der Schenkelvene und der Epigastrica inferior, an den Samenstrang und an die Anomalien der Obturatoria zu erinnern. Freilich ist die Gefahr einer Arterienverletzung in allen Fällen sehr gering, weil die Arterien tiefer liegen und man also vor Verletzung sicher ist, wenn man das Knopfmesser nicht allzutief einführt. Bei einem medianwärts geführten Schnitt vermeidet man die Gefäße am sichersten; es ist deshalb alter Brauch, das Lig. lacunare einzuschneiden. Der Schnitt gewährt freilich nur wenig Erweiterung des Raumes. Will man bei einem männlichen Kranken nach oben schneiden, so muß man, ehe das Leistenband getrennt wird, den Samenstrang vorher bloßlegen und nach oben ziehen lassen. Gewöhnlich ist übrigens, wie schon oben bemerkt wurde, eine Ausdehnung der engen Stelle nach außen hin mit dem Finger oder mit einem stumpfen Haken das ratsamste.

Bei der Radicaloperation des Schenkelbruchs müssen die großen Gefäße durch einen Haken nach außen gehalten werden, damit man das Leistenband, wenn nötig, nachdem es durchgetrennt ist, an das Lig. lacunare und das Periost des Schambeins hinnähen und so die Bruchpforte verschließen kann.

Die Topographie der Hernia obturatoria und ischiadica findet S. 130 Berücksichtigung.

II. Bauchhöhle.

Bauchfell. Netz. Leber. Gallenblase. Milz. Pankreas. Magen. Dünndarm. Dickdarm. Nieren. Aorta abdominalis. Arteria iliaca.

Man teilt den Bauchhöhlenraum gewöhnlich in drei Gegenden: Ober-, Mittel- und Unterbauchgegend. In der Oberbauchgegend liegt der Magen, nach unten vom Magen das Colon transversum, zur Seite rechts die Leber nebst Gallenblase, links die Milz, hinten Pankreas und Duodenum, noch weiter hinten Aorta und Vena cava, seitlich davon die Nebennieren und die oberen Enden der Nieren. — In der Mittelbauchgegend liegt das Netz, das Colon transversum mit seinem häufig nach unten hängenden Bogen, der Dünndarm, rechts das Colon ascendens, links das C. descendens; hinter dem Bauchfell die Nieren mit den Ureteren. — In der Unterbauchgegend liegen die Blase, der Uterus mit den Eierstöcken, der Samenstrang, die Arteria iliaca, der M. psoas und iliacus, das Colon sigmoideum, endlich hinter den Dünndarmwindungen der Anfang des Mastdarmes.

Das Bauchfell ist mit der Bauchwand nur lose verwachsen, so daß es leicht davon weggedrängt werden kann. Diese Eigenschaft des Bauchfelles benützt man bei manchen Operationen, z. B. bei Unterbindung der Iliaca. Die Nabelgegend macht eine Ausnahme; dort sitzt das Peritonaeum etwas fester auf der hinteren Apeneurose des geraden Bauchmuskels auf.

Neben der Verschiebbarkeit zeichnet sich das Bauchfell auch durch Ausdehnbarkeit aus; beides kommt zur Geltung bei der Formation der Bruchsäcke, indem diese teils der Verschiebung, teils der lokalen Dehnung des Bauchfelles ihren Ursprung verdanken.

Einige der Baucheingeweide liegen zum Teil außerhalb des Bauchfelles, so daß man sie aufsuchen kann, ohne es zu verletzen; es ist dies der Fall bei dem Duodenum und dem Pankreas, ferner bei dem Caecum (wenigstens nicht selten), bei dem Colon ascendens und bei der Blase. Zuweilen trifft man solche nur halb vom Bauchfell überzogene Eingeweide (vgl. S. 120) sogar in einem Bruchsacke liegend.

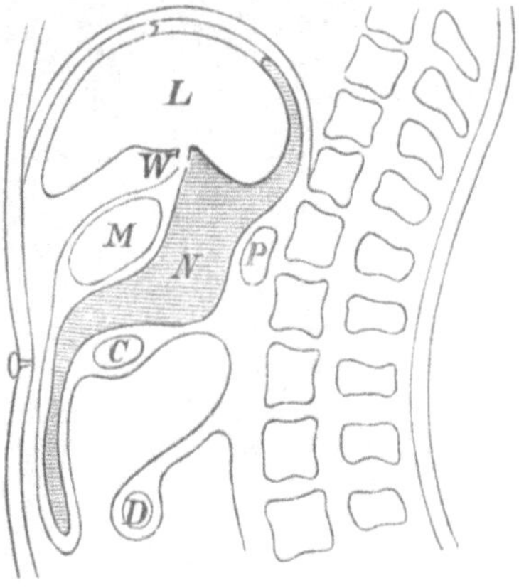

Fig. 61. Schematische Darstellung der Topographie des Netzbeutels (*N*). Man erkennt sein Verhältnis zu Leber (*L*), Magen (*M*), Colon (*C*) und Pankreas (*P*). Bei *W* ist angedeutet, daß der Netzbeutel durch eine Öffnung im Lig. hepato-duodenale (Foramen epiploicum) mit dem Hauptbauchfellraum in Verbindung steht.

Das Netz besteht in einer Falte des Bauchfelles, in die von hinten her ein zweiter Bauchfellbeutel, die Bursa omentalis, eingeschoben ist. Es ist also ursprünglich aus vier Blättern zusammengesetzt; diese verwachsen aber noch vor der Geburt, während die Bursa omentalis wie ein zwischen Leber, Magen, Colon und Pankreas eingeschalteter großer Schleimbeutel bestehen bleibt (Fig. 61). Das Netz ist gewöhnlich so gelagert, daß es den größten Teil des Dünndarmes vornen zudeckt. Bei Kindern reicht es kaum bis zum Nabel, und auch manche Erwachsene haben nur ein sehr kleines Netz, während bei anderen fast die ganze Masse der Därme vom Netz überdeckt ist. Je mehr das Colon transversum einen Bogen nach abwärts beschreibt, desto weiter reicht auch das Netz herab. Von der rechten Grenze des Netzes hängt zuweilen ein isolierter zungenförmiger

Fortsatz, das **Omentum colicum Halleri**, in eine Bruchpforte hinein. Vermöge seiner Weichheit und Nachgiebigkeit ist nämlich das Netz fähig, in enge Bruchsäcke hineinzuschlüpfen; es faltet sich dann in verschiedener Weise in den Bruchsäcken zusammen

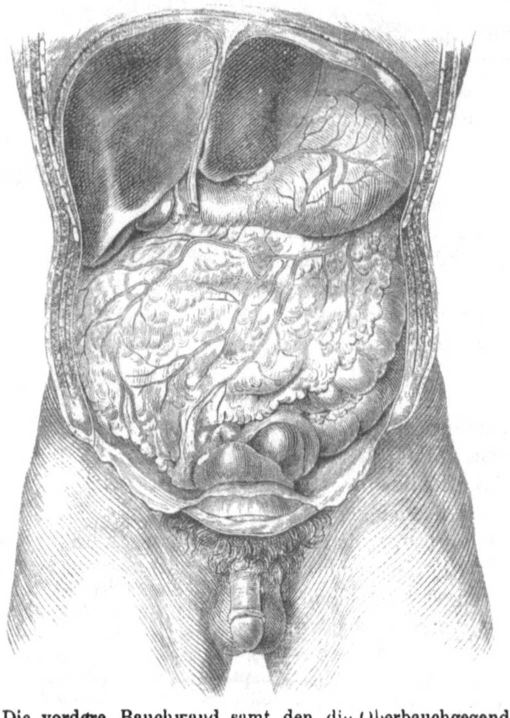

Fig. 62. Die vordere Bauchwand samt den die Oberbauchgegend deckenden Rippen weggenommen und das Zwerchfell von seiner vorderen Insertion abgetrennt. Man erkennt in der Oberbauchgegend den stark gefüllten Magen und die Leber mit ihrem Lig. falciforme (suspensorium), dem Lig. teres und der Gallenblase; in der Mittelbauchgegend ist fast alles vom Netz bedeckt; in der Unterbauchgegend sieht man die Blase mit ihrem halb vom Bauchfell überzogenen Teil über das Schambein vorragen.

und nimmt nicht selten eine birnförmige, knopfartige u. dergl. Form an. Die Nabelbrüche und Bauchbrüche enthalten vorzugsweise Netz, da bei ihnen die Gedärme sich erst hinter diesem hereindrängen können.

In Folge des Zusammenhanges, in dem der Magen mit dem Netz steht, können durch die Verziehungen und Verwachsungen des Netzes zuweilen Magenbeschwerden entstehen (vgl.

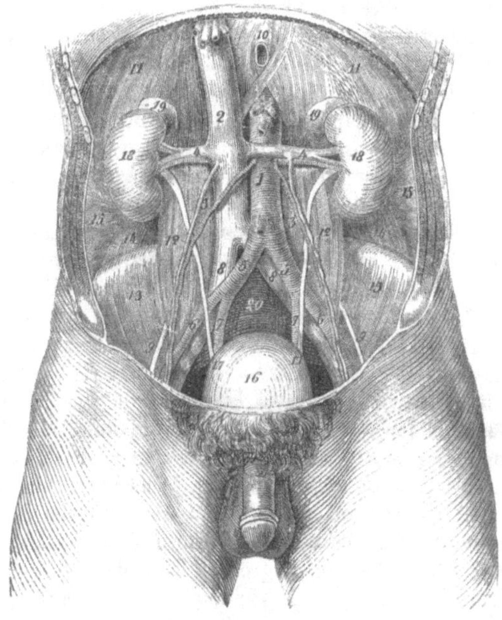

Fig. 63. Die vordere Hälfte der Bauchwand samt den Eingeweiden weggenommen, um die an der hinteren Bauchwand liegenden Theile sichtbar zu machen. 1. Aorta mit den abgeschnittenen Ursprüngen der A. coeliaca, der Mesenterica superior et inferior. 2. Vena cava, oben die abgeschnittenen Lebervenen. 3. Vena et A. spermatica interna (um der Deutlichkeit willen stärker als natürlich). 5. A. iliaca communis. 6. A. iliaca externa. 7. A. hypogastrica. 8. Vena iliaca communis. 9. N. femoralis. 10. Oesophagus, abgeschnitten. 11. Zwerchfell. 12. Psoas. 13. Iliacus. 14. Quadratus lumborum. 15. Transversus abdominis. 16. Blase. 17. Harnleiter. 18. Niere. 19. Nebenniere. 20. Aushöhlung des Kreuzbeins; das Rectum weggeschnitten.

S. 99). Wenn das Netz strangförmige Verwachsungen eingeht, oder wenn sich, wie zuweilen geschieht, Löcher in seinem Gewebe bilden, ist Gelegenheit zu einer Darmeinklemmung gegeben.

Das Mesenterium zieht von der linken Seite des zweiten Lendenwirbels zur rechten Fossa iliaca hin. Es bildet gewissermaßen eine Scheidewand im Bauchraum. Daher kommt es auch, daß sich Blutergüsse, die rechts vom Mesenterium ihren Ursprung haben, auf die rechte Darmbein-Schaufel senken, während die links entstehenden Ergüsse bis ins kleine Becken hinabfließen. (Über den Recessus duodeno-jejunalis vgl. S. 125.)

Die Leber wird fast ganz von den Rippen bedeckt; sie ist durch das Lig. falciforme (Lig. suspensorium) an das Zwerchfell befestigt und steigt bei den Atembewegungen und beim Wechsel von liegender zu aufrechter Körperstellung mit diesem auf und ab, so daß ihr unterer Rand bald mehr, bald weniger mit dem Rande der Rippen übereinstimmt. Ihr linker Lappen bedeckt einen Teil des Magens, ihr rechter ist über die Flexura coli dextra hergelagert. Ihre Befestigung hat die Leber am mittleren Teil des Zwerchfelles, wo auch die große Hohlader, nachdem sie die Lebervenen aufgenommen, durch ihr Foramen (quadrilaterum) tritt. Der untere Rand der Leber ist durch das Lig. teres gegen den Nabel hin fixirt. (Vgl, S. 99.) Nach oben grenzt die Leber vermittelst des Zwerchfelles an die Pleura und Lunge; ein pleuritisches Exsudat drängt die Leber herab; ein Leberabsceß kann sich gegen die Brusthöhle hin entleeren. (Vgl. S. 91.) Oben und hinten bleibt ein Teil der Leber vom Bauchfell unbedeckt. (Fig. 61.) Wenn die Leber sich krankhaft vergrößert, kann sie einen großen Teil der Baucheingeweide überlagern. Vom unteren Rande des rechten Leberlappen hängt zuweilen ein zungenförmiger Fortsatz herab, der oft schon zu Verwechslungen Anlaß gab. — Die brüchigweiche Textur der Leber macht es erklärlich, daß sie öfters durch einen Stoß auf die Bauchwand eine Ruptur erleidet, ohne daß die Bauchwand selbst eine Trennung erfährt.

In dem Ausschnitt am Rande des rechten Leberlappen ragt die Gallenblase (Fig. 62) hervor; ihr kolbenförmiges Ende ist der vorderen Bauchwand zugekehrt; ihre vordere Fläche liegt an der Leber, ihre hintere entspricht der Flexura coli dextra. Wenn ein Gallenblasenschnitt notwendig wird, muß man am Außenrand des Rectus eindringen.

Der Ductus chloledochus, und mit ihm die Leberarterie und die Pfortader, verlaufen im Lig. hepato-duodenale hin. Hinter diesen drei Gefäßen vermittelt das Foramen epiploicum

(Winslowii) die Verbindung zwischen dem eigentlichen Bauchfellsack und der Bursa omentalis. (Fig. 61.) Der Choledochus ist ungefähr 8 cm lang. Er liegt aber nur 3 cm weit frei da, denn nachher verläuft er hinter und in der medialen Wand des Duodenums hin. Einige Lymphdrüsen, die neben ihm liegen, haben schon, wenn sie geschwollen sind, zu Verwechselung mit Gallensteinen geführt.

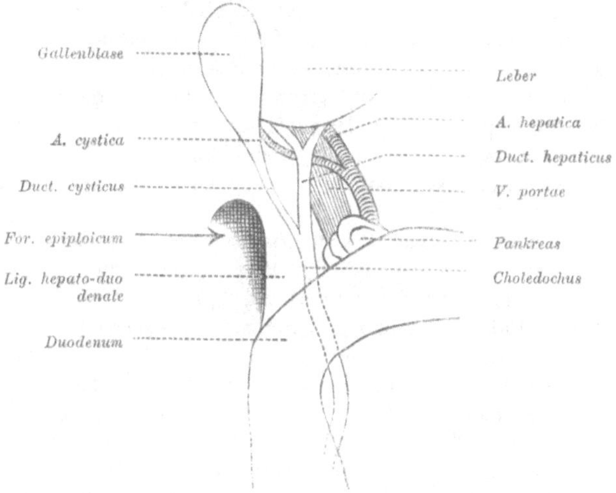

Fig. 64. Die im Lig. hepato-duodenale verlaufenden Gefäße und Ductus. Die Leber und mit ihr die Gallenblase sind in die Höhe geschlagen.

Die Milz liegt zwischen Magen und Zwerchfell, hinter der zehnten und elften Rippe. Sie ist durch eine Falte des Bauchfelles, Lig. gastrolienale, befestigt. An ihrem Hilus hinter dem Magen herum verlaufen die zu- und abführenden Gefäße. Nach hinten und unten grenzt die Milz an die im retroperitonaealen Bindegewebe eingebettete linke Niere.

Wenn sich die peritonaealen Befestigungsfalten der Milz verlängern, ist sie einer ziemlichen Lageveränderung fähig. Bei Wunden der Bauchwand kann sie vorfallen. Bei der Bewegung des Zwerchfelles wird sie hin und hergeschoben. Bei einem Erguß in die Brusthöhle kann die Milz durch das nach unten sich wölbende Zwerchfell so herabgetrieben werden, daß sie am Rippenrande fühlbar wird.

Das Pancreas liegt hinter der großen Magenkurvatur und quer vor dem ersten Lendenwirbel. Es ist von unten her bedeckt vom Netz und vom Colon transversum. Seine Vorderfläche ist beinahe ganz von dem hinteren Blatt der Bursa omentalis überzogen. Hinten liegt es der Aorta, der Cava inf. und der Pfortader auf, und hinter und parallel mit ihm zieht die A. und V. lienalis. Der Kopf des Pancreas reicht bis zum Duct. choledochus. Eine Verletzung des Pancreas, selbst ein teilweiser Vorfall desselben ist, wenn auch nur in ganz seltenen Fällen, ohne gleichzeitige Darmverletzung beobachtet worden. Um das Pancreas oder seine Cysten bloßzulegen, muß in die Mitte des Lig. gastro-colicum ein Schnitt gemacht werden. (Fig. 61.)

Der Magen nimmt die Oberbauchgegend ein; seine rechte Seite ist von der Leber und den Rippen, seine linke Seite nur von den Rippen und der Bauchwand bedeckt. Die Cardia befindet sich links hinter und neben dem Processus xyphoideus des Brustbeines; der Pylorus verbirgt sich rechts hinter dem Lobus quadratus der Leber. Die große Kurvatur des Magens ist dem Colon transversum zugekehrt und zieht sich mit dem großen Netz gegen den Nabel herunter. Nach oben grenzt der Magen an das Zwerchfell und an die Leber, seitlich an die Milz und an das Duodenum, nach unten an das Colon transversum und nach hinten an das Pancreas und die Aorta. Er ist befestigt an das Zwerchfell durch die Cardia und das Lig. phrenico-gastricum, an die Milz durch das Lig. gastro-lienale, an das Duodenum durch den Pylorus und das Lig. gastro-duodenale, an den Querdarm durch die vordere Platte des großen Netzes, an die Leber durch das Lig. hepatico-gastricum (kleine Netz). Doch ist er nicht so fest mit den Nachbarorganen verbunden, daß er nicht in manchen Fällen einer ziemlichen Dislokation fähig wäre; so z. B. beim Zwerchfellbruch, wo er sich in die Brusthöhle hereinzusenken vermag. — Besonders an der großen Kurvatur des Magens verlaufen große Gefäße, die Aa. gastro-epiploicae dextra et sinistra; man muß deshalb bei einem Magenschnitt möglichst in der Mitte zwischen beiden Kurvaturen bleiben. Die Aa. gastricae (coronariae) dextra und sinistra ziehen an der kleinen Kurvatur hin. Bei Magenresectionen darf das Lig. gastrocolicum nicht zu weit abgelöst werden, weil sonst dem Colon transversum die Blutzufuhr abgeschnitten werden und Gangrän des Darmes entstehen könnte.

Der Dünndarm besitzt, mit Ausnahme seines Anfanges, des Zwölffingerdarmes, ein Mesenterium, an dem er frei flottiert. Das Duodenum hat in seinen beiden unteren Dritteln nur vornen einen Peritonaealüberzug. An seinen absteigenden Schenkel tritt von hinten und innen her der Duct. choledochus, um eine Strecke weit in seiner Wand hinzuverlaufen, sich mit Ductus pancreaticus zu vereinigen und auf der Papilla duodeni zu münden. — Vermöge seiner großen Beweglichkeit hat der Dünndarm viel Neigung zum Prolabieren durch eine Bauchwunde und zum Hineingleiten in einen Bruchsack, und zwar namentlich dann, wenn die betreffende Schlinge leer ist. Ebenso zeigt der Dünndarm eine gewisse Geneigtheit zu Verschlingungen und Invaginationen. — Wenn eine Darmschlinge außen vorgefallen ist, hat man kein sicheres Zeichen, woran man erkennen könnte, welches ihr oberer und unterer Teil sei, daher sich der Vorschlag, bei queren Trennungen des Darmes das obere Stück in das untere hineinzustülpen, unausführbar zeigt. Ist der Darm getrennt, so kann man an den ringförmigen Falten (Kerkringschen Klappen) erkennen, ob man es mit dem Jejunum oder Ileum zu thun hat. — Als ein Überbleibsel des fötalen Ductus omphalo-mesentericus ist das Diverticulum Meckelii zu betrachten, eine gewöhnlich keulenförmige Ausbuchtung des Dünndarmes, die bei manchen Individuen, und zwar ungefähr ein Meter weit vom unteren Ende des Dünndarmes, gefunden wird und zuweilen durch Verwachsung oder Knotenbildung zu Darmeinklemmung führt. — Das Ende des Dünndarmes ist durch eine Klappe, die Valvula coli (Baughinii), vom Dickdarm getrennt.

Der Dickdarm ist ausgezeichnet durch seine starken in drei Bündel geteilten Längsmuskelfasern, die sogenannten Taeniae, und durch die Einschnürungen und Ausbuchtungen (Haustra), die er besitzt; ebenso durch die kleinen Fettanhänge, Appendices epiploicae. Man bemerkt am Dickdarm eine ganz eigentümliche Verbindung mit dem Peritonaeum: ein Teil von ihm ist nur unvollständig vom Bauchfell überzogen und ziemlich fest durch dasselbe angeheftet, so das Colon ascendens und descendens; das Colon transversum mit dem Netz ist schon freier, noch freier, wenigstens bei vielen Individuen, das Caecum; das Colon sigmoideum endlich besitzt ein fast ebenso vollständiges Mesenterium wie der Dünndarm. Die Stellung des Dickdarmes im Verhältnis zum Bauchfell ist übrigens vielen Variationen unterworfen; dieselben erklären sich aus den Lageveränderungen, die besonders das Caecum und die Flexura iliaca während der Fötalzeit erleiden; es tritt nämlich beim Fötus eine Art Descensus dieser Teile nach unten ein, ähnlich dem Descensus des Hodens, und dieser Ortswechsel kann mannigfach modificiert und gestört werden. So sieht man das Caecum bald mehr seitlich, bald mehr medianwärts, bald höher, bald tiefer nebst seinem Wurmfortsatz gelegen, bald ganz, bald auch nur halb vom Bauchfell überzogen. Ebenso sind das Colon ascendens und descendens in sehr verschiedenem Grade auf ihrer hinteren Seite mit einem Peritonaealüberzug versehen; während in der Regel zwischen Darmbein und Rippen das hintere Drittel oder Viertel der Darmwand ohne serösen Überzug ist (Fig. 51), sieht man ausnahmsweise auch hier eine vollständige Umhüllung des Darmes durch das Bauchfell, so daß sich sogar eine Art kurzen Mesenteriums bildet. Die Stelle, wo man früher bei der Kolotomie nach Callissen und Amussat, in ängstlicher Vermeidung des Bauchfelles, auf das Colon eindrang, entspricht dem äußeren Rand des Quadratus lumborum. Zur Erkennung des Darmes dient die Längsrichtung der drei Taeniae (Fig. 65), die Appendices epiploicae, auch wohl die Längsrichtung der in ihn eintretenden Mesenterialgefäße. In neuerer Zeit pflegt man übrigens bei Unwegsamkeit des Rectums nicht mehr diese extraperitonaeale hintere Kolotomie zu wählen, sondern man legt den künstlichen After gewöhnlich über dem linken Lig. inguinale an, wobei man nach Eröffnung des Bauchfelles die Flexur in die Bauchwunde einnäht.

Das Colon transversum sieht man oft einen ziemlich starken Bogen nach unten beschreiben; gewöhnlich liegt es genau in Nabelhöhe. Die Fälle, wo das Caecum oder ein Teil der Flexur ohne Bauchfellüberzug in einem Leistenbruch liegen, müssen wohl angeborene Brüche sein; die Anomalie erklärt sich aus den in der Fötalzeit eingetretenen Hindernissen oder Modifikationen eines normalen Descensus der Hoden.

Das Colon sigmoideum (S Romanum) ist bald höher

oben, bald weiter unten auf der linken Darmbeinschaufel angeheftet und in verschiedenem Grade beweglich. Gewöhnlich liegt es ganz im Becken. Wenn es stark ausgedehnt ist, kann es aber bis zum Nabel oder sogar bis zur Leber reichen. Damit ist dann die Gefahr einer Verdrehung (Volvulus) gegeben.

Im Zusammenhang mit dem Descensus des Caecums und der Flexur bilden sich zuweilen jene Bauchfelltaschen, welche man Recessus retrocaecalis, Rec. iliocaecalis superior und inferior und Rec. intersigmoideus genannt hat; auch diese zeigen große Variationen. Sie haben einige Wichtigkeit, weil schon Einklemmung in ihnen gesehen worden ist.

Neben den Anomalien des Caecums verdienen noch die Verschiedenheiten in der Lage und Formation des Processus vermiformis besondere Erwähnung. Man hat den Fortsatz bis zu 20 cm lang gesehen. Wenn er lang ist, kann er in einen Bruch, besonders leicht in einen rechtsseitigen Leistenbruch, vorfallen. Da der Appendix bei manchen Individuen eine Klappe besitzt, die einen eingedrungenen Fremdkörper oder einen in ihm gebildeten Kotstein nicht wieder herausläßt, so wird der Processus vermiformis öfters zum Sitz einer perforierenden Eiterung. Dabei wird viel auf die Lage des Fortsatzes ankommen. Ist er, wie man ihn gewöhnlich beschreibt, ganz frei oder herabhängend ins kleine Becken, so kann ein Beckenabsceß entstehen, der entweder in die Blase oder in den Mastdarm durchbrechen oder am Perineum zur Eröffnung kommen wird. Das Empyem des Appendix kann auch in die Bauchhöhle durchbrechen, wenn es so schnell entsteht, daß sich noch keine entzündlichen Verwachsungen gebildet haben. Liegt der Fortsatz hinter solchen Verwachsungen in der Darmbeingrube, so wird sich eher ein retroperitonaealer Absceß bilden. Befindet sich das Caecum samt dem Wurmfortsatz in der Lumbalgegend gelegen, so wird bei Perityphlitis ein Lumbalabsceß zu erwarten sein. Zuweilen findet man das Caecum nach oben umgeschlagen, so daß es ein Stück vom Colon ascendens verdeckt; die Appendicitis kann dann zu einem an die Leber angrenzenden Absceß führen. Und auch in der Leber selbst können sich im Anschluß an eine Perityphlitis Abscesse entwickeln, wenn durch Vermittelung der Pfortader infektiöse Keime in die Leber verschleppt werden.

Der Proc. vermiformis ist durch die in seinem Mesenteriolum an ihn herantretenden Gefäße so wenig gut ernährt, daß er leicht ganz oder teilweise nekrotisch wird, wenn ihn Eiter umspült.

Im späteren Alter pflegt der Appendix mehr oder weniger zu veröden. Darauf ist es wohl zurückzuführen, daß die von ihm ausgehenden Entzündungen und Eiterungen im jugendlichen Alter häufiger vorkommen.

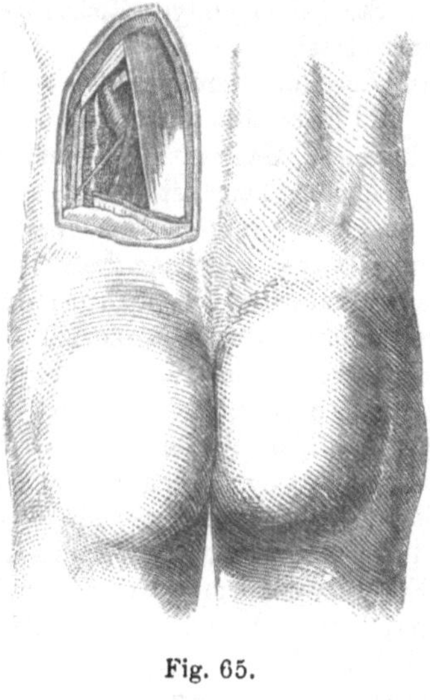

Fig. 65.

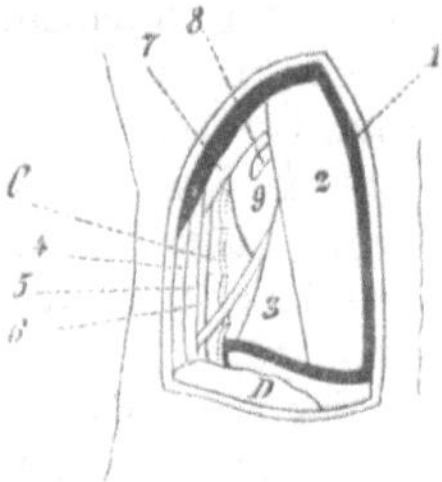

Fig. 66. Die linke Niere durch einen Fensterschnitt freigelegt. 1. Latissimus dorsi. 2. Iliocostalis. 3. Quadratus lumborum. 4. Obliquus ext. 5. Obliquus int. 6. Transversus. 7. Costa XI. 8. Costa XII. 9. Niere. *C* Colon descendens, der N. iliohypogastricus läuft darüber weg. *D* Darmbein.

Die Nieren liegen in der Ober- und Mittelbauchgegend, zu beiden Seiten der Wirbelsäule, vor den beiden letzten falschen Rippen und dem Quadratus lumborum. Die rechte Niere ist von der Leber und dem Colon ascendens, die linke, etwas höher liegend, ist von Milz und Colon descendens bedeckt. Sie sind von einer fettreichen Kapsel umgeben, aus der sie mit dem Finger ausgeschält werden können. Nach oben stehen sie mit den Nebennieren in Berührung, und diese wiederum grenzen an das Zwerchfell an. Am Hilus renalis treten die Gefäße in die Niere hinein, und hinter den Gefäßen kommt der Harnleiter heraus, der vor dem Psoas und der Arteria und Vena iliaca hin, sich mit ihnen kreuzend, zum Rande der Beckenhöhle und, beim Weibe in der Plica recto-uterina (Douglasii), zur Blase hingelangt (Fig. 63). — Zuweilen hat die Niere eine anomale Lage, z. B. vor der Symphysis sacro-iliaca, oder sie ist mobil, oder beide Nieren sind miteinander in der Mittellinie verschmolzen und liegen in Hufeisenform vor der Aorta; die Fälle dieser Art können große diagnostische Schwierigkeiten bereiten. Die bewegliche Niere (Wanderniere) ist schon oft für einen Tumor gehalten worden.

Die Aorta abdominalis steigt an der vorderen Fläche der Wirbelsäule bis zum vierten Lendenwirbel herab, wo sie sich dann in die beiden Iliacae teilt (Fig. 63). Die Organe, die auf ihr aufsitzen, sind die Cardia des Magens, das Pankreas, das Duodenum, die Mesenterial-Lymphdrüsen und Ganglien-geflechte und die Wurzel des Mesenteriums. Ihre Zweige sind teils für die Eingeweide bestimmt (A. coeliaca, mesenterica superior et inferior, renalis, spermatica interna), teils für die Bauchwandungen, wie da Aa. phrenicae et lumbales. Bei mageren oder schlaffbauchigen Personen kann man die Aorta durch die Bauchdecken comprimieren.

Die Arteriae iliacae ziehen von ihrer in der Höhe des Promontoriums gelegenen Ursprungsstelle gegen die Symphysis sacro-iliaca herab, um sich in die Iliaca externa und Hypogastrica zu gabeln. Die Iliaca dextra kreuzt sich mit der Vena iliaca dextra, und zwar so, daß die Arterie vor der Vene hin und über sie weggeht (Fig. 63). Die rechte Arteria iliaca liegt also an ihrem oberen Ende nach innen, weiter unten aber nach außen von der Vena iliaca dextra. Die Hypogastrica ist für das Becken bestimmt. Die Il. externa geht, auf ihrer Innenseite von der gleichnamigen Vene begleitet, am inneren Rande des Psoas zum Schenkelring hin. Ein kleiner Nerv, der Spermaticus externus, liegt gewöhnlich auf dieser Arterie. Zuweilen macht die Iliaca externa einen Bogen in das Becken hinab, der ihre Unterbindung erschweren kann.

Um die Iliaca communis zu unterbinden, bedarf es eines Schnittes, der von der Spitze der zwölften Rippe bis oberhalb der Spina ant. sup. ossis ilii hinreicht und die drei Bauchmuskeln einen nach dem anderen durchtrennt (vgl. S. 95). Das Bauchfell und zusammen mit ihm die A. spermatica int. und der Ureter werden zur Seite geschoben; am inneren Rande des Psoas trifft man auf die großen Gefäße. Derselbe Schnitt dient dazu, wenn man nur einen der beiden Äste der Iliaca, die Il. externa oder die Hypogastrica, in der Nähe ihres Ursprunges bloßlegen will.

Handelt es sich um die Iliaca externa in ihrem unteren Verlaufe, so kann ein Schnitt neben dem Lig. inguinale hin gemacht werden; natürlich wird man sich aber dabei so weit nach außen halten, daß die A. epigastrica inferior und der Samenstrang nicht Not leiden, und man wird vom Leistenband etwa 2 cm entfernt bleiben, um die A. circumflexa ilium nicht zu verletzen. Das Bauchfell reicht nicht bis zum Leistenband, sondern schlägt sich etwas oberhalb zur Bauchwand herüber. Zwischen dieser Umschlagfalte des Bauchfelles und dem Leistenbande, hat man auf die Arterie einzudringen.

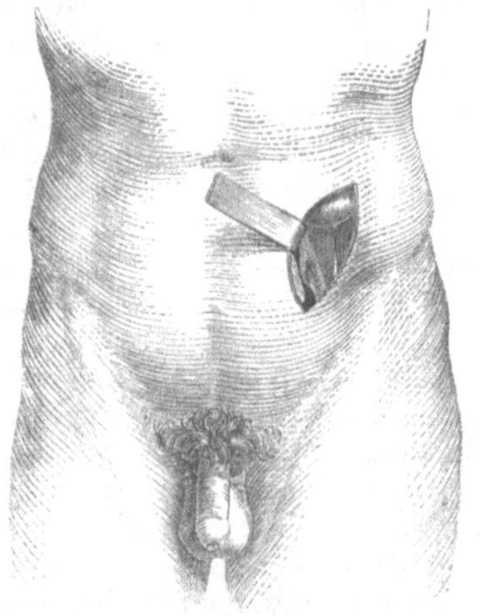

Fig. 67. Die Unterbindungsstelle für die A. iliaca. Das Bauchfell ist durch einen breiten Haken nach innen gezogen. Man sieht die Teilung der Iliaca communis in ihre beiden Äste. Am Rand des Psoas ist der N. femoralis eine kleine Strecke weit angedeutet. (Dieser Nerv soll übrigens bei der Operation nicht zu Gesicht kommen, denn er bleibt hinter der Fascia iliaca liegen.)

Der Plexus lumbalis liegt hinter dem Psoas; die Nerven desselben kommen teils hinter dem Muskel, teils zwischen seinen Bündeln hervor. Nach außen, über dem M. iliacus hin, ziehen sich drei relativ unwichtige Hautnerven, der Iliohypogastricus, Ilioinguinalis und Cutaneus femoris lateralis gegen das äußere Ende des Leistenbandes hin; mehr gerade nach unten laufen der Femoralis, der Lumbo-inguinalis und der Genitofemoralis, jener zwischen Psoas und Iliacus, diese ziemlich in der Linie der Arteria iliaca externa gelegen; nach innen vom Psoas kommt der Obturatorius und nach innen und hinten die Verbindung mit dem Sacralgeflecht zu liegen.

Lymphdrüsen finden sich in großer Anzahl im Hintergrunde der Bauchhöhle. Besonders zahlreich trifft man dieselben im Mesenterium sowie am Rand des Beckens längs den großen Gefäßen hin gelagert. An den Glandulae iliacae kommen zuweilen Drüsenabscesse vor, die ein chirurgisches Einschreiten nötig machen. Man fühlt die Geschwulst über dem Leistenband, bedeckt von den drei Bauchmuskeln. Wenn eine Drüseneiterung hinter dem Schenkelring richtig erkannt worden ist, kann ihr am besten nach Bloßlegung und Erweiterung des Septum femorale neben der Vene hin ein Ausweg verschafft werden.

Außer den oben angeführten Recessus iliocaecalis sup. et. inf. und Rec. intersigmoideus verdient noch der Recessus duodeno-jejunalis Erwähnung. Es ist dies eine Bauchfelltasche, die sich bei vielen Menschen am oberen Ende der Wurzel des Mesenteriums von links her in dieses hinein erstreckt. Sie kann Dünndarmschlingen in sich aufnehmen (Hernia Treitzii) und dann beträchtliche Ausdehnung gewinnen.

FÜNFTE ABTEILUNG.

Becken.

Wandung des Beckens. Mastdarm. Männliche Urin- und Geschlechtsorgane. Weibliche Geschlechtsteile.

I. Wandung des Beckens.

Beckenknochen, Weichteile der Beckenwand, Beckenbrüche.

Beckenknochen.

Das Becken hat die Wirbelsäule zu tragen, dem Schenkelknochen und seinen Muskeln als Stützpunkt zu dienen und den Beckeneingeweiden Schutz und Befestigung zu gewähren. Die topographischen Beziehungen des Beckens erhalten hierdurch eine große Mannigfaltigkeit.[1] Durch das Kreuzbein wird zunächst die Stellung bestimmt, die das Becken zur Wirbelsäule einnimmt. Vermöge der Beweglichkeit der unteren Lendenwirbel kann das Becken in größerer oder geringerer Inklination zur Wirbelsäule gestellt werden. Die Hüftgelenksbeugung und die Inklination zwischen Becken und Wirbelsäule kompensieren sich gegenseitig in der Art, daß die Lordose, das ist die satteltiefe Haltung der Bauchwirbel, zur Inklination des Beckens und, umgekehrt, die Beugekontraktur des Hüftgelenkes zur Lordosenstellung der Bauchwirbel zwingen.

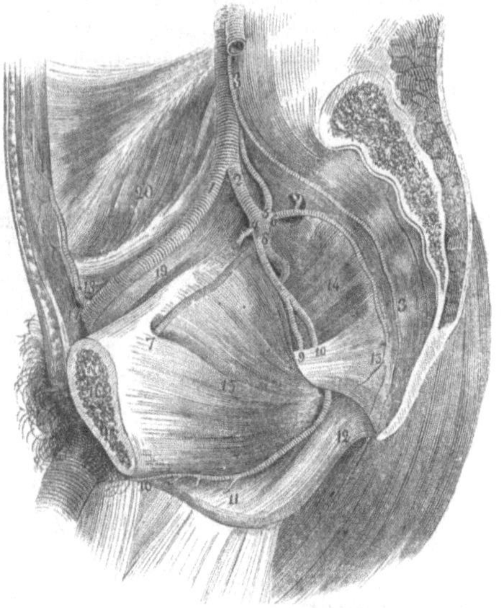

Fig. 68. Innere Ansicht der inneren Beckenwand. 1. Iliaca externa. 2. Hypogastrica. 3. Sacralis media. 4. Umbilicalis (abgeschnitten). 5. Iliolumbalis. 6. Sacralis lateralis. 7. Obturatoria. 8. Glutaea superior. 9. Ischiadica. 10. 10. Pudenda interna. 11. Ramus ascendens ischii. 12. Lig. tuberoso-sacrum. 13. Lig. spinoso-sacrum. 14. M. piriformis. 15. M. obturator internus. 16. Schambein. 17. Rectus abdominis. 18. Epigastrica inferior. 19. Psoas. 20. Iliacus.

Die Verbindung der drei Knochen, die miteinander den Ring des Beckens bilden, ist sehr fest und doch zugleich elastisch. Vermöge dieser festen Verbindung sind nur bei großer Gewalt Zerreißungen in der Articulatio sacroiliaca und in der Schambeinsymphyse möglich.

[1] Die Teile, die außen am Becken gelegen sind, werden in der siebenten Abteilung (untere Extremität) besprochen. Die Topographie der vorderen Bruchpforten ist in der Abteilung „Bauch“ abgehandelt.

Im kindlichen und jugendlichen Körper besteht jede Beckenhälfte aus drei Teilen, indem das Schambein, Sitzbein und Darmbein durch knorpelige Verbindung zusammengefügt sind. In der Hüftpfanne kommen die drei Knochen zusammen und bilden dort eine Y-förmige Knorpelfigur.

Das Sacroiliacalgelenk ist namentlich bei erwachsenen Frauen zuweilen tuberkulös erkrankt. Ein von ihm ausgehender Absceß kann die unteren Nerven des Lumbalplexus oder den Sacralplexus umspülen und demnach Schmerzen in der Vorder- oder Rückseite des Oberschenkels erzeugen.

Das Steißbein ist aus vier Wirbeln zusammengesetzt, die entweder durch sehr straffe Synchondrosen mit einander verbunden oder, in selteneren Fällen, knöchern verwachsen sind. Es ist durch starke Gelenkbänder an das Kreuzbein angefügt; seine Funktion besteht darin, daß es den Beckenausgang schließen hilft und der After-Muskulatur zur Befestigung dient. Da außerdem die hintersten Fasern des Glutaeus maximus an ihm inserieren, müssen die Entzündungen seines Sacralgelenkes, infolge der fortwährenden Bewegungen, denen es ausgesetzt ist, ganz besonders schmerzhaft sein (Coccygodynie).

Weichteile der inneren Beckenwand.

Am sogenannten großen Becken sind es der Iliacus und Psoas, am kleinen Becken der Obturator internus und piriformis, die zur Begrenzung und seitlichen Auskleidung der Beckenhöhle beitragen. Der Levator ani, der Hauptmuskel der inneren Beckenwand, bildet in Form eines Trichters den Boden und den Schluß der Beckenhöhle. Eine Aponeurose, die Fascia pelvis, überkleidet diese Partien und legt sich zwischen die Muskeln und die Eingeweide. Sie besitzt in der Mittellinie die entsprechenden Lücken für den Durchgang der Harnröhre, der Scheide und des Mastdarmes. Seitlich sind Lücken, durch die die Gefäße, die Obturatoria, Ischiadica, Glutaea, Pudenda, hindurchtreten. Die Lig. spinoso-sacrum und tuberoso-sacrum tragen zur Schließung des Beckenausganges und zur Befestigung und Unterstützung der im Becken gelegenen Organe wesentlich bei.

An der seitlichen Innenwand der Beckenhöhle, in der Gegend Symphysis sacroiliaca, zieht sich ungefähr 3 cm lang, die A. hypogastrica hinab. Nach außen von ihr liegt der N. obturatorius und rechts auch die Vena hypogastrica;

die linke V. hypogastrica liegt mehr hinten. Vor der Arterie läuft der Ureter. (Über ihre Unterbindung vergleiche man S. 124.) Sie teilt sich in elf Zweige: Iliolumbalis, Sacralis lateralis, Obturatoria, Glutaeae, Ischiadica, Umbilicalis, Vesicalis inferior, Deferentalis, Uterina, Hämorrhoidalis media, Pudenda interna. Ein Teil dieser Arterien verläßt das Becken, um sich zu den Schenkelmuskeln zu begeben, so die Obturatoria, die Ischiadica und Glutaea. Die Glutaea superior tritt oberhalb und die Glutaea inferior nebst der Ischiadica unterhalb des M. piriformis durch die Incisura ischiadica zum Becken hinaus. Die Obturatoria verläuft an der Beckenwand nach vornen bis zum Foramen obturatorium (vgl. Fig. 57 u. 68). Die Iliolumbalis begiebt sich hinter dem Psoas zur Darmbeingegend. Die Pudenda interna biegt um das Lig. spinoso-sacrum herum, um sogleich wieder in die Beckenhöhle hereinzutreten und dann in der Perineal- und Schambogengegend die Höhle wieder zu verlassen. Die A. umbilicalis zieht beim Fötus hinter der vorderen Bauchwand zum Nabel in die Höhe; beim Erwachsenen dagegen verödet dieses Gefäß und wird zum Lig. vesicae laterale (vgl. S. 96), und nur ein kleinerer Zweig der Arterie, die Vesicalis superior, bleibt bestehen.

Die ziemlich zahlreichen Lymphdrüsen der inneren Beckenwand entsprechen in ihrer Lage der A. hypogastrica. Die am oberen Rande des kleinen Beckens gelegenen Lymphdrüsen, die die Iliaca externa begleiten, sind noch zahlreicher. (Vgl. S. 125.)

Die Nerven, die der Wandung des Beckens angehören, sind: der N. obturatorius, der sich vom Plexus lumbalis aus, am äußeren Rand der Beckenhöhle, unter der Linea innominata hin, zum For. obturatorium begiebt; ferner die fünf Sacralnerven, die sich zum Plexus sacralis und pudendus vereinigen. Diese Nerven werden durch ihre Lage in den Löchern und Vertiefungen des Kreuzbeines einigermaßen vor Druck geschützt. Aus dem Plexus sacralis treten der Glutaeus superior (mit der A. glutaea), der Glutaeus inferior und Cutaneus femoris posterior (mit der A. ischiadica), und der Ischiadicus (ebenfalls in der Nähe der A. ischiadica) zur Rückseite des Beckens. Der Plexus pudendus sendet zwei Nervi hämorrhoidales und den N. pudendus, dieser die A. pudenda begleitend, zu den äußeren Geschlechtsteilen. Von den Nn. coccygei erhält der Levator ani seine Nervenzweige. Die Zweige des Sympathicus stehen in vielfacher

Verbindung mit den für die Beckeneingeweide bestimmten Nerven-Geflechten.

Beckenbrüche.

Es giebt drei Stellen am Becken, wo es so unvollständig geschlossen ist, daß zuweilen Brüche hinaustreten. Diese drei Stellen sind: 1) das Foramen obturatorium, 2) das Foramen ischiadicum und 3) die Lücke in der Mitte des M. levator ani, die der Perinealgegend entspricht. Außerdem giebt es noch Mastdarmbrüche und Scheidenbrüche, die einen Vorfall an einem dieser Teile voraussetzen.

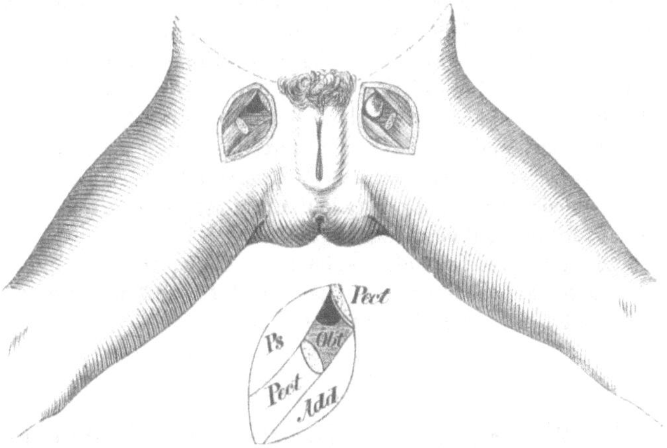

Fig. 69. Fensterschnitt, der die Gegend der Hernia obturatoria bloßlegt; rechts das Foramen, links ein Bruch hervorkommend. Die vier Muskeln Psoas, Pectineus (teilweise excidiert), Adductor longus und Obturator externus (über ihm die Bruchpforte) sind hier schematisch angedeutet.

Der Bruch des eirunden Loches, Hernia obturatoria, kommt in der oberen und lateralen Ecke dieses Loches, und zwar gewöhnlich medianwärts von der Arterie und dem Nerv gleichen Namens, aus dem Becken hervor. Da der N. obturatorius von dem Bruch leicht gedrückt wird, gehören Schmerzen im Gebiete des Nerven zu den charakteristischen Merkmalen dieser übrigens recht seltenen Bruchart. Bei Frauen hat man zur Sicherstellung der Diagnose das Foramen obturatorium von der Scheide aus abzutasten. Der Bruchsack liegt zwischen dem oberen und unteren Bündel des M. obturator externus und ist bedeckt vom M. pectineus, sofern er nicht diesen Muskel zur Seite geschoben oder atrophisch gemacht hat. Nach innen vor dem Bruch liegt der M. adductor longus; nach außen befindet sich der Psoas nebst den Schenkelgefäßen. Um einen Bruch dieser Art bloßzulegen, wird man also zwischen der Vena femoralis nebst der Saphena einerseits und dem Adduktor longus andererseits die Fascia pectinea und den M. pectineus spalten müssen. Die A. obturatoria und den N. obturatorius wird man nicht zu sehen bekommen, da sie, bedeckt von dem Bruch, hinter demselben zu den Adduktoren hingehen. Eine Erweiterung der Bruchpforte wird nach innen zu geschehen müssen, damit die eben genannten Gefäße und Nerven nicht verletzt werden.

Die Hernia ischiadica kann oberhalb oder unterhalb des M. piriformis herauskommen, gewöhnlich geschieht es unterhalb; die Bruchpforte liegt dann in dem Winkel, den die A. ischiadica und pudenda interna miteinander bilden. Außen angekommen ist der Bruch nur noch vom Glutaeus bedeckt. Entwickelt er sich noch weiter, so kommt er am unteren Rande des Glutaeus unter die Haut zu liegen.

Die Perinealbrüche entstehen durch Ausstülpung des Bauchfelles in den Raum zwischen Prostata und Rectum oder, beim Weibe, zwischen Vagina und Rectum.

II. Mastdarm.

Der Mastdarm liegt in seinem oberen Verlaufe etwas nach links, auf der linken Seite des Promontoriums; er wendet sich von hier in die Aushöhlung des Kreuzbeines und steigt mitten auf dem Kreuzbein und Steißbein zum After herab. Durch einen am Kreuzbeinrand geführten Schnitt, und zumal wenn man das Steißbein und ein Stück vom Kreuzbein wegnimmt, kann man den Mastdarm ganz gut freilegen. Die obere Partie des Mastdarmes ist vornen vom Peritonaeum überzogen; an der hinteren Seite ist er vom Bindegewebe umgeben und durch dieses in seiner Lage befestigt. Beim Manne grenzt an das Rectum der Boden der Blase nebst den Samenbläschen und der Prostata, ferner die Pars membranacea urethrae und ganz unten der Bulbus urethrae; beim Weibe wird die vordere Wand der unteren Partie des Rectums nur durch eine dünne Bindegewebeschichte von der

Vagina getrennt. Es ist von Wichtigkeit, sich zu merken, daß das Bauchfell auf der Vorderseite des Mastdarmes beim Manne gewöhnlich bis zur oberen Grenze der Samenbläschen, beim Weibe bis zum unteren Ende des Uterus herabreicht. Wenn man bei der Mastdarmexstirpation mehr als 8 cm über den Anus in die Höhe gehen muß, wird man also die Bauchfelltasche eröffnen.

Der rings von den Wandungen des Beckens entspringende M. levator ani, bildet eine trichterförmige Öffnung, die den unteren Teil des Mastdarmes eng umschließt und genau mit dem After und mit dem Sphincter externus ani verbunden ist. Durch den Levator ist der unterste Teil des Rectums vorzugsweise befestigt; hat man den Levator rings abgeschnitten, so läßt sich das Rectum zollweit vorziehen. Der Sphincter ani externus besteht aus halbkreisförmigen Fasern, die hinten vom Steißbein entspringen und sich vornen in der Gegend des Bulbus urethrae mit den Perinealmuskeln in Verbindung setzen. Zwischen dem Levator ani einerseits und dem Sitzbein andererseits, zu beiden Seiten des Afters, findet sich ein fetthaltender Raum, der öfters zum Sitze von Abscessen wird. Man nennt diesen Raum die Mittelfleischgrube, Fossa ischio-rectalis.

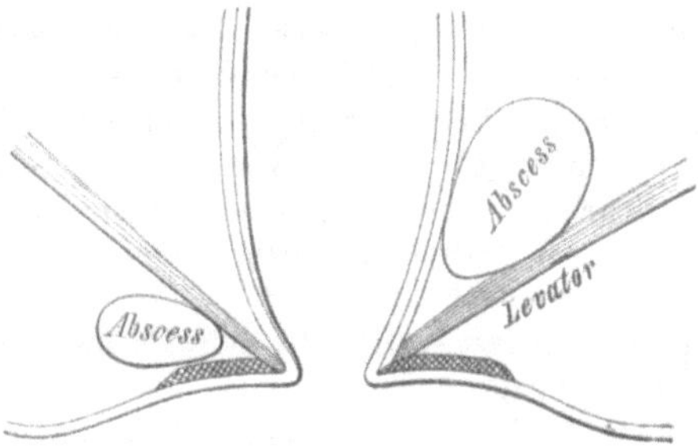

Fig. 70. Der eine Absceß liegt oberhalb des Levator ani im kleinen Becken, der andere befindet sich in der Mittelfleischgrube.

Die Arterien und Venen des Mastdarmes sind die drei Hämorrhoidales; die oberste gehört dem Pfortadersystem an, die mittlere den Vesicalgefäßen, die untere der Pudenda interna. Die A. hämorrhoidalis inferior bildet den ersten Ast der A. pudenda. Die Nerven des Mastdarmes kommen von den Sacralnerven und vom Geflecht des Sympathicus.

Die Lymphgefäße des Mastdarmes sammeln sich zunächst in den hinter dem Rectum gelagerten Lymphdrüsen, um von da dann weiter zu den Gl. coeliacae zu ziehen. Ganz nahe am After oder außerhalb von ihm gelegene entzündliche Affektionen oder Geschwülste pflegen zur Infiltration der Leistendrüsen zu führen; man wird also bei Schwellung dieser Drüsen nicht nur die Beine und die Geschlechtsteile, sondern auch die Anusgegend durchsuchen.

In der äußeren Schicht der Muskelhaut des Mastdarmes finden sich die Längsfasern, in der inneren die Ringfasern. In der submucösen Schichte trifft man noch ein besonderes Stratum von Längsfasern, die nur zur Spannung oder Lageerhaltung der Schleimhaut dienen (Sustentator mucosae). Die Schleimhaut des Rectums ist im leeren Zustand durch starke Längsfalten ausgezeichnet. Am unteren Ende befinden sich kleine buchtige Querfalten, an denen sich zuweilen fremde Körper einbohren. Schwellen diese Schleimhautfalten an, so kommen sie in Form knotiger Geschwülste zum Anus heraus. Man thut aber Unrecht, wenn man jede solche Anschwellung als Hämorrhoidalknoten bezeichnet; eigentlich gebührt dieser Namen nur den varicösen Venengeschwülsten des Mastdarmes.

Außer dem Sphincter externus, der zu den animalen Muskeln gehört, besitzt das Rectum einen Sphincter internus, welcher nichts anderes ist als das letzte und stärkste Bündel der muskulären Ringfasern. Man hat auch von einem noch weiter oben befindlichen dritten Sphincter gesprochen, der den Eingang des Rectums von dem Colon sigmoideum abschließen soll. Das Wahre an dieser Ansicht ist wohl nur, daß sich dort einige stärkere Ringfaserpartieen finden, und daß sich bei den meisten Menschen das Rectum gewöhnlich ganz leer findet, indem die Fäces erst beim Stuhlgang in das Rectum hereinrücken.

Seine Befestigung verdankt der Mastdarm besonders dem Peritonaeum (Mesorectum), dem Levator ani und den Bindegewebsfasern, durch die er mit dem Kreuzbein ziemlich genau zusammenhängt. Eine Dislokation des ganzen Mastdarmes, ein Vorfall desselben, tritt deshalb nicht leicht ein. Was man gewöhnlich Mastdarmvorfall nennt, verdient diesen Namen nicht; es ist ein Vorfall der angeschwollenen Schleimhaut, oder auch wohl (besonders bei Kindern) eine Invagination der Flexura iliaca in das Rectum hinein. Eigentliche Vorfälle des Mastdarmes sind nur selten anzutreffen; entsteht aber ein solcher, dann können in der Bauchfellausstülpung Darmschlingen nachrücken, so daß es zum Mastdarmbruch kommt.

Von Wichtigkeit ist es, die Richtung des Mastdarmes genau im Gedächtnis zu haben: er folgt im ganzen dem Sacrum, die Analpartie ist aber wieder etwas mehr nach hinten gekehrt (vgl. 72 u. 81). In der Gegend, wo sich das Bauchfell anlegt, zeigt die vordere Mastdarmwand eine nach innen vorspringende Falte, an der sich der eingeführte Finger zuweilen aufgehalten findet. — Der Mastdarm ist bei den meisten Erwachsenen so weit, daß man zum Zwecke des Betastens der Umgebung in Narkose die ganze Hand einführen kann.

Bei manchen Menschen findet sich einige Centimeter nach hinten und oben vom Anus eine leichte trichterförmige Hauteinstülpung, eine Anomalie, die auf Störung der fötalen Entwicklung beruht.

III. Männliche Urin- und Geschlechtsorgane.

Hoden und Samenstrang. Blase. Perinealgegend. Harnröhre und Prostata. Penis.

Hoden und Samenstrang.

Der **Hoden** ist von einer mehrfachen Hülle umgeben: Haut nebst Dartos, Tunica vaginalis communis mit ihren zwei von der Fascia superficialis und der transversalis stammenden Schichten und den dazwischen gelagerten Schlingen des Cremaster, Tunica vaginalis propria parietalis und visceralis und Albuginea. Hinten und oben am Hoden befindet sich der Kopf des Nebenhodens; hinten und unten geht der Schwanz des Nebenhoden in das Vas deferens über. Indem das Vas deferens mit den Gefäßen und Nerven zu einem Strang zusammentritt und alle diese Teile von einer lockeren Fascie, die von der inneren und äußeren Bauchmuskelfascie ausgeht, zusammengehalten und von den Schlingen des Cremaster umsponnen werden, bildet sich der **Samenstrang**. Dieser begiebt sich durch den Leistenkanal (vgl. S. 100) in die Bauchhöhle hinein, um sich dann am hinteren Leistenring wieder in seine einzelnen Teile aufzulösen; d. h. das Vas deferens geht mit der A. deferentialis nach unten in das kleine Becken, während die A. und V. spermatica int. und der N. sperm. ext. hinauf zur Lendengegend ziehen (Fig. 63).

Vermittelst des Cremaster, ferner durch die Fascie des Samenstranges, zum Teil auch durch die kontraktilen Fasern des Dartos, wird der Hoden in seiner Lage erhalten und am allzuweiten Herabhängen gehindert. Der Samenstrang ist auch seitlich durch fibröse Fasern an die Schenkelfascie und an die Wurzel des Penis etwas befestigt, wodurch er vor allzustarker Verschiebung geschützt wird.

Die Samengefäße sind so zusammengeordnet, daß sie innerhalb des Hodens einen Knäuel bilden, der von der Albuginea umhüllt und durch ihre scheidewandartigen Fortsetzungen in Abteilungen gebracht wird.

Die Albuginea des Hodens ist von ziemlich straffer Textur; sie erlaubt dem Hodengewebe keine bedeutende und namentlich keine sehr rasch sich vergrößernde Anschwellung. Daher die heftigen Schmerzen bei der Orchitis und daher auch die Gefahr der Atrophie bei Blutung in dem Hoden. Der Nebenhoden besitzt vermöge seiner weicheren Textur eine weit größere Fähigkeit zu rascher Vergrößerung und zu entzündlicher Geschwulst. Am Kopf des Nebenhodens findet sich gewöhnlich ein kleines Cystchen, welches den Namen Hydatide von Morgagni bekommen hat. Auch am Hoden selbst hängt zuweilen ein kleiner Appendix. Hoden und Nebenhoden werden von der serösen Tunica vaginalis umfaßt. Mitten zwischen dem Hoden und Nebenhoden hat die seröse Höhle eine kleine Ausbuchtung, indem sich eine Falte der Serosa zwischen beiden Teilen hinein erstreckt. Hinten und innen, am Mesorchium, haben die beiden Organe keinen serösen Überzug. Die seröse Scheidenhaut besitzt eine große Ausdehnungsfähigkeit, wie man bei der Hydrocele beobachtet. Es kommen übrigens manche angeborene Varietäten an der Scheidenhaut vor, die sich aus dem Descensus testiculi und aus dem während der Fötalzeit bestehenden Zusammenhang der Scheidenhaut mit dem Bauchfell erklären. (Vgl. S. 101.)

Die äußere Seite der Tunica vaginalis propria bekommt eine Verstärkung von der Fascie des Samenstranges her. Mittels dieser grenzt sie an die Dartos, aus der der Hoden leicht stumpf losgelöst und zum Prolabieren gebracht werden kann. Diesen Umstand benützt man bei der Kastration.

Die Haut des Hodensackes besitzt kein subcutanes Fettgewebe, sondern statt dessen die Dartos, die gleich der Haut in der Mittellinie eine Raphe bildet. Die Dartos und die Haut sind in hohem Grade ausdehnbar, ebenso sind sie auch sehr fähig zur Zusammenziehung, Runzelbildung und Verschrumpfung; die Dartos besitzt eine auffallende Kontraktionsfähigkeit, die sie der Anwesenheit glatter Muskelfasern verdankt. In dem lockeren Bindegewebe zwischen Dartos und Tunica vaginalis communis breiten sich alle Entzündungsprozesse sehr schnell aus. Deshalb kommt es auch leicht zu Gangrän des Scrotums. Der Hoden pflegt aber darunter nicht zu leiden, weil er nicht demselben Gefäßbezirk angehört.

Der Samenstrang setzt sich zusammen aus dem Vas deferens, der Arteria spermatica interna (von der Aorta, in der Nierengegend entspringend), der Spermatica externa (von der Epigastrica inferior), der Arteria deferentialis (von der Hypogastrica), den Verchlingungen der Vena spermatica (Plexus pampiniformis), dem Nervus spermaticus externus (vom Lumbalplexus) und internus (vom Sympathicus). Zu diesen kommt noch die Habenula, das Rudiment des obliterierten Vaginalkanals. Alle diese Teile werden durch Bindegewebe zusammengehalten und sind umgeben von einer Fascie, die mit der äußeren und inneren Bauchmuskelfascie zusammenhängt.

Während des Durchganges durch den Leistenkanal giebt der M. obliquus internus eine Anzahl Fasern (Cremaster) an den Samenstrang ab; die mit vielen individuellen Variationen bis zum Hoden herab gehen. Im oberen Teil des Samenstranges findet sich häufig fetthaltiges Bindegewebe, dessen Vermehrung einen Fettbruch vorzutäuschen vermag.

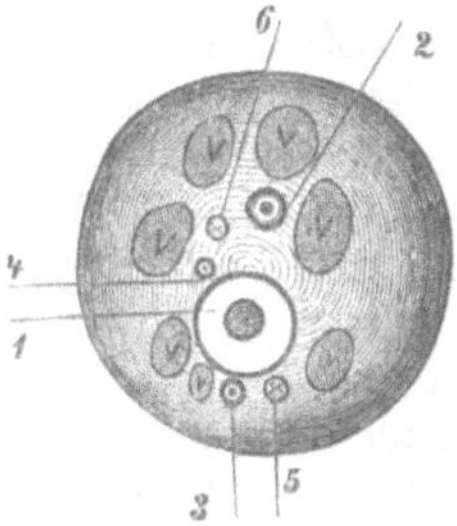

Fig. 71. Querdurchschnitt des Samenstranges. 1. Vas deferens. 2. A. spermatica interna. 3. A. deferentialis. 4. A. sperm. externa. 5. und 6. Nerven.

Die Lage des Samenstranges bringt es mit sich, daß seine Anschwellungen oder Geschwülste einem Leistenbruch ziemlich ähnlich sehen können. Der Samenstrang erfährt auch manche Lageveränderung oder Verschiebung seiner Teile bei den Leistenbrüchen, gewöhnlich aber bleibt er hinter und medianwärts vom Bruche liegen.

Das Vas deferens kann man durch die Haut hindurchfühlen und, bei Prostatahypertrophie, isoliert durchschneiden.

Die Ursache, warum die Venen des Samenstranges, und zwar namentlich die des linken Samenstranges, zuweilen der Erweiterung (Varicocele) unterworfen sind, ist nicht recht bekannt.

In der linken V. spermatica ist eine Rückstauung des Blutes leichter möglich, als in der rechten, weil diese direkt in die Cava, jene aber in die linke V. renalis einmündet. (Fig. 63.) Außerdem ist die linke Vene, indem sie hinter dem Colon sigmoideum durchzupassieren hat, bei Füllung dieses Darmes einem Druck ausgesetzt ist. Daher wohl das überwiegend häufige Auftreten der Varicocele auf der linken Seite. Vielleicht ist auch der Umstand zu berücksichtigen, daß in unseren modernen Hosen das Scrotum immer im linken Hosenbein untergebracht wird. Seine linke Hälfte liegt dem Schenkel an. Unter dem Einfluß der Wärme erschlafft die Dartos, so daß der Hoden immer tiefer herabsinkt. Manche Leute haben nur im Sommer eine Varicocele.

Blase.

Die Blase liegt hinter der Schambeinfuge und der unteren Bauchwand. Ihr oberer und hinterer Teil wird vom Bauchfell überzogen, nach unten und hinten grenzt sie an die Samenbläschen und den Mastdarm, ihr unterster Teil endlich wird von dem Levator ani getragen. Den relativ festen Punkt der Blase bildet der Blasenhals, der erstens unmittelbar und dann auch noch durch Vermittelung der Prostata an den Schambogen angeheftet ist (Ligamenta pubovesicalia, puboprostatica, ischioprostatica). Auf der hinteren Seite wirkt in ähnlicher Art die Fascia rectoprostatica, die den Blasenhals an die Beckenfascie befestigt. Auch die Gegend hinter dem Blasenhals, der Boden der Blase, ihre Verwachsung mit dem Rectum und mit dem untersten Ende des Bauchfelles, liegen noch ziemlich fest, doch ist eine Verschiebung dieses Teiles, je nach dem Grade der Anfüllung des Rectums, nicht ausgeschlossen. Der nach oben und vornen gekehrte Teil der Blase ist viel beweglicher; er kann bei Urinretention bis zum Nabel in die Höhe steigen, um nach der Entleerung hinter der Symphyse zusammenzusinken. Diese Verschiebbarkeit beruht teils auf dem Peritonaealüberzug, teils auf der Schlaffheit des Bindegewebes, das sich am vorderen Teil der Blase befindet. Mit dem unteren vorderen Teil der Bauchwand wird die Blase durch das Peritonaeum, durch die obliterierten Nabelarterien und den Urachus (vgl. S. 96) in Kontakt erhalten. Die Verbindungen, die man bei den einzelnen Individuen verschieden lang trifft, geben den Erklärungsgrund, warum häufig bei Urinretentionen die Blase einen deutlich sichtbaren

Vorsprung am Bauch bildet; wäre die Blase nicht örtlich hier befestigt, so würde sie eher die Därme zurückdrängen, als daß sie eine solche lokale Ausdehnung der Bauchwand hervorbrächte.

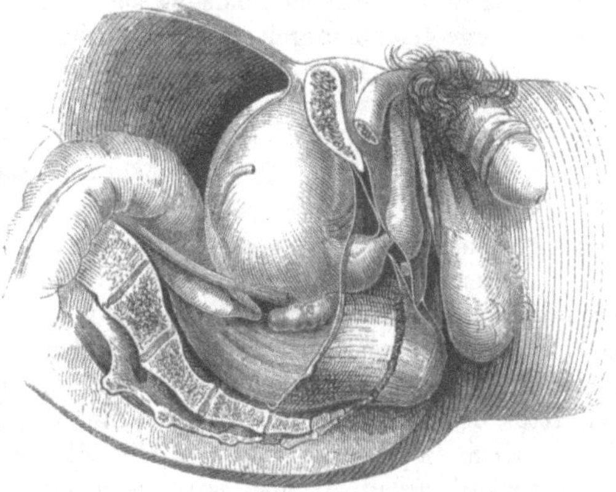

Fig. 72. Sagittalschnitt des Beckens, um die Lage der gefüllten Blase und der Harnröhre zu zeigen.

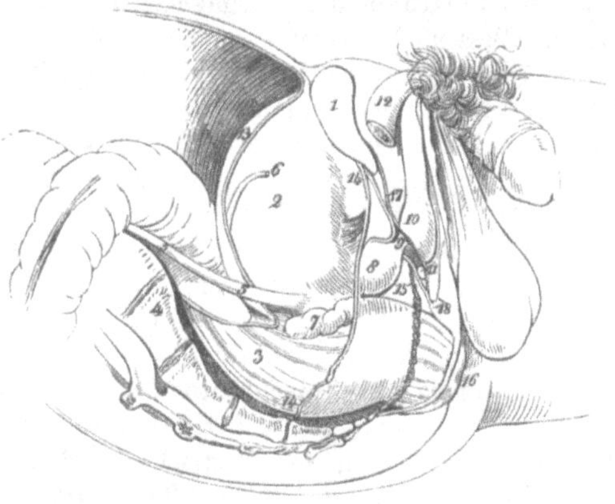

Fig. 73. 1. Symphysis. 2. Blase. 3. Rectum. 4. Sacrum. 5. Ureter. 6. Vas deferens. 7. Samenbläschen. 8. Prostata. 9. Pars membranacea. 10. Bulbus. 11. Glandula bulbo-urethralis. 12. Rechtes Corpus cavernosum. 13. Peritonaeum. 14. Fascia pelvis. 15. Levator ani (unterer Teil). 16. Sphincter ani. 17. Fascia perinealis (Lig. triangulare). 18. Fascia perinealis superficialis.

Unter **Cavum Retzii** versteht man den Bindegewebsspaltraum, der sich zwischen der Vorderwand der Blase einer- und dem Schambein und der unteren Bauchwand andererseits befindet. In diesem weitmaschigen Bindegewebe können sich Entzündungsprozesse der Nachbarorgane schnell ausbreiten und zu Abscessen führen, die die Blase mehr oder weniger umlagern.

Für den oberen Steinschnitt sowie für den Blasenstich ist die Beweglichkeit der Blase nach oben sehr wichtig, denn man braucht eine Verletzung des Bauchfelles nicht zu befürchten, wenn man bei gefüllter Blase operiert und noch dazu die gefüllte Blase durch Ausstopfen des Mastdarmes in die Höhe drängt. Im kindlichen Alter erstreckt sich die Blase verhältnismäßig noch höher hinauf als bei Erwachsenen, so daß man den oberen Steinschnitt bei Kindern noch leichter machen kann.

Ein Stoß auf die gefüllte Blase kann sie zum Platzen bringen. Gewöhnlich reißt der hintere oder obere Scheitel ein, dann ergießt sich der Urin in die Bauchhöhle. Der Riß kann aber auch extraperitonaeal verlaufen; man wird dann eine Urininfiltration vor und unter der Blase zu erwarten haben.

Die Nähe der Symphyse erklärt die leichte Teilnahme der Blase an den Frakturen der Schamknochen. Die Nähe des Mastdarmes am Blasenhals macht die häufig eintretende Urinretention nach einer Operation am Mastdarm begreiflich.

Der **Blasenhals** und der Boden der Blase besitzen sehr komplizierte anatomische Verhältnisse. Die Ureteren, die Samenbläschen samt den Vasa deferentia und ihren Ausführungsgängen, die Prostata, die Verbindung mit dem Mastdarm am Ende des Peritonaeums, die Stellung des Levator ani, der Venenplexus am Blasenhals, die Vesikalarterien, die Nerven, an denen vorzugsweise der Blasenhals reich ist, die fibrösen und muskulösen Fasern, die vom Schambogen zum Blasenhals gehen und ihn befestigen, die tiefe Perinealaponeurose, die den Blasenhals von der oberflächlicheren Schichte des Perineums abgrenzt, endlich die eigentümliche Verbindung von elastischen und kontraktilen Fasern am Sphincter der Blase und am Trigonum: alle diese Umstände machen die Topographie des Blasenhalses zu einem schwer zu übersehenden Teil der Anatomie.

Mit dem Blasenhals ist die **Prostata** aufs engste verbunden, sie hilft den Blasenhals bilden; die Fasern des Blasenmuskels inserieren sich an ihr, und sie trägt vermöge ihrer Elastizität und Kontraktilität zur Schließung des Blasenhalses bei. Die Fasern, welche die Schließung der Blase besorgen, sind kontraktile, dem Sphincter ani internus analoge Ringfasern; vor dem Blasenhals, an der Prostata und Pars membranacea liegen die Muskelpartien, die man Transversus profundus oder Compressor urethrae genannt hat, und die auch zur Schließung der Blase beitragen können.

Der Blasenhals ist vermöge seiner Nerven der Sitz des Harndranges; der Druck des angesammelten Urins, ebenso eine Berührung oder entzündliche Reizung des Blasenhalses erzeugt

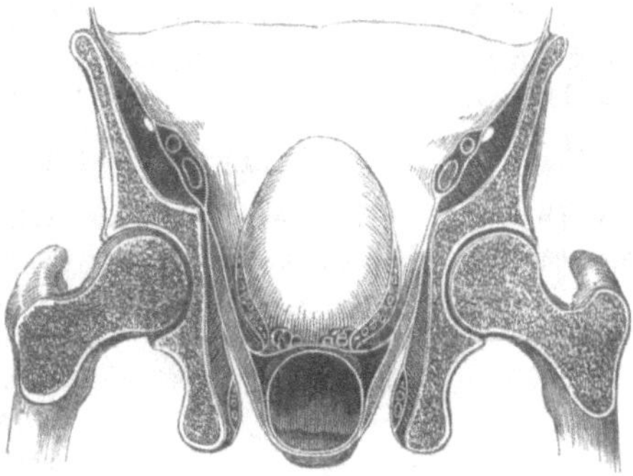

Fig. 74. Frontaldurchschnitt des Beckens; Ansicht der vollen Blase von hinten; die Samenbläschen sind unten durchschnitten; ebenso zu beiden Seiten der Blase die Venen des Plexus vesicalis. Man erkennt die Fascien, die den Obturator internus und den Levator ani einhüllen; ebenso die Fascie zwischen der Blase und dem querdurchschnittenen Mastdarm. Oben sieht man die durchschnittene A. und Vena femoralis und den N. femoralis nebst dem Iliopsoas, unten am Sitzbein an dessen Innenseite befindet sich der Durchschnitt der A. und V. pudenda interna.

das Bedürfnis zu harnen. Beim Stehen und Sitzen bildet das Trigonum den tiefsten Teil der Blase. Die Blasensteine rollen deshalb immer dorthin und erzeugen blutige Tenesmen. Viele Steinpatienten können eine Reise nur ertragen, wenn sie mit erhöhtem Becken auf dem Rücken liegen; dann rollt der Stein in den Blasengrund zurück.

Die nächsten Umgebungen des Blasenhalses sind folgende: vornen kommen die großen Venen des Penis unter dem Schambogen hervor, sie helfen dann zu beiden Seiten der Blase einen Plexus (Santorini) bilden; hinter dem Blasenhals liegen die Ureteren, von deren Einmündungsstellen aus sich das Trigonum vesicale zum Anfang der Urethra erstreckt. Nach innen von den Ureteren liegt das Vas deferens und noch mehr medianwärts die Samenbläschen (Fig. 72 u. 77). Zwischen den beiden

Samengängen und Samenbläschen in der Mitte befindet sich die Stelle, wo Blase und Mastdarm am nächsten zusammengrenzen und nur durch eine dünne Bindegewebschichte getrennt sind. Weiter nach hinten und oben kommt sodann das Ende des Bauchfelles, wo es sich vom Mastdarm zur Blase herüberschlägt. Diese Stelle ist bald etwas tiefer, bald höher gelegen. Beim Erwachsenen ist in der Regel noch ein ziemlicher Raum von dem Rand der Prostata bis zum unteren Ende des Peritonaeums; beim Kind geht das Bauchfell verhältnißweise weiter herab, bis zur Prostata. Dieser Umstand ist beim Steinschnitt wohl zu erwägen. Zu beiden Seiten wird der Blasenhals nebst der Prostata von dem Levator ani umfaßt, und die obere Fascie desselben ist ziemlich fest mit dem Blasenhals verbunden (vgl. S. 131).

Perinealgegend.

Die Teile, die den Blasenhals von unten her, in der Perinealgegend bedecken, sind in der Chirurgie von der größten Wichtigkeit, da man von dieser Seite aus gewöhnlich den Harnröhren- und Blasenschnitt unternimmt. Die Hauptstelle, die hier in Betracht kommt, ist der Raum zwischen dem After und dem Bulbus urethrae; zwischen diesen beiden Partien muß man beim Perinealsteinschnitt auf die Pars membranacea und prostatica urethrae eindringen.

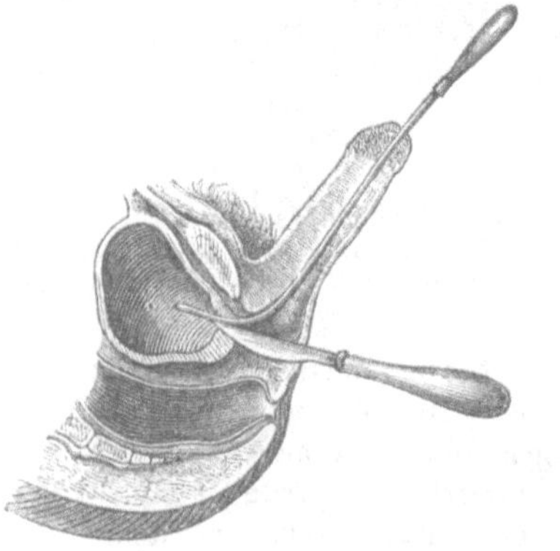

Fig. 75. Ist der Weg gezeigt, den man beim Medianschnitt in die Blase einzuschlagen hat.

Es liegen folgende Teile in der Perinealgegend: vornen der **Bulbus** urethrae mit dem ihn bedeckenden M. bulbocavernosus; seitlich davon die beiden Wurzeln der Corpora cavernosa, bedeckt von den Mm. ischiocavernosi. Ungefähr in der Spalte zwischen Bulbo- und Ischiocavernosus läuft hinten die Arteria perinei nach vornen.

Etwas weiter hinten als der Bulbus entspringen von beiden Seiten her die Mm. transversi perinei, und vom Anus her schließt sich der Sphincter ani dem Bulbocavernosus an. Bedeckt von diesen trifft man die Pars membranacea urethrae und die Prostata vom Transversus perinei und vom Levator ani umgeben. Eine dem Levator ani sich anschließende Muskelpartie umfaßt die Pars membranacea und bildet so den Compressor urethrae. In derselben

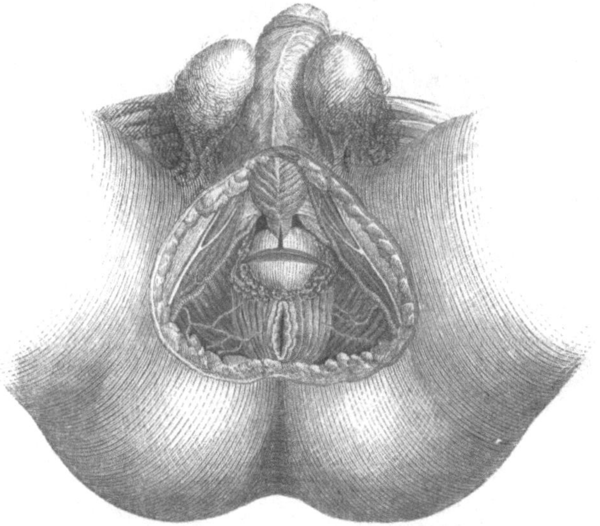

Fig. 76. Die Perinealgegend freipräpariert; der vordere Teil des Sphincter und Levator ani sind weggeschnitten und in die Pars membranacea urethrae und Prostata sind Einschnitte gemacht, wie sie beim Bilateral-Steinschnitt vorkommen. Der Bulbus urethrae ist vom M. bulbocavernovus bedeckt; seitlich sieht man die mittlere Perinealaponeurose, hinter die sich der Hauptast der A. pudenda interna begiebt. Zweige des Nervus pudendus erscheinen vorwärts und nach der Seite gezogen, am Rande der Mm. ischiocavernosi.

Tiefe mit diesem Muskel liegen zwei kleine Drüsen, die in die Pars membranacea urethrae ausmünden, die Gl. bulbo-urethrales (Cowperi). Die Prostata ist hinten noch von einer dünnen Fascie zugedeckt. Präpariert man noch weiter, so gelangt man zum Boden der Blase, und rechts und links zu den Samenbläschen (Fig. 77). Alle diese Teile können nur dadurch sichtbar gemacht werden, daß man die Verbindung zwischen Sphincter ani und Bulbocavernosus durchschneidet oder beide Muskeln zusammen wegnimmt und den Bulbus nach vornen, den Anus aber nach hinten drängt.

Zur Seite der Perinealgegend, halb verborgen hinter dem Rande des Sitz- und Schamknochens liegt die Arteria pudenda interna, begleitet vom N. pudendus. Eine ziemlich starke

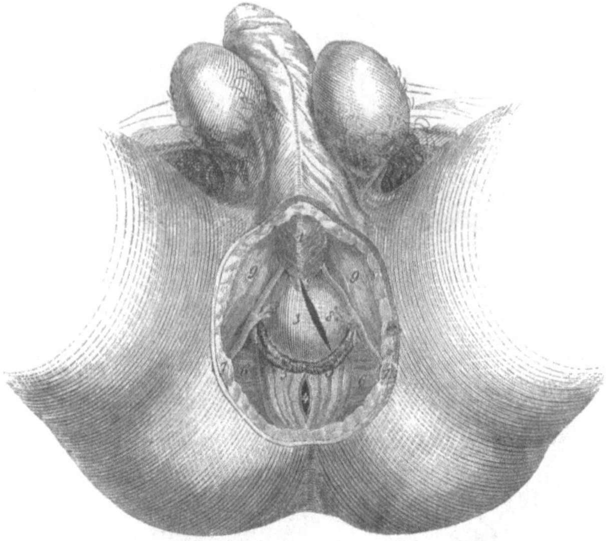

Fig. 77. 1. Bulbus. 2. Pars membranacea. 3. Prostata. 4. Anus. 5. Sphincter ani, vornen weggeschnitten. 6. Levator ani. 7. A. pudenda interna. 8. A. superficialis und Transversa perinei, am Ursprung abgeschnitten. 9. Mm. ischiocavernosi.

Scheide bedeckt die Arterie und befestigt sie an dem inneren Rand des Knochens. Die Arterie sendet zuerst einen Ramus hämorrhoidalis inferior zum Anus, weiter vornen kommt der Ramus perinei heraus, noch weiter vornen entspringt die A. bulbi und die A. urethralis. und ganz in der Tiefe, in der Nähe des Schambogens, die A. profunda und die Dorsalis penis. — Zu beiden Seiten des Anus, zwischen ihm und dem Sitzbein, finden sich die Fossae ischiorectales, gefüllt mit Fett und nach oben begrenzt vom Levator ani (vgl. S. 132).

Die Perinealmuskeln haben, wie fast alle Muskeln, einen bindegewebig sehnigen Überzug, so auch die Bulbocavernosi,

Ischiocavernosi und der Levator ani. Diese Überzüge hat man Fascia superficialis, media und superior genannt, sie sind aber kaum wichtig genug, um eine solche besondere Unterscheidung zu verdienen. Deutlicher und bedeutender, als alle diese feinen Fascien ist die fibröse Befestigung der Pars membranacea und des Bulbus unter dem Schambogen, das Lig. triangulare urethrae oder Lig. bulbi. Die sogenannte untere Mittelfleischfascie ist so schwach entwickelt, daß man sie kaum vom übrigen sub-

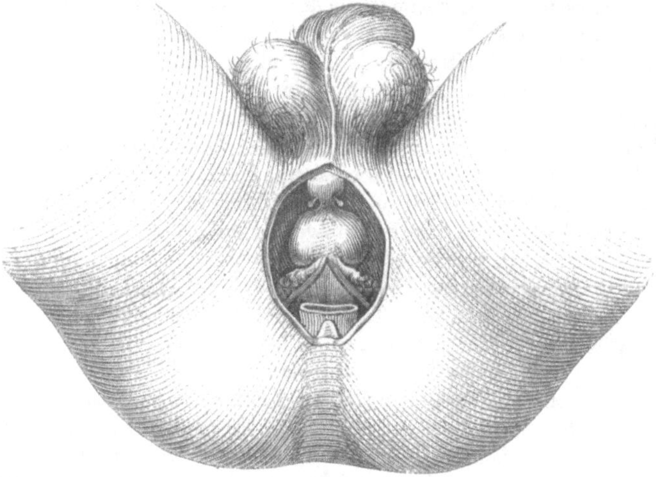

Fig. 78. Die Haut und die Muskeln der Perinealgegend nebst dem Ende des Mastdarms sind weggenommen. Man erkennt den Bulbus nebst den Cowperschen Drüsen, die Prostata mit Samenbläschen und Vas deferens, weiter hinten den Boden der Blase. Über dem abgeschnittenen Ende des Rectums ragt die Steißbeinspitze hervor.

cutanen Bindegewebe unterscheiden kann. Als mittlere Fascie hat man eine ziemlich dünne Ausbreitung von Fasern beschrieben, die vom Lig. bulbi ausgehend sich der unteren Seite des Levator ani anschließt (Fig. 74). Die obere Aponeurose endlich, sonst auch Fascia pelvis genannt, dient der oberen Seite des Levator ani als Bedeckung und Befestigung. Sie überzieht die Muskeln (Piriformis, Obturator internus, Coccygeus, Levator ani), die den trichterförmigen Boden der Beckenhöhle bilden helfen, und schließt somit, einem Diaphragma ähnlich, die Beckenhöhle von der Mittelfleischgegend ab. Die Prostata ist hinten in eine grubige Ausbuchtung dieser Fascie, in die Fascia prostatae, aufgenommen.

Für die Urinabscesse und für die Urininfiltration haben die Muskeln und Fascien der Perinealgegend eine große Bedeutung. Die Urinabscesse dieser Gegend pflegen relativ klein und gespannt zu bleiben, so lange sie hinter der Fascia prostatae oder hinter den Muskeln dieser Gegend, besonders dem Bulbocavernosus, in ihrer Entwickelung gehemmt sind; ist aber die untere Fascie der Perinealmuskeln durchbrochen, z. B. am vorderen Ende des Bulbocavernosus, so kommt es leicht zu rascher und weit verbreiteter Infiltration oder Versenkung im Bindegewebe. Das Bindegewebe des ganzen Dammes und Hodensackes, des Schamberges, der Inguinalgegend und der inneren Schenkelseite, auch der Hinterbackengegend kann auf diese Weise von Urininfiltration ergriffen werden; und es ist manchmal eine wahre Lebensfrage, durch frühzeitiges Einschneiden der Harninfiltration zuvorzukommen.

Die Topographie der Prostatagegend kam in früheren Jahren, als man noch den Seitenschnitt zu machen pflegte, häufig in Frage. Dieser Schnitt (Fig. 77) fällt so ziemlich in eine Linie, die parallel ist mit dem aufsteigenden Sitzbein und mit dem M. ischiocavernosus. Zu weit nach innen würde der Mastdarm, zu weit nach außen würde die A. pudenda interna getroffen werden können. Fängt man den Schnitt zu weit nach vornen an, so trifft man den zu Blutungen leicht geneigten Bulbus, führt man ihn zu weit nach hinten, so kommt man über die Prostata-Aponeurose hinaus, und es ist damit vielleicht die Urininfiltration in das zwischen Blase und Rectum gelegene Zellgewebe erleichtert.

Harnröhre und Prostata.

An der Harnröhre unterscheidet man eine Pars prostatica, Pars membranacea und Pars cavernosa. Ihre ganze Länge kann bei dem Erwachsenen auf 15 bis 20 cm geschätzt werden; bei manchen Individuen ist aber die Harnröhre auffallend länger.

Den Anfang der Harnröhre bildet die Prostata, indem das Gewebe dieser Drüse einen breiten und ziemlich festen, dabei aber doch elastischen und ausdehnbaren Ring um den Blasenhals und die Harnröhrenschleimhaut herum bildet. Die Pars prostatica urethrae ist etwa 3 cm lang. Die Breite der Prostata erstreckt sich am weitesten nach hinten und außen hin; man kann in dieser Richtung (beim Seitensteinschnitt) den Blasenhals wohl 2 cm weit einschneiden, ohne über die Prostata hinauszukommen. — Unmittelbar vor dem Blasenhalse erhebt sich in der Prostata der Colliculus seminalis (Caput gallinaginis) mit den Samenausführungsöffnungen; seitlich von ihm sind die Ausführungsgänge der Prostata selbst. Eine feine Schichte von Drüsengewebe erstreckt sich bei vielen Individuen noch in die Blase hinein, mitten im Trigonum der Blase; durch Hypertrophie dieser Schichte entsteht der sogenannte mittlere Lappen der Prostata, der vermöge seiner klappenartigen Wirkung zur Urinretention führen kann. Bei einseitiger Hypertrophie der Prostata erfährt die Harnröhre eine Deviation. — Nach der Durchschneidung der Vasa deferentia bildet sich die hypertrophische Prostata zurück; ein Zeichen, daß die Funktionen der Hoden mit denen der Prostata in einem Zusammenhange stehen.

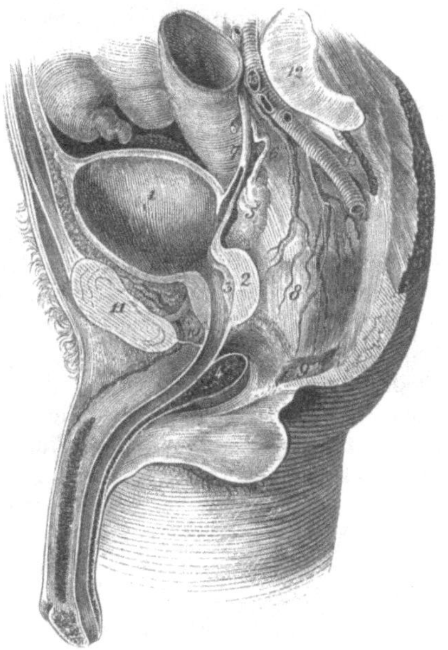

Fig. 79. 1. Blase. 2. Prostata. 3. Samenhügel. 4. Bulbus. 5. Samenbläschen. 6. Samengang. 7. Harnleiter. 8. Mastdarm. 9. Sphincter ani. 10. Lig. triangulare nebst Vena dorsalis penis. 11. Symphysis. 12. Synchondrosenfläche des Kreuzbeines. 13. A. iliaca externa der linken Seite abgeschnitten. 14. Hypogastrica sinistra. 15. N. ischiadicus.

Der vordere Teil der Prostata ist ziemlich fest an den absteigenden Schamknochen angefügt; auch der Levator ani legt sich eng an die Prostata an, und ein Teil der Muskelfasern des Levator ist an ihr befestigt. Im Innern zeigt die Pars prostatica urethrae unmittelbar vor dem Blasenhals eine leichte Ausbuchtung; der Katheter kann hier einen Aufenthalt erfahren, und man fühlt oft das rasche schnappende Hinübergleiten des Katheters über diese Stelle.

Beim Fötus findet man als Rest der Müllerschen Gänge und als Analogon des Uterus den Utriculus prostaticus, mitten im Samenhügel gelegen und auf ihn ausmündend. Ein Rudiment von ihm ist auch bei Erwachsenen noch anzutreffen. Wahrscheinlich sind einige Fälle von divertikelartigen Ausbuchtungen, die man an der Pars prostatica urethrae in dieser Gegend angetroffen hat, aus diesem Sinus prostaticus zu erklären.

Die Pars membranacea besteht aus einer dünnen, die Schleimhaut umgebenden Schichte von spongiösem Gewebe; um es herum sind die Muskelfasern befindlich, welchen man den Namen Compressor urethrae, Constrictor urethrae u. s. w. gegeben hat. Diese Fasern können die Urethra verengen und etwas nach oben heben; sie scheinen für die Entleerung der Urethra und für die Ausspritzung des Samens mitzuwirken. — Die Pars membranacea liegt gerade unter und hinter dem Schambogen; sie bildet die Stelle, wo sich die Urethra um den Schambogen herumkrümmt, und wo man folglich auch mit dem Katheter einen Bogen beschreiben muß. Nach oben und vornen ist die Pars membranacea durch das Lig. triangulare bulbi befestigt. Dieses Ligament verengt den Eingang in die Pars membranacea etwas und kann so zum Hindernis für den Katheter werden. — Beim Medianschnitt wird die Pars membranacea sammt ihren Muskeln gespalten.

In die Pars membranacea urethrae münden die Ausführungsgänge der Glandulae bulbo-urethrales (Cowperi). Es sind dies zwei erbsengroße Schleimdrüschen, die in dem M. transversus perinei prof. eingebettet liegen. Sie sind beim Tripper zuweilen der Ausgangspunkt von tiefliegenden Perinealabscessen.

Am Bulbus urethrae besitzt das cavernöse Gewebe der Harnröhre eine Anschwellung; auch das Lumen der Harnröhre ist hier, zumal bei alten Individuen, etwas weiter und die Wand ausdehnbarer. Wo die Krümmung der Harnröhre nach hinten beginnt, wird am häufigsten ein falscher Weg mit dem Katheter gemacht. An dieser Stelle kommen auch durch Zusammenschrumpfen und Verhärtung der Schleimhaut und des cavernösen Gewebes am häufigsten Strikturen vor.

Penis.

Der Penis besteht der Hauptmasse nach aus den beiden Corpora cavernosa penis und aus dem unpaaren Corpus cavernosum urethrae. Indem dieses, in seinem hinteren Verlauf die Urethra von unten her umlagernd, an der Spitze des Penis zum Rücken desselben in die Höhe gekrempelt ist, bildet es die Eichel. An der oberen Harnröhrenwand grenzt die Schleimhaut fast unmittelbar an die fibröse Scheide der Corpora cavernosa, unten und vornen ist das cavernöse Gewebe viel dicker und mehr entwickelt und vermöge seiner Weichheit ausdehnbar; es folgt daraus, daß man sich im Penis mit dem Katheter mehr an die obere Wand halten muß, wenn man sicher sein will, sich in keiner Falte zu verirren. An der oberen Seite besitzt die Schleimhaut zuweilen Follikel, Lacunae genannt, mit so weiter Öffnung, daß sich ein dünner Katheter darin fangen kann, daher die Regel, immer möglichst dicke Katheter zu gebrauchen.

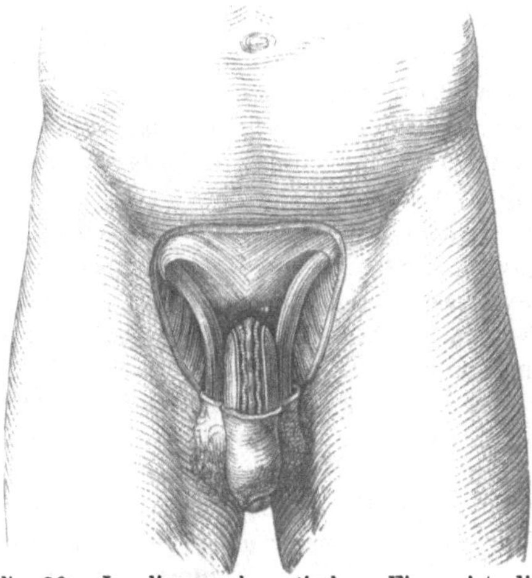

Fig. 80. In dieser schematischen Figur ist die Stellung der mittleren Vene am Penis, nach außen die Arterie und der Nerv des Penisrückens dargestellt.

Auf dem Rücken des Penis verlaufen die Arteriae dorsales nebst den Nerven, und in der Mitte die unpaare Vena dorsalis (Fig. 80). Diese Vene ergießt ihr Blut in den Plexus pudendalis, der auch die Venen der Blase und Prostata in sich aufnimmt. Eine Überfüllung dieses Plexus wird demnach auch auf die Circulation im Penis einen Einfluß haben. Die dünne

Fascia penis, eine Fortsetzung der Fascie des M. bulbocavernosus und des Lig. suspensorium penis, hüllt diese Teile samt dem Gliede selbst ein.

Bei der Amputation des Penis können dreierlei Arterien eine Blutung setzen, die Arteriae profundae penis oder die Aa. urethrales oder die Aa. dorsales. Wenn man den Penis in der Nähe seiner Wurzel amputiert, muß man den Stumpf vorher fixieren, damit nicht das Unterbinden der Gefäße durch Zurückweichen des Stumpfes erschwert werde. Die Blutung aus dem Schwellkörper stillt man am besten durch tieffassende versenkte Nähte.

Die Wurzel des Penis ist vom Scrotum bedeckt und oben mittelst des Lig. suspensorium an die Symphyse angeheftet. Der vordere Teil des Penis hängt im schlaffen Zustand vornen herab und muß zum Zweck des Katheterisirens nach oben gehalten werden.

Auf das Ende der Corpora cavernosa ist die Eichel aufgesetzt, bestehend aus spongiösem Gewebe, das mit dem Corpus cavernosum urethrae zusammenhängt und sich von der Mündung der Harnröhre her umschlägt und ausbreitet. Hinter der Urethralöffnung in der Eichel besitzt die Harnröhre eine leichte Erweiterung (Fossa navicularis); die Öffnung selbst ist wieder etwas enger, und bei vielen Individuen ist sie so unverhältnismäßig eng, daß beim Eindringen des Katheters ihr dünner faltenartiger Rand umgeklappt oder nach innen gedrängt wird. Soll ein stärkerer Katheter gebraucht werden, so ist man öfters zum Einkerben dieses Saumes genötigt.

Die sehr dehnbare und fettarme Haut des Penis bildet am Rand der Eichel das Präputium. Dasselbe ist durch sein Frenulum an die Unterseite der Eichel befestigt. In der Enge und Länge der Vorhaut kommen eine Menge individueller Verschiedenheiten vor, die bei der Phimose und Paraphimose von Wichtigkeit sind.

IV. Weibliche Geschlechtsteile.

Blase und Harnröhre. Äußere Geschlechtsteile. Scheide. Uterus. Eierstock.

Weibliche Blase und Harnröhre.

Die weibliche Blase hat hinter sich die Vagina und den Uterus. Der Gebärmutterhals und der oberste Teil der Vagina liegen unmittelbar an der Blase an (Fig. 81); sie sind durch eine ziemlich dünne Schichte von Bindegewebe mit der Blase verwachsen; man hat also nur die vordere obere Wandung der Vagina einzuschneiden, um auf die Blase zu kommen. Der Blasenhals wird von der Vagina getragen. Diese Nähe der Vagina, die geringe Dicke der Wandung zwischen der Blasen- und Vaginalhöhle befördert die Entstehung von Kommunikationsfisteln zwischen beiden Höhlen. Sowie eine größere Perforation der Scheidewand entsteht, hat man ein Zusammenwachsen der beiderseitigen Schleimhäute und damit die Entstehung einer permanenten (lippenförmigen) Fistel zu fürchten.

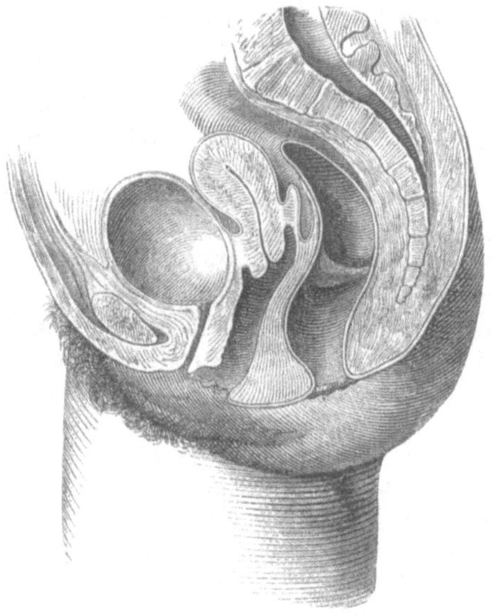

Fig. 81.

Die Blasensteinzertrümmerung ist beim Weibe erleichtert durch die Weite der Urethra und durch die leichte Einführung der Instrumente. Dagegen wird sie wieder dadurch kompliziert, daß neben dem Instrument der Urin rasch abfließt, und ferner dadurch, daß die weibliche Blase zu beiden Seiten des Cervix uteri je eine Vertiefung zeigt, ein Umstand, der zuweilen das Aufsuchen des Steines erschwert.

Die weibliche Urethra läuft $2^1/_2$—3 cm lang, in gerader Linie nach unten und vornen, um sich im Vorhof am Eingang der Scheide zu öffnen. Die Öffnung befindet sich unterhalb der Clitoris und vor dem sogenannten Scheidenwulst. Sie ist von kleinen Falten umgeben; auch innerlich zeigt sich die Urethralschleimhaut gefaltet; wenn diese Falten anschwellen, sieht man sie prolabieren. Das äußere Ende des Urethra ist etwas enger als ihr Anfang am Blasenhals.

Die weibliche Urethra ist ziemlich ausdehnbar; man bebenützt diesen Umstand zur Digitaluntersuchung des Blaseninnern und zur unblutigen Entfernung der kleineren Blasensteine. Bei Retroversion des Uterus wird die Urethra nach innen gezogen, beim Prolaps der vorderen Scheidenpartie wird sie öfters mitsamt der Blase nach unten disloeiert. Es kann dies soweit gehen, daß sie, statt von der Blase aus nach unten und vornen zu verlaufen, eine von unten nach oben und vornen gehende Richtung erhält.

Äußere Geschlechtsteile.

Die äußere Scham wird gebildet von den großen und kleinen Schamlippen, der Clitoris, dem Vestibulum, endlich nach hinten von Perineum.

Vom Schamberg zum Damm ziehen sich die großen Schamlippen herab, bestehend aus einer Hautfalte, die mit Fett ausgefüllt ist. Hinten vereinigen sie sich durch eine feine, scharfrandige Kommissur und gehen so über ins Mittelfleisch; innen sind sie von Schleimhaut ausgekleidet und verbinden sich mit den kleinen Schamlippen, die aus einer lappigen und sehr ungleichmäßig hohen Schleimhautfalte mit einer gefäßreichen Zwischenschichte bestehen. Im vorderen und oberen Teil der Schamspalte liegt die Clitoris; dieselbe setzt sich aus zwei von den Sitzbeinen herkommenden Schwellkörpern zusammen und erhält von den beiden kleinen Schamlippen aus eine Art Präputium.

Der Raum zwischen den kleinen Schamlippen und zwischen dem Eingang der Vagina wird Vorhof, Vestibulum, genannt. Der hinterste Teil dieser Gegend, nahe dem Perineum, heißt Fossa navicularis. Zwischen dieser Grube und dem Mittelfleisch liegt das Schamlippenbändchen, das bei der ersten Geburt einzureißen pflegt. Hinter der Schleimhaut des Vorhofs findet sich zu beiden Seiten ein Wulst von spongiösem Erektilgewebe; über ihn legen sich längs und rings gestellte glatte Muskelfasern her. Nach außen, am Knochen hin, verläuft die Arteria pudenda interna nebst den Nerven, deren Lage und Verteilung der männlichen Organisation ganz entsprechend ist. (Vgl. Fig. 68 u. 77.) Seitlich nach hinten im Vorhofe, noch vor dem Scheideneingang, liegen, als das Analogon der Cowperschen Drüsen des Mannes, die Glandulae vestibulares majores (Bartholinischen Drüsen) mit ihrem etwa 5 cm langen Ausführungsgang, der seitlich im Vorhof, noch außerhalb des Hymens ausmündet. Bei gonorrhoischer Entzündung dieser Drüsen kann man den Eiter öfters zum Ausführungsgang hinausdrücken. Wenn die Drüse vereitert, entsteht ein tiefliegender Schamlippenabsceß.

Das Perineum besteht aus Haut und Schleimhaut, aus den Insertionen des Sphincter ani, womit sich der Transversus perinei und Levator ani verbinden, und aus einer Anhäufung von Fett. Der Durchschnitt des Perineums in der Mittellinie giebt eine dreieckige Form (Fig. 81), vornen die Schleimhaut des Vorhofes (der Fossa navicularis), hinten die des Rectums, unten die äußere Haut. — Wenn der Damm bei der Geburt einreißt und der Riß nicht durch erste Vereinigung wieder zusammenheilt, werden durch das Einschrumpfen der granulierenden Wunde die Haut und die Vorhofschleimhaut gegeneinander gezogen; zugleich entsteht durch den Zug der Narbe eine Verlängerung der Schamlippen nach hinten, und es bleibt eine Erweiterung der Schamspalte zurück. Der Sphincter ani bildet hier gleichsam den festen Punkt; da er vermöge seiner Befestigung am Steißbein nicht durch die Narbe dislociert werden kann, müssen die Schamlippen dem Zug der Narbenkontraktion dorthin folgen und nach hinten rücken.

Das Mittelfleisch ist in hohem Grade ausdehnbar, wie man dies besonders bei den Geburten beobachtet. Man hat es eine Ausdehnung bis zu zehn Centimeter erhalten sehen. Ohne dies wäre die Möglichkeit einer Geburt des Kindeskopfes durch ein Loch im Mittelfleisch (Partus perinealis) nicht zu begreifen.

Scheide.

Die Vagina, aus Schleimhaut und einem submukösen Erectilgewebe bestehend, hat nach vornen von sich die Blase und Urethra, nach hinten den Mastdarm, seitlich grenzt sie unmittelbar an die Wandungen des Beckens an, ausgenommen die Stelle, wo sich der Levator ani an sie anlegt. Am Eingang der Vagina befindet sich das Hymen, oder es sind als Rest davon die Karunkeln wahrzunehmen. Eine vordere und hintere Reihe quer liegender Runzeln bilden sich an der Vaginalwand; die vordere Partie dieser Runzeln, Arbor vitae genannt, ist beträchtlicher. Der hinter der Urethralmündung gelegene Teil der vorderen Vaginalwand, der oft einen sehr merklichen Vorsprung in die Scheide hinein macht, heißt Scheidenwulst. Bei vielen Frauen findet man auch einen sehr deutlich ausgesprochenen hinteren Scheidenwulst. — Die Urethra, der untere Teil der Blase bis hinter das Trigonum, auch seitlich noch die Ureteren (Fig. 82) liegen nahe unter der vorderen Vaginalwand; hinten grenzt der Mastdarm sehr nahe an, indem nur ein kurzfaseriges Bindegewebe zwischen beiden Kanälen eingeschaltet ist; oben und hinten, am Vaginalgewölbe, trifft man hinter der Vagina das Bauchfell, das sich hier zuweilen noch eine kurze Strecke weit zwischen Vagina und Mastdarm herab erstreckt. Alle diese Teile können leicht von der Vagina aus verletzt und perforiert werden.

Im leeren Zustande liegt die vordere und die hintere Wand der Vagina nahe aneinander, so daß sie sich berühren. Es geschieht dies teils vermöge der Elastizität der Vagina, teils vermöge des Druckes der übrigen Beckeneingeweide. Wenn die Vagina ihre Elastizität verliert, wenn ihr Gewebe sich erschlafft und verlängert, oder wenn die Verbindungen der Vagina mit der Beckenwand und dem Bauchfell nachgeben, kann sich die Blase (Cystocele) oder die vordere Mastdarmwand (Rectocele) nach unten herabsenken, oder es kann die Gebärmutter tiefer treten und die Vagina um sich her umstülpen (Prolapsus uteri). Die große Mehrzahl der sogenannten Muttervorfälle sind Vorfälle der unteren vorderen Partie der Scheide; wenn sich das Übel weiter entwickelt, senkt sich die Blase, dann der Muttermund, zuletzt und sekundär auch die hintere Vaginalwand herab.

An ihrem oberen Ende bildet die Vagina ein Gewölbe, das den Cervix umfaßt, so daß der Muttermund nach hinten hereinragt. Das Vaginalgewölbe ist vermöge seiner schlaffen Verbindung ziemlich verschiebbar, so daß es sich den leichteren Lageveränderungen des Uterus nicht widersetzt.

Uterus.

Der Uterus liegt im Eingang des kleinen Beckens, aufgehängt zwischen den Blättern des Lig. latum, das die vordere Seite des Uterus zum größten Teile und die hintere vollständig überzieht. Der verhältnisweise weniger verschiebbare Teil der Gebärmutter ist ihr Hals. Er steht mit der Blase und Vagina in Verbindung und hat seitlich, nach hinten, befestigende Muskelfasern (Retractor uteri), die im Lig. latum zur Seitenwand des kleinen Beckens hinziehen. Der obere Teil der Gebärmutter ist viel beweglicher; er wird nur durch die beiden Mutterbänder und durch das Lig. teres, das sich seitlich vom oberen Rande des Uterus zum Leistenkanal erstreckt, einigermaßen in seiner Lage erhalten. Im oberen Rande des Lig. latum verläuft die Tuba uterina (Fallopii); auf seiner Hinterseite, unterhalb der Tuba liegt das Ovarium. Die Excavatio uterina des Bauchfelles hinter dem Lig. laterum und dem Uterus, zwischen diesen und dem Rectum, hieß früher der Douglas'sche Raum. Die

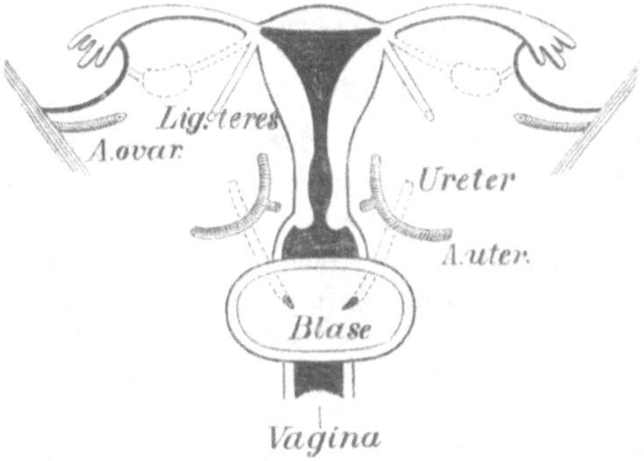

Fig. 82. Schematische Darstellung der zu den inneren weiblichen Geschlechtsteilen tretenden Bänder und Gefäße. Die A. ovarii (Sperm. int.) begiebt sich im Lig. infundibulo-pelvicum zum Eierstock hin. Man erkennt ferner das Lig. ovarii, das Lig. infundibulo-ovaricum und das Lig. teres uteri. Die A. uterina kreuzt sich ganz dicht neben dem seitlichen Scheidengewölbe mit dem Ureter, der bald darauf in das unterste Blasensegment einmündet. Die durch das Lig. latum durchscheinenden Eierstöcke sind der Übersichtlichkeit halber etwas klein gehalten. Von der Blase ist nur das hintere und untere Segment im Durchschnitt wiedergegeben.

Arterien für die Gebärmutter kommen von der Seite her, in der Plica recto-uterina und im Lig. latum; es sind Zweige der Aa. vesicales und spermaticae.

Man unterscheidet an dem Uterus den Körper, den Cervix und die Vaginalportion mit dem Muttermund. Der Körper birgt eine rundlich dreiseitige, von vornen nach hinten breitgedrückte Höhle; in die beiden oberen Winkel münden die Tuben ein. Die Höhle des Cervix ist leicht spindelförmig; zwischen dem Hals und Körper findet sich eine leichte Verengung, der innere Muttermund. Die ganze Höhle des Uterus hat etwa eine Tiefe von von 5—6 cm; bis zu dieser Tiefe kann man also bei normalem Bau mit der Uterussonde eindringen. Die Schleimhaut der Cervicalportion ist gefaltet und mit Schleimdrüsen reichlich ausgestattet. Diese Drüsen werden zuweilen zu Retentionscysten (Ovula Nabothii). Dort sind auch die Schleimpolypen am häufigsten.

Die Vaginalportion ragt zapfenförmig in die Scheide hinein, indem diese sich mit einem breiten Ansatz um den Cervix herumlegt. Man unterscheidet am Muttermund eine vordere und hintere Lippe; jene ragt etwas weiter vor als diese.

Eierstock.

Die Ovarien liegen nach hinten und außen vom Uterus auf der Hinterseite des Lig. latum. Sie sind daselbst an einem kleinen Mesenterium befestigt. Sie stehen mit der Tube durch das Lig. infundibulo-ovaricum, und mit dem Uterus durch das Lig. ovarii in Verbindung. Ihre zahlreichen kleinen Arterien kommen aus einem Plexus, der durch die A. uterina und die Spermatica gebildet wird. Ebenso verhält es sich mit den Venen.

Die follikuläre Struktur der Ovarien scheint die Ursache, warum sie zu krankhafter Cystenbildung eine besondere Neigung haben. Es ist dann in der Regel das Lig. latum zur Umhüllung und zum Stiel der Cystengeschwulst verwendet; auch die Tube kommt meistens in die Wand der Eierstockcyste zu liegen, wobei sie dann eine beträchtliche Verziehung und Verlängerung erfährt. Die Lage des Eierstockes bringt es mit sich, daß seine Tumoren auf den Uterus einen Druck oder Zug ausüben können; man beobachtet häufig, daß die Gebärmutter durch solche Geschwülste nach oben gezogen wird (Recession des Uterus), oder daß sie eine schiefe Lage durch sie erhält. Auch bei Verlagerung des Ovariums in einen Bruchsack (vgl. S. 102) erleidet der Uterus eine Verziehung nach der betreffenden Seite.

Der Nebeneierstock, ein Rudiment des Wolff'schen Körpers, liegt seitlich nach oben vom Eierstock im Lig. latum eingebettet; zuweilen trifft man auch hier pathologische Cystenbildung.

SECHSTE ABTEILUNG.

Obere Extremität.

Vordere Schulter- und Achselgegend. Schlüsselbein. Schulterblatt, hintere Schultergegend. Schultergelenk. Oberarm. Ellenbogengegend. Vorderarm. Handgelenk. Handwurzel. Mittelhand. Finger.

Vordere Schultergegend, Achselgegend.

Im oberen Teil der Schultergegend liegen unter der Haut das Schlüsselbein und das Akromion nebst den zu diesen Knochen gehörigen Muskeln, sämtlich von einer ziemlich dichten Fascie überzogen. Die hauptsächlichsten Muskeln der oberen Schultergegend sind der Trapezius, der Pectoralis major und der Deltoideus. Diese drei bedecken miteinander den größten Teil der oberen Schultergegend. Von hinten und unten her kommt der Latissimus dorsi, der den unteren Winkel und den äußeren Rand des Schulterblattes zudeckt. Unten begrenzen der Latissimus dorsi und Pectoralis major die Achselhöhle, in der sich mehrere Lymphdrüsen, die Arteria und Vena axillaris nebst dem Plexus brachialis befinden. Noch tiefer in der Achselhöhle trifft man das Schultergelenk.

Die Gefäße und Nerven der Achselgegend ziehen sich von der ersten und zweiten Rippe her, zuerst auf dem M. serratus, dann auf dem Subscapularis aufliegend, zur inneren Seite des M. coracobrachialis hin. Unmittelbar hinter dem Schlüsselbein sind sie vom Subclavius bedeckt; in ihrem ganzen Verlauf geht der Pectoralis major über sie her, und an der äußeren Seite des Thorax auch noch der Pectoralis minor, so daß sie hier von einer doppelter Muskelschichte überlagert sind.

Die V. cephalica verläuft in der Linie zwischen Pectoralis und Deltoideus zum Schlüsselbein unter der Haut hin. Sie tritt in der vorderen Schultergegend hinter die oberflächliche, und in der Nähe des Schlüsselbeines hinter die tiefe Muskelfascie, um in die V. subclavia einzumünden.

Die V. axillaris (Fig. 86) liegt am oberflächlichsten in der Achselhöhle. Bei erhobenem Arme findet man sie dicht hinter dem die Achselhöhle ausfüllenden, gewöhnlich sehr reichlichen Fettpolster. Die Vene ist hier so vielfach verzweigt (V. thoracalis laterialis und V. subscapularis), daß man, z. B. bei

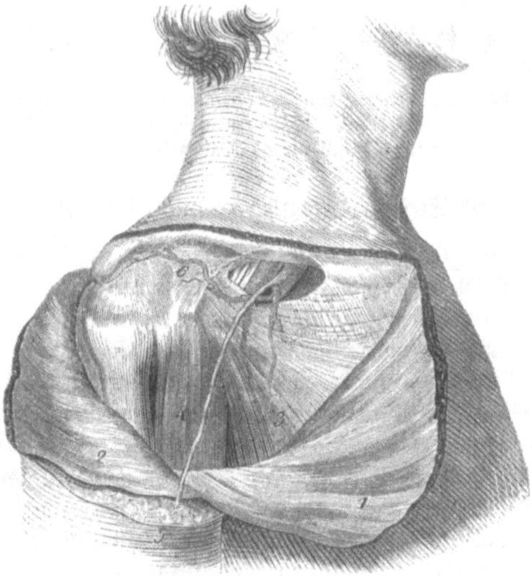

Fig. 83. Die tiefere Schichte der vorderen Schultergegend durch Abtrennen und Zurückschlagen des Pectoralis und Deltoideus bloßgelegt. Über der Subclavia auch die Fascia durch Ovalschnitt weggenommen. 1. Pectoralis major. 2. Deltoideus. 3. Pectoralis minor von der Fascie bedeckt. Auf ihr die A. thoracalis suprema. 4. Coracobrachialis und Biceps. 5. Vena cephalica. 6. A. thoraco-acromialis.

der Unterbindung der Arterie, Not hat, ohne Verletzung an dem venösen Plexus verbeizukommen. Daher die Regel, am vorderen Rande der Achselhöhle, den Venenplexus hinten und unten liegen lassend, in die Tiefe zu dringen.

Die A. subclavia tritt begleitet vom Plexus brachialis zwischen den beiden Mm. scaleni, dem anterior und medius, hervor nach außen. Sie kreuzt sich dann mit der ersten Rippe und läuft hinter dem Schlüsselbein, nur durch den kleinen M. subclavius von ihm getrennt, über die Spitze des Thorax herüber zur Achselgegend. (Vgl. S. 59.)

Unterhalb des Schlüsselbeines ist die A. subclavia so gelegen, daß die Vene etwas oberflächlicher und medianwärts, die Nerven nach außen und um ein weniges tiefer verlaufen (vgl. auch Fig. 34). Weiterhin, besonders hinter dem Pectoralis minor und in der eigentlichen Achselhöhle, ist die Arterie sehr eng von den Nerven umgeben; die zwei Wurzeln des Nervus medianus bilden hier eine Gabel um die Arterie (Fig. 86). Am Ende der Achselhöhle, wo der Arm beginnt, wird die Arterie wieder freier, und der Nervus medianus läuft hier gewöhnlich über sie her.

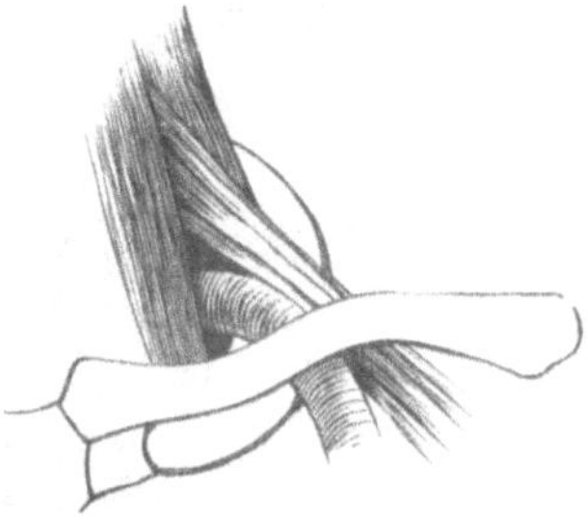

Fig. 84. Schematische Darstellung des Bogens der A. subclavia, wie sie zwischen dem M. scalenus anterior und medius nebst dem Nervenplexus herauskommt und sich hinter dem Schlüsselbein um die erste Rippe herumbiegt.

Wenn man die Subclavia unterhalb des Schlüsselbeines unterbinden will, hat man sie in der Grube, die von diesem Knochen, vom Pectoralis major, vom Deltoideus und in der Tiefe lateralwärts von dem Pectoralis minor begrenzt wird, in der nach Mohrenheim benannten Grube, aufzusuchen (Fig. 34). Dabei ist zu berücksichtigen, daß die Vena cephalica (Fig. 91) in diesen Muskelschlitz hin verläuft, und in der Tiefe hat man einen beträchtlichen Zweig der Subclavia, die A. thoraco-acromialis zu vermeiden; diese wendet sich um den oberen Rand des Pectoralis minor und versorgt die der Mohrenheim'schen Grube benachbarten Muskeln. Bei fettreichen Individuen muß man sich manchmal durch Durchschneidung des Pectoralis major und minor Raum schaffen.

Ein Hauptzweig der Axillaris ist die A. subscapularis (Fig. 85). Die Ader entspringt in der Gegend des Randes vom M. subscapularis, und spaltet sich sogleich in die A. circumflexa scapulae, die unter dem Triceps zur hinteren Seite des Schulterblattes geht, und in einen Ramus thoraco-dorsalis, der seitlich und hinten am Thorax herabläuft. Gemeinschaftlich mit der Subscapularis oder neben ihr entspringt die Thoracalis lateralis (Mammaria externa), die bei Exstirpation der Brustdrüse vorzüglich die Blutung verursacht.

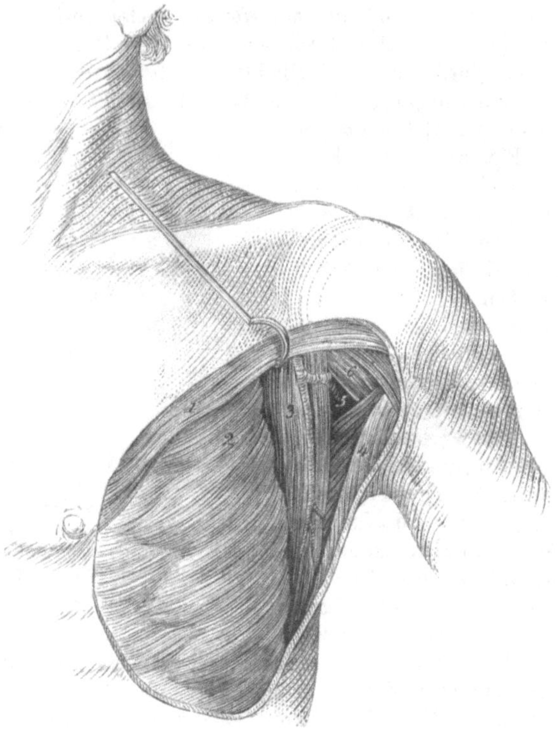

Fig. 85. Die A. subscapularis durch Wegnahme der Haut und der Muskelfascie bloßgelegt. 1. Pectoralis. 2. Serratus. 3. Subscapularis. 4. Latissimus nebst dem Teres major. 5. A. circumflexa scapulae. 6. Triceps; weiter außen befindet sich die Gefäßscheide und der M. coracobrachialis.

Die letzten Zweige dar Axillaris sind die beiden Circumflexae humeri, die schon mehr dem Arm angehören und sich, die eine stärkere hinten, die andere vornen um den Hals des

Oberarmes herumschlagen. Bei einer Resektion des Oberarmkopfes muß man sich genau an den Knochen halten, damit diese Gefäße und der die Posterior begleitende N. axillaris nicht verletzt werden.

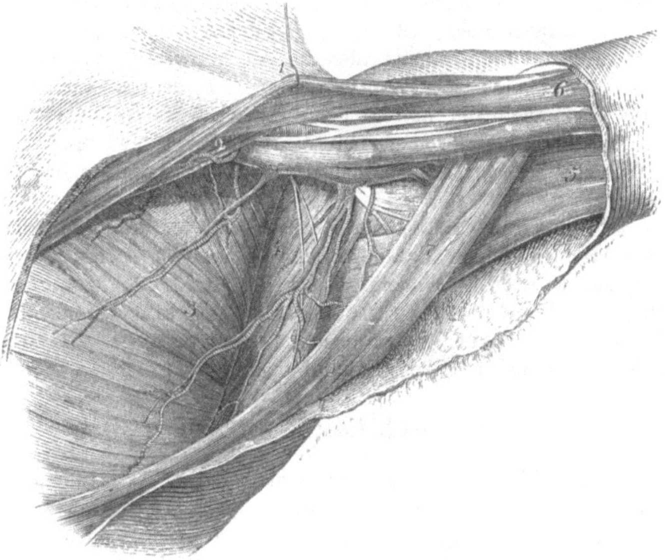

Fig. 86. Die Achselgegend von vornen her betrachtet. 1. Der M. pectoralis, hinaufgezogen. 2. Pectoralis minor. 3. Serratus magnus. 4. Subscapularis. 5. Triceps. 6. Biceps. 7. Latissimus dorsi mit dem Teres major vereinigt. Man sieht die A. axillaris großenteils bedeckt vom N. medianus. Nach unten sieht man die A. und V. thoracales und die A. subscapularis sich verzweigen; ebenso den N. subscapularis und axillaris.

Vom Plexus brachialis spalten sich schon oberhalb des Schlüsselbeines einige Zweige ab, um sich in die Muskeln der Schultergegend, zu begeben. Zwei Nn. thoracales anteriores versorgen den Pect. maj. u. min. Zwei oder drei Zweige des Subscapularis, ziehen zu den Mm. subscapularis, Teres major und Latissimus dorsi. Der N. thoracalis longus innerviert den M. serratus anterior. Alle diese Nerven müssen bei der Achselhöhlenausräumung, die an die Exstirpation des Brustkrebses immer angeschlossen wird, geschont werden, weil sonst die Bewegungen des Armes nach hinten und zur Brustwand hin verloren gehen. Die eigentlichen Armnerven bilden einen Plexus, der bis in die Achselhöhle reicht und sich erst hier in die einzelnen Armnerven auflöst. Der Medianus und Musculocutaneus wenden sich nach vornen, der Ulnaris und die Cutanei mehr nach innen, und der Axillaris und Radialis nach hinten. Der Axillaris, der die A. circumflexa posterior begleitet, verzweigt sich hauptsächlich im M. deltoideus, er versieht aber auch die hintere Schultergegend mit Gefühlsnerven. Er ist, da er dem Oberarmhals dicht aufliegt und nur vom Deltoideus bedeckt ist, Kontusionen und Lähmungen sehr ausgesetzt.

Die Lymphdrüsen der Achselhöhle sind sehr zahlreich, (8—12); sie stehen sowohl mit den Lymphgefäßen des Thorax und der Brustdrüse wie mit denen des Armes im Zusammenhang. Mehrere dieser Drüsen liegen so tief und so nahe bei der Arterie und Vene, daß man im Herausnehmen sehr vorsichtig sein und möglichst stumpf operieren muß.

Schlüsselbein.

Das Schlüsselbein kann in seinem ganzen Verlaufe unter der Haut gefühlt werden. Man sollte daraus den Schluß ziehen, daß Brüche des Schlüsselbeines sehr leicht zu erkennen seien; es kommen aber doch, zumal bei rhachitischen Kindern Fälle genug vor, wo eine Schlüsselbeinfraktur nicht sogleich erkannt wird, wenn sie nämlich ohne Zerreißung des Periosts und nur mit sehr geringer Dislokation verbunden auftritt. Die S-förmige Krümmung des Schlüsselbeines erleichtert die Entstehung von Frakturen bei einem Fall auf die Schulter oder auf die vorgestreckte Hand. Durch die Schwere des Armes und des Schulterblattes wird alsdann die Dislokation des äußeren Stückes sehr begünstigt. Diesen Momenten haupsächlich müssen die Verbände beim Schlüsselbeinbruch zu begegnen suchen. Die dem Schlüsselbein so nahe anliegenden großen Gefäße und Nerven sind durch den dazwischen gelagerten M. subclavius vor Verletzungen bei Bruch des Knochens geschützt. Bei schlecht geheilten Frakturen kann aber der Callus oder die übereinander geschobenen Knochenenden auf den Plexus brachialis und die Gefäße drücken.

Die Muskeln, die sich am Schlüsselbein inserieren, sind: der Cleidomastoideus und Trapezius nach oben, der Subclavius nach unten und hinten, der Pectoralis major und der Deltoideus nach vornen und unten. Hinter dem Sternalende des Schlüsselbeines liegt die Vereinigung der Vena subclavia mit der Jugularis interna; der Anfang der Vena subclavia zieht sich zunächst hinter dem oberen Rande des Knochens hin; die Jugularis externa steigt am Hals nahe bis zum Schlüsselbein herab; nahe unter dem Schlüsselbein mündet die Vena cephalica, die zwischen Deltoideus und Pectoralis heraufkommt, in die Subclavia ein. Häufig sieht man einen anastomosierenden Ast zwischen Cephalica und Jugularis externa über das Schlüsselbein hergehen. Vermöge der Nähe der Arteria transversa scapulae und colli (Fig. 33) könnten auch diese beiden Adern bei einer Wunde oder Operation am Schlüsselbein mitverletzt werden.

Das Schlüsselbeingelenk besteht aus dem Gelenkkopf und der ziemlich flachen Grube des Brustbeines, die im Verhältnis zu dem breiten Kopf des Schlüsselbeines einen nur geringen Umfang hat. Beide Knochen werden durch eine doppelte Gelenkkapsel, mit einem Zwischenknorpel zwischen beiden Kapseln, in Verbindung erhalten. Einige fibröse Faserpartien, Lig. interclaviculare und costoclaviculare, verstärken das Gelenk. Die Insertion des Sternocleidomastoideus bedeckt das Gelenk von vornen, der Sternohyoideus und Sternothyreoideus helfen es von hinten her bedecken. (Über die Verengerung der oberen Brustapertur durch Luxation des Schlüsselbeines nach hinten vgl. S. 85.)

Der äußere Teil des Schlüsselbeines ist an der Wurzel des Processus coracoideus befestigt durch eine breite Bandmasse, die man Lig. trapezoideum und conoideum genannt hat. An seinem äußeren Ende besitzt das Schlüsselbein eine flache, längliche, nach außen und hinten sehende Gelenkfläche, die sich mit der entsprechenden Fläche am vorderen Rande des Acromion verbindet. Eine straffe Kapsel umgiebt dieses Gelenk, in dem sich zuweilen auch ein Zwischelknorpel findet. Von oben und hinten schließt sich der Trapezius, vornen der Deltoideus dem Schulterblattgelenk an. Das Gelenk liegt unmittelbar unter Haut und und Fascie; es grenzt an die Sehne des M. supraspinatus und den obersten Teil des Oberarmgelenkes. (Fig. 88.) Bei manchen

Menschen liegen die Gelenkenden der beiden Knochen nicht in einer Ebene, das Schlüsselbein steht so viel höher, daß man an eine Subluxation denken könnte. Dabei pflegt aber doch der Gebrauch des Armes nicht gestört zu sein.

Schulterblatt, hintere Schultergegend.

Das Schulterblatt ist fast überall von Muskeln überzogen, nur sein Akromialteil liegt unbedeckt unter der Haut. Drei Muskeln, der Subscapularis, Supraspinatus und Infraspinatus überziehen seine Flächen: an seinem äußeren Rande finden sich der lange Kopf des Triceps, der Teres major und minor und der Latissimus dorsi. Der letzte überdeckt auch den unteren Winkel und drückt ihn gegen den Brustkorb an; den oberen hinteren Teil überdeckt der Trapezius, indem er sich an der Spina scapulae und dem Acromion inseriert. Zwischen diesen beiden Muskeln sieht man den Infraspinatus liegen: die einzige Stelle, wo die Fläche des Schulterblattes nur von einer Muskelschichte bedeckt wird.

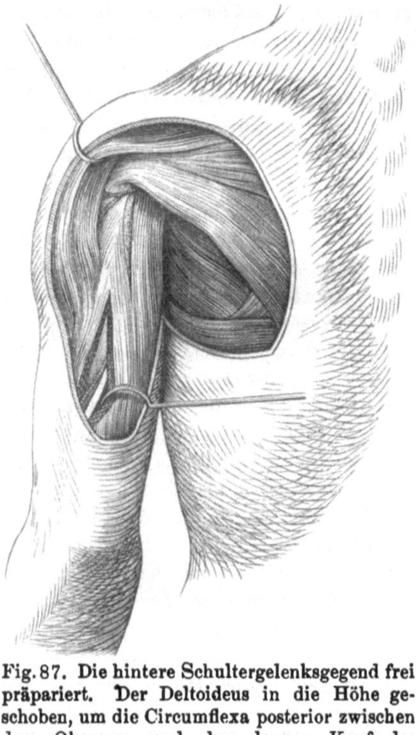

Fig. 87. Die hintere Schultergelenksgegend frei präpariert. Der Deltoideus in die Höhe geschoben, um die Circumflexa posterior zwischen dem Oberarm und dem langen Kopf des Triceps zu zeigen. Der äußere Kopf des Triceps eingeschnitten, um den N. radialis nebst der ihn begleitenden Arterie zu Gesicht zu bringen.

An dem hinteren und oberen Rande des Schulterblattes inserieren sich die Rhomboidei, der Levator anguli scapulae, der Omohyoideus und von der vorderen Brustseite her der Serratus anterior. Am Acromion entspringt nach außen der Deltoideus, am oberen Rande der Gelenkgrube der lange Kopf des Biceps (Fig. 89). Am Processus coracoideus setzen sich der Pectoralis minor, der Biceps und Coracobrachialis an, allesamt bedeckt vom Pectoralis major und vom vorderen Teile des Deltoideus. Der Proc. coracoideus wird zuweilen durch Muskelzug abgerissen. Er besitzt wie das Acromion einen besonderen Epiphysenkern.

Die Arterien des Schulterblattes kommen teils von der Halsgegend her, indem sich die Transversa scapulae längs dem Schlüsselbein hin zur Incisura scapulae, die Transversa colli aber unter dem Trapezius zum hinteren Rande des Schulterblattes begiebt; teils sind es mit diesen Adern anastomosierende Zweige der A. subscapularis (Circumflexa scapulae, Fig. 85 u. 86).

Die Nerven der Schulterblattmuskeln stammen aus dem obersten Teil des Plexus brachialis: die einen treten vom Hals aus zur hinteren und oberen Seite des Schulterblattes (Dorsalis scapulae, Suprascapularis), die anderen, als Nn. thoracales posteriores und subscapulares, gehen hinter dem Schlüsselbein herab.

Das Schulterblatt besitzt eine ziemlich ausgedehnte Verschiebbarkeit am Thorax, indem es besonders Drehungen zu machen imstande ist, wodurch der untere Winkel mehr nach vornen oder hinten gewendet wird. Erstere Bewegung ist sehr wichtig für das senkrechte Erheben des Armes, eine Bewegung, die beinahe zur Hälfte durch Drehung des Schulterblattes mit seinem unteren Winkel nach vornen zustande kommt. — Wenn die vorderen Schulterblattmuskeln, namentlich der Serratus, gelähmt sind, entsteht beim Versuch den Arm zu erheben eine merkwürdige Verschiebung und Abhebung des Schulterblattes nach hinten. — Bei Ankylose des Schultergelenkes muß der Kranke die fehlende Aktion des Schultergelenkes durch um so stärkere Bewegung des Schulterblattes zu ersetzen suchen.

Schultergelenk.

Das Schultergelenk zeigt eine große Freiheit und Vielseitigkeit der Bewegungen; deshalb ist es auch unter allen Gelenken am meisten der Luxation ausgesetzt. Fast die Hälfte aller Luxationen sind nämlich Schulterluxationen. Die Grube für den runden Oberarmkopf ist länglich und verhältnisweise klein; der Kopf, der noch durch seine Tubercula vergrößert wird, ragt daher auf allen Seiten über die Gelenkgrube hinaus.

An der oberen Hälfte des Gelenkes bilden der Processus coracoideus und das Acromion, verbunden durch das Lig. coracoacromiale, eine Art von Dach über das Gelenk (Fig. 90); unten ist es frei und nur von Muskeln geschützt. Die Muskeln, die das Gelenk umgeben (Fig. 89), sind zunächst: vornen der Subscapularis, oben der Biceps (caput longum) und Supraspinatus, hinten der Infraspinatus und Teres minor, unten der lange Kopf des Triceps. Diese alle liegen unmittelbar auf der Gelenkkapsel auf und inserieren sich mit und neben ihr am Knochen; der Biceps geht sogar durch die Gelenkkapsel hindurch. Etwas entfernter bedecken das Gelenk: oben der Deltoideus, vornen der kurze Kopf des Biceps nebst dem Coracobrachialis, noch weiter nach vornen der Pectoralis major, nach hinten und unten der Latissimus dorsi nebst dem Teres major. Der Plexus brachialis samt den großen Gefäßen geht vornen über den untersten Teil des Gelenkes hin. Bei erhobenem Arm fühlt man die Arterie auf dem Gelenkkopf pulsieren. Hart um den Hals des Oberarmknochens herum läuft die A. circumflexa posterior nebst dem N. axillaris, um sich im Deltoideus auszubreiten.

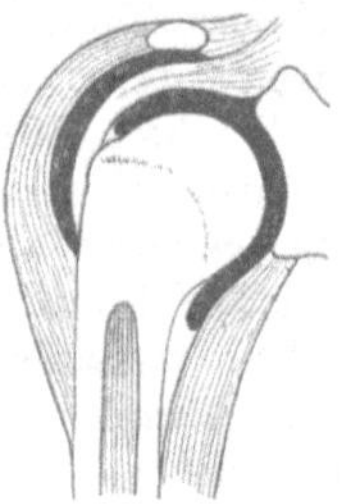

Fig. 88. Dieser Frontalschnitt der Schulter soll die Ausdehnung der Gelenkkapsel, die Epiphysenlinie des Oberarmkopfes und den subdeldoidalen Schleimbeutel veranschaulichen. Der Supraspinatus verstärkt die obere Wand der Kapsel. Von unten und hinten her legt sich der Triceps an diese an.

Mehrere Schleimbeutel liegen am Schultergelenk: einer befindet sich zwischen dem Akromion und den die Gelenkkapsel verstärkenden Sehnen der Mm. supraspinatus, infraspinatus und subscapularis (Fig. 88); derselbe reicht zuweilen, besonders wenn er zum Hygrom geworden ist, bis weit unter den Deltoideus hinunter. Ein zweiter Schleimbeutel ist zwischen den Proc. coracoideus und die Gelenkkapsel eingelagert; ein dritter, gewöhnlich mit dem Gelenk kommunizierend, liegt zwischen der Sehne des Subscapularis und dem vorderen Gelenkrand.

Die Gelenkkapsel, die sich rings am Rande des sogenannten anatomischen Halses, über dem Tuberculum majus und minus inseriert, wird von der Sehne des Biceps durchbohrt. Diese ist in ihrer Rinne zwischen den beiden Tuberkeln durch eine fibröse Scheide befestigt, aus der man sie zuweilen bei Zerreissungen dieser Scheide disloziert werden sah. Die stärkste Faserpartie der Gelenkkapsel entspringt von der Wurzel des Processus coracoideas; man hat diesen Fasern einen eigenen Namen, Lig. coraco-humerale, gegeben.

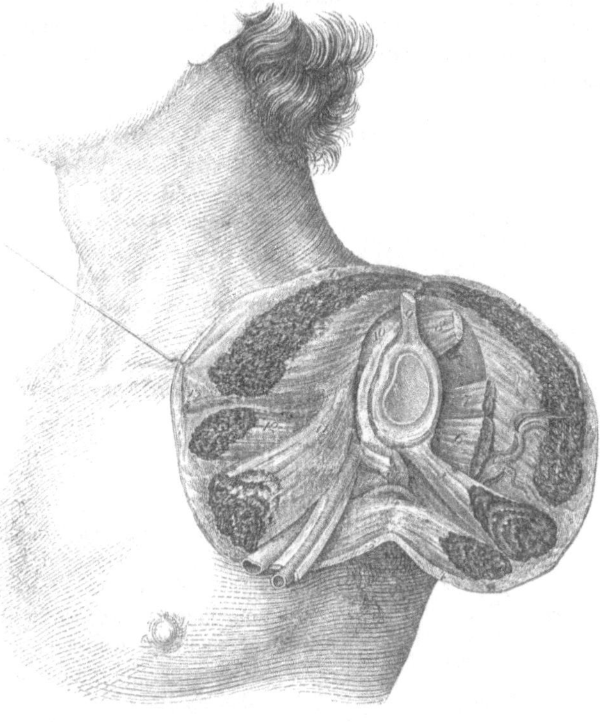

Fig. 89. Die Schultergelenksgegend nach Auslösung des Oberarmes durch den seitlichen Lappenschnitt. 1. 2. Beide Hälften des Deltoideus. 3. 4. Beide Hälften des Latissimus dorsi. 5. Triceps. 6. Teres minor. 7. Infraspinatus. 8. Supraspinatus. 9. Sehne des Biceps. 10. Subscapularis. 11. Biceps und Coracobrachialis. 12. Pectoralis major. 13. Vena cephalica. 14. Circumflexa scapulae. Die Circumflexa humeri nebst dem Nervus axillaris weiter oben durchschnitten.

Einige Bemerkungen über die Oberarmluxationen sollen die Topographie der Schulter illustrieren.

Die gewöhnliche Form von Verrenkung des Oberarmes ist die nach vornen, unten und innen, zwischen das Schulterblatt und den Subscapularis. Reißt oder schneidet man an einer Leiche die Gelenkkapsel auf der vorderen Seite ein, so bedarf es nur einer geringen Gewalt, um den Gelenkkopf nach vornen und unten herauszudrücken. Damit der Gelenkkopf noch weiter innen, unbedeckt vom Subscapularis zum Vorschein komme, bedarf es einer größeren Zerreißung der Kapsel und eines Einrisses des M. subscapularis. Der Gelenkkopf ist in einem solchen Falle nur noch von den Mm. pectoralis major und minor bedeckt, und bei erhobenem Arm fühlt man ihn sogar unter der Achselhöhle. Es hat sich eingebürgert, die vordere Luxation des Oberarmes, je nachdem der Oberarmkopf mehr in der Achselhöhle stehen geblieben oder mehr nach dem Proc. coracoideus ausgewichen ist, in die Unterarten einer Lux. axillaris und einer Lux. subcoracoidea zu trennen; diese Trennung hat aber keinen praktischen Wert, denn der Entstehungs-, und also auch der Einrichtungsmechanismus ist bei beiden im wesentlichen derselbe.

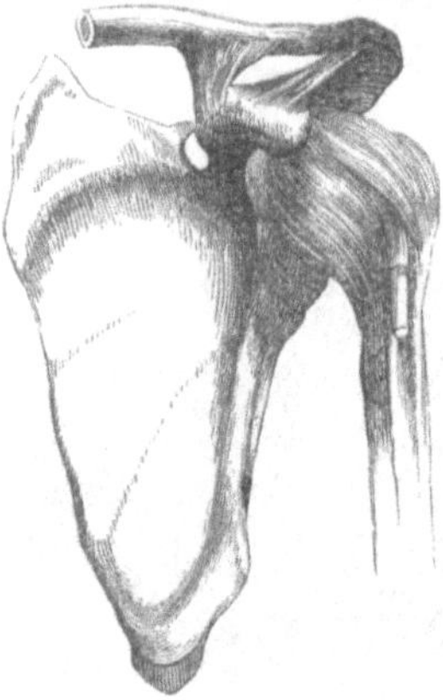

Fig. 90. Die Bänder der Schultergelenksgegend von vornen her betrachtet. Man sieht das Lig. coraco-claviculare und coraco-acromiale. An der Basis des Proc. coracoideus die Incisura scapulae, die der A. transversa scapulae den Durchtritt erlaubt. Zwischen dem großen und kleinen Höcker des Oberarmkopfes sieht man die durchschnittene Sehne des Biceps aus der Kapsel hervorkommen.

Beim Einrichten dieser Verrenkungen wird man nicht vergessen dürfen, daß der Kapselriß manche Variationen zeigen, und daß der Impuls bei erhobenem oder nur abduziertem oder herabhängendem Arm eingewirkt haben kann; man darf also nicht behaupten, daß die eine oder andere Einrichtungsmethode für alle Fälle die allein richtige sein müsse, man wird vielmehr, wenn es bei der einen Methode nicht gehen will, gleich eine andere versuchen. Das Erste ist jedoch, daß man den Oberarm durch seitliches Erheben und Einwärtsdrehen an seinen Platz zu bringen sucht; dabei wird man fast immer zum Ziele gelangen, denn die große Mehrzahl der Oberarmluxationen kommen bei erhobenem Arm zu Stande.

Die Verrenkung nach hinten, zwischen den Infraspinatus und die Scapula, ist viel seltener. Durch Erheben und Anziehen nach vornen und nachfolgendes Außendrehen des Armes wird der Kopf dem hinten gelegenen Kapselriß gegenüber gestellt und zum Einschnappen gebracht.

Bei jugendlichen Individuen ist die Oberarmluxation etwas Seltenes; bei ihnen kommt es eher zu einer Epiphysenlösung. Man hat sich deshalb den Verlauf der Epiphysenlinie am Oberarmkopf zu merken (Fig. 88).

Um bei Erkrankung des Gelenkkopfes denselben zu resezieren, dringt man am besten und nächsten durch einen Längsschnitt in der Mitte zwischen Akromion und Processus coracoideus auf ihn ein. Nach der Durchtrennung des Deltoideus liegen die beiden Tubercula des Kopfes zu Tage; die Gelenkfläche ist aber noch von der Gelenkkapsel und den sie verstärkenden Sehnen der kurzen Muskeln bedeckt. Vom Tub. minus muß nun der Subscapularis, und vom Tub. majus muß der Supraspinatus, der Infraspinatus und der Teres minor abgetrennt werden. Die lange Sehne des Biceps findet man in der Vertiefung zwischen dem großen und kleinen Tuberkel des Oberarmkopfes; man kann die Sehne schonen, sie aus ihrer Scheide ablösen und durch einen stumpfen Haken zur Seite ziehen lassen, während das Kapselband nach rechts und links abgetrennt wird. Beim Abtrennen der unteren Kapselteile vom Knochen wird man sich daran erinnern müssen, daß die Aa. circumflexae um den Hals des Humerus herumlaufen.

Zur Exartikulation wählen wohl die meisten Operateure einen Haut- und Muskel-Lappenschnitt, der ungefähr den Grenzen des Deltoideus entspricht. Der seitliche Lappenschnitt mit einem vorderen und einem hinteren Lappen (Fig. 89) giebt aber auch ein ganz gutes Resultat. Der Ovalschnitt, wie der oben beschriebene Resektionsschnitt von der Gegend des Lig. coraco-acromiale anfangend, ist vielleicht bestimmt, die anderen Methoden zu verdrängen, weil man bei dieser Schnittführung die A. axillaris am besten komprimieren kann. Immer wird man darauf Bedacht nehmen müssen, daß die Art. axillaris zuletzt und möglichst weit unten durchschnitten werde, damit man die Blutung rasch bemeistern kann.

Oberarm.

Der Oberarmknochen ist überall von Muskeln umlagert; nur seitlich am Ellbogen, an den beiden Condylen finden sich

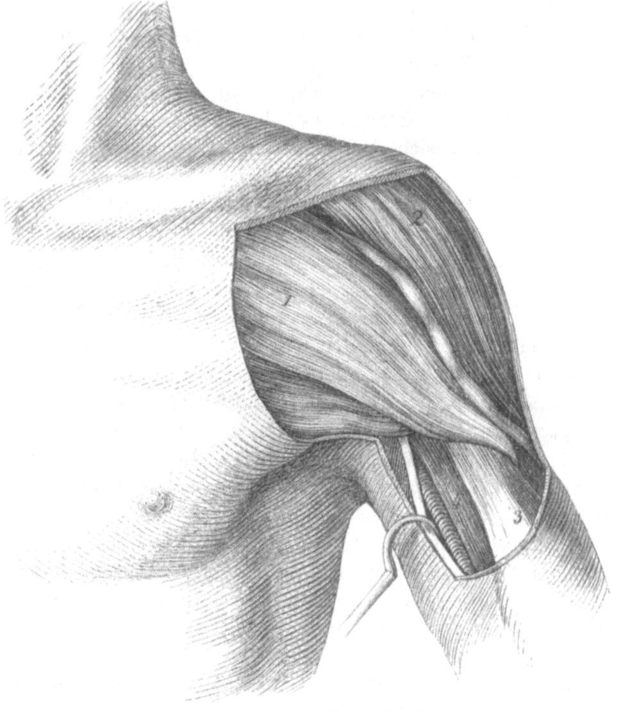

Fig. 91. Haut und Fascie der vorderen Schultergegend weggenommen. 1. Pectoralis major. 2. Deltoideus, zwischen diesen beiden die Vena cephalica. 3. Biceps. 4. Coracobrachialis, neben ihm die Arteria brachialis. Der N. medianus zur Seite gezogen.

zwei unbedeckt unter der Haut liegende Stellen. Am oberen Teile des Oberarmes sind es der Deltoideus, der Pectoralis und Latissimus dorsi, nebst dem Biceps und Triceps, die den Knochen umgeben. Die Pectoralis major setzt sich an die Spina tuberculi majoris, der Latissimus und der Teres major an die Spina tuberculi minoris an. Mitten zwischen den Sehnen dieser beiden läuft der Biceps und der Coracobrachialis nebst Gefäßen und Nerven durch. Gegen die Mitte des Armes heftet sich der Deltoideus an; wo er aufhört, beginnt der Ursprung des Brachialis (internus), der sich um die Sehne des Deltoideus herum ansetzt. In der mittleren Armgegend finden sich nur zwei Muskelpartien, vornen der Biceps und halb bedeckt von ihm der Brachialis, hinten der Triceps; beide Partien sind durch die Fascia intermuscularis voneinander geschieden (Fig. 93). In der Gegend über dem Ellbogen bemerkt man sodann die

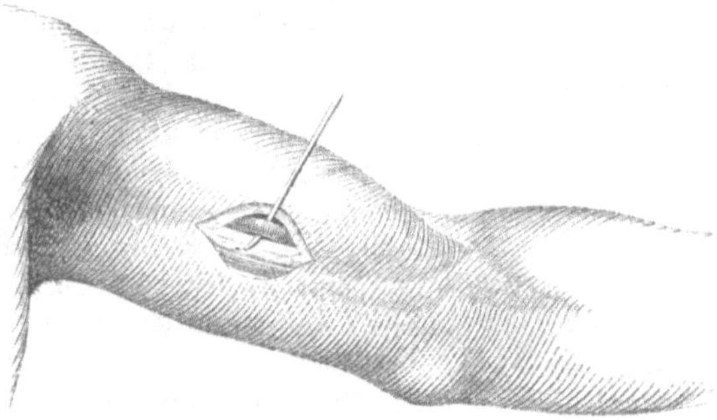

Fig. 92. Die A. brachialis bloßgelegt und hinter dem Nervus medianus vorgezogen.

Insertionen der Vorderarmmuskeln; an der Radialseite die der Supinatoren und Extensoren an der Ulnarseite die des Pronator teres und der Flexoren. In die Lücke zwischen Pronator teres und Brachioradialis (Supinator longus) begeben sich der Biceps und der Brachialis (internus.)

Die A. brachialis steigt von zwei Venen begleitet am Rande des Coracobrachialis und Biceps herab; anfangs ist sie bedeckt vom N. medianus; im unteren Drittel des Armes liegt der Medianus auf ihrer inneren Seite und etwas tiefer (Fig. 95).

In der Nähe der Sehne des Latissimus dorsi geht die A. profunda brachii ab; ein Zweig von ihr begleitet den N. ulnaris, ihr Hauptstamm zieht mit dem N. radialis bis zum Ellbogengelenk hin (Fig. 95). Außerdem sendet noch die A. brachialis nach beiden Seiten Kollateraläste zum Ellbogengelenk, die dort mit den Aa. recurrentes des Vorderarmes anastomosieren.

Nicht selten zeigt sich die Anomalie einer doppelten Arteria brachialis, die Verdoppelung beruht aber auf einer hohen Teilung; man findet dann einen äußeren oberflächlicheren, manchmal über dem Lacertus fibrosus der Bicepssehne liegenden Ast, der zur Radialis wird, und einen inneren tieferen, der sich in die Cubitalis verwandelt. Bei Unterbindungen, Amputationen u. s. w. kann diese Anomalie wichtig werden.

Will man die Brachialis in der Mitte des Oberarmes unterbinden, so muß man auf den Rand des Biceps einschneiden und den N. medianus zur Seite halten; hinter ihm trifft man die Arterie. Will man unten in der Ellbeuge die Unterbindung machen, so muß die (in Fig. 95 etwas zu schmal gezeichnete) Aponeurose des Biceps eingeschnitten werden; unmittelbar hinter ihr liegt das Gefäß.

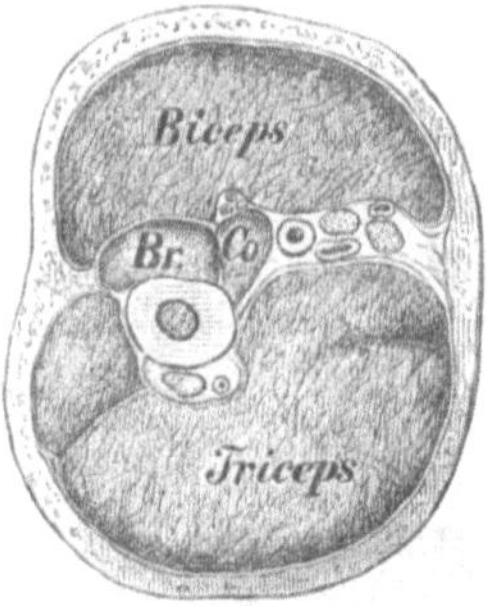

Fig. 93. Durchschnitt des Oberarmes in seiner Mitte; man erkennt zwischen den Muskeln die Arterien, Venen und die drei Nerven Medianus, Radialis, Ulnaris.

Zwei Venae brachialis, bisweilen auch in der oberen Armgegend nur eine, begleiten die A. brachialis. Die Vena cephalica zieht sich unter der Haut auf der äußeren Seite des Biceps herauf und vornen über die Schulter hin bis zur vorderen Schlüsselbeingegend (vgl. S. 155.)

Die Nerven, die am Arm herunterlaufen, begleiten zum Teil die Arterie, wie der Medianus. Der Cutaneus brachii medialis verbindet sich mit dem Intercostobrachialis und geht zur Haut auf der medialen und vorderen Seite des Oberarms. Der Cutaneus antibrachii medialis tritt am unteren Drittel des Oberarmes, begleitet von der Vena basilica, durch die Fascie. Der Musculocutaneus geht, nachdem er den Coracobrachialis durchbohrt hat, hinter dem Biceps zur äußeren Seite des Oberarmes und steigt dann an der äußeren Seite des Biceps in der Nähe der Vena cephalica herab. (Fig. 94.) Der N. ulnaris durchbohrt schon oben das Lig. intermusculare und läuft zwischen diesem und dem Rande des Triceps zum inneren Condylus hinab. (Fig. 97.) Der N. radialis geht hinter dem Knochen, zwischen ihm und dem Triceps, herum; in der Mitte des Knochens liegt er diesem so nahe auf, daß er bei von außen her einwirkendem Druck, z. B. wenn Jemand mit über die Stuhllehne gelegtem Arm einschläft, sehr leicht eine Lähmung erfährt. Weiter unten kommt der Nerv nach vornen zwischen den Brachialis (internus) und Brachioradialis zu liegen und läuft bedeckt von diesem Muskel zur äußeren und vorderen Seite des Ellbogengelenkes (Fig. 87 u. 96). Die Rückseite des Oberarmes wird vom N. cut. brach. post. sup. (vom Axillaris) und vom N. cut. brach. post, inf. (vom Radialis) mit sensiblen Fasern versorgt.

Ellbogengegend.

Auf der vorderen Seite des Ellbogens, in der Ellbeuge, trifft man unter der Haut und über der Fascie der Venen, die beim Aderlaß in Betracht kommen: innen die Basilica, außen die Cephalica, nach der Mitte zu die Mediana, oder auch (Fig. 94) eine Mediana basilica und cephalica, beide unter spitzem Winkel von einander divergierend. Zwei starke Hautnerven liegen in der Nähe dieser Venen, der Cutaneus medialis geht sogar in der Regel über die Mediana basilica an ihrer Vereinigung mit der Basilica weg. Freilich zeigen sich in der Lage und Verzweigung der Venen und im Verhältnis der Hautnerven zu ihnen eine Menge von Abweichungen. Die V. mediana basilica hat ungefähr dieselbe Richtung wie die A. brachialis und liegt öfters gerade vor ihr; zwischen beiden Gefäßen liegt nur der Lacertus fibrosus bicipitis. Für den früher so gebräuchlichen, jetzt kaum noch geübten Ader-

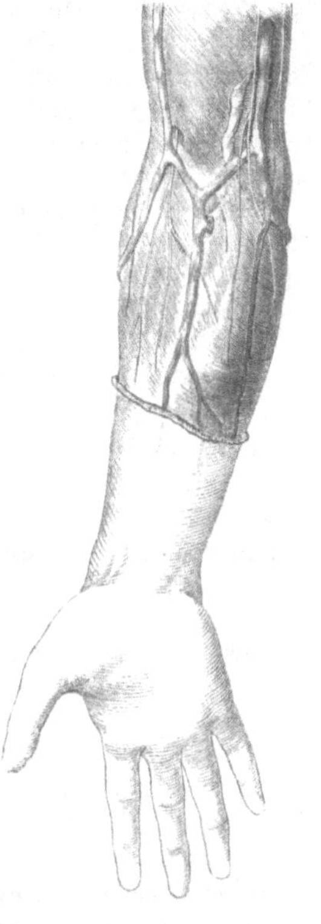

Fig. 94. Die Venen und subcutanen Nerven der Ellenbeuge. Auf der Radialseite die Vena cephalica mit dem N. cutaneus antibrachii lateralis, auf der Ulnarseite die Basilica und der N. cutaneus medialis. Mitten die Mediana und ihre beiden Endäste, Mediana cephalica und basilica.

laß hatte man aus diesen anatomischen Verhältnissen die Regel abgelesen, daß man an der Mediana basilica nur im Notfall zur Ader lassen soll, weil man hier einer Verletzung des Nerven oder der Arterie am meisten ausgesetzt sei.

Die **Muskeln** der Ellenbeuge greifen auf der vorderen Seite so ineinander, daß man an der Stelle, wo der Biceps und Brachialis (internus), um sich an den Knochen zu inserieren, in die Tiefe gehen, die Vorderarmmuskeln von beiden Seiten her sich darüber hinlegen. Die Insertion des Brachialis an den Proc. coronoideus ulnae ist von den Flexoren und dem Pronator teres, die des Biceps an den Radius ist nebst dem Radialgelenk von den Extensoren und Supinatoren bedeckt. Am inneren Condylus entspringen folgende Muskeln: Flexor carpi ulnaris, Palmaris longus, Flexor carpi radialis, Pronator teres, in der tieferen Schichte sodann der Flexor digitorum sublimis und profundus. Am äußeren Condylus liegt am oberflächlichsten der Brachioradialis, bedeckt von ihm der Extensor carpi radialis longus und brevis und noch tiefer der Supinator brevis, der die Gelenkkapsel des Radius zum großen Teil überzieht.

Die **Arteria brachialis** liegt in der Ellenbeuge anfangs auf der Innenseite der Bicepssehne; da sich diese dann aber spaltet, indem sich ihr hauptsächlichster Teil zum Radius in die Tiefe wendet, während ihr kleinerer Teil in den ulnaren Teil der Vorderarmfascie ausstrahlt, so läuft die A. brachialis in der Gabel zwischen diesen beiden Sehnen hindurch. Der N. medianus liegt mehr ulnarwärts (Fig. 95).

Die Arteria brachialis teilt sich dann etwa unterhalb der Linie des Ellbogengelenkes in ihre zwei Äste, in die Radialis und Ulnaris. Von diesen ist die **Radialis** die oberflächlichere; sie liegt, anfangs nur von der Fascie bedeckt, zwischen dieser und der Sehne des Biceps, dann verläuft sie unter dem inneren Rand des Brachioradialis und über die Sehne des Pronator teres hinweg zur äußeren Seite des Flexor radialis (Fig. 99). Der N. radialis stößt von außen her zu ihr, um eine Strecke weit gemeinschaftlich mit ihr zu verlaufen. Die A. recurrens radialis entspringt gleich oben aus der Radialis und wendet sich hinter dem Brachioradialis hinauf zu den Kollateralästen der Radialseite.

Die **Ulnaris** zieht, bedeckt von mehreren Muskeln, von dem Pronator teres, Flexor carpi radialis, Palmaris longus, Flexor digitorum sublimis, zur inneren Seite des Vorderarmes;

sie liegt dort unter dem radialen Rand des Flexor carpi ulnaris; ulnarwärts von ihr verläuft der Nerv gleichen Namens (Fig. 99). Zugleich mit dem Pronator teres geht auch der N. medianus über die A. ulnaris weg. Die Interossea, der größte Zweig, den die Ulnaris abgiebt, wendet sich sogleich in die Tiefe des Knochenzwischenraumes und sendet den einen Zweig, Interossea volaris, vornen herunter, den anderen nach hinten, Interossea dorsalis, die dann wieder die Recurrens interossea abgiebt. Vornen entspringt von der Ulnaris noch eine Recurrens ulnaris, die durch den Flexor carpi ulnaris durch zu den A. collaterales ulnares über dem inneren Condylus in die Höhe geht.

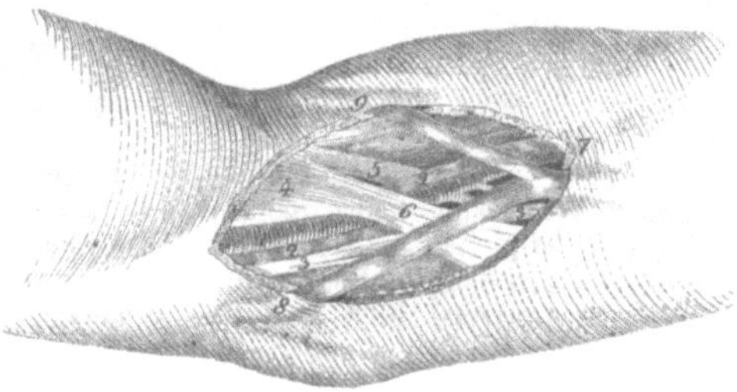

Fig. 95. 1. Arteria brachialis der linken Seite. 2. 2. Vena brachialis. 3. 3. N. medianus. 4. Biceps. 5. Sehne des Biceps. 6. Lacertus fibrosus. 7. A. radialis. 8. V. mediana basilica. 9. V. mediana cephalica.

Der Nervus medianus (Fig. 99) läuft in der oberen Ellbogengegend medianwärts von der Arteria brachialis auf dem Brachialis (internus) herab, und begiebt sich hinter dem Pronator teres oder durch ihn hindurch zur hinteren Seite des Flexor digitorum sublimis. Er kreuzt sich dabei mit der unter ihm weglaufenden A. ulnaris.

Der N. radialis liegt in der Ellbogengegend hinter dem Brachioradialis. Sein tiefer Ast geht über den Supinator brevis, und zwar ziemlich nahe unterhalb des Radiusköpfchen weg nach hinten, sein oberflächlicher geht zur A. radialis hin und verläuft eine Strecke weit an ihrer äußeren Seite (Fig. 96, 99 u. 100), und schlägt sich in der unteren Hälfte des Vorderarmes unter dem Brachioradialis durch zur Dorsalseite.

Der N. ulnaris kommt am inneren Rande des Triceps zur Gegend des Ellbogengelenkes herab. Er ist in der Rinne zwischen dem Condylus und dem Epicondylus internus humeri befestigt. Auch an der Basis des Olecranons ist er durch fibröse Fasern festgehalten. Von hier aus wendet er sich zur Beugeseite des Vorderarmes unter dem Flexor carpi ulnaris durch, um, bedeckt von diesem, neben und vor der A. ulnaris weiterhin zu verlaufen. Bei der Resektion des Ellbogengelenkes ist eine genaue Kenntnis

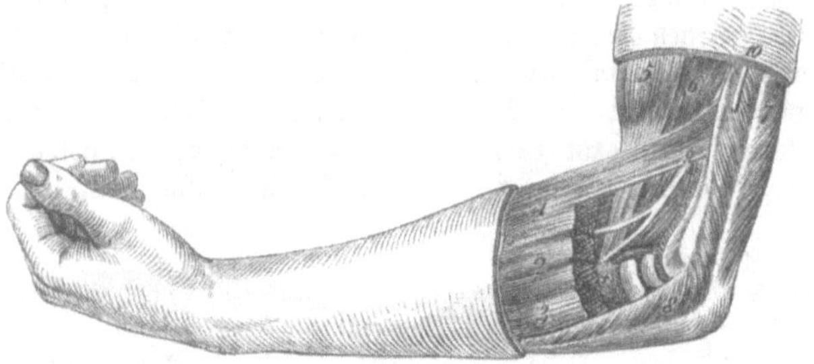

Fig. 96. Haut und Fascie nebst den das Radiusgelenk deckenden Muskelinsertionen weggenommen, das Radiusgelenk eröffnet. 1. Brachioradialis. 2. Extensor carpi radialis longus. 3. Extensor carpi radialis brevis. 4. Supinator (brevis). 5. Biceps. 6. Brachialis (internus). 7. Triceps. 8. Anconaeus (quartus). 9. N. radialis. 10. Cutaneus antibrachii laterialis, abgeschnitten.

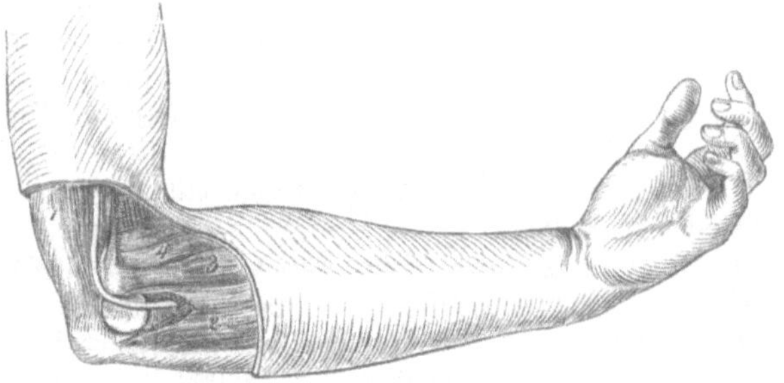

Fig. 97. Haut und Fascie auf der Ulnarseite des Ellbogengelenks weggenommen; der Anfang des M. flexor carpi ulnaris ein wenig eingeschnitten, um den Verlauf des N. ulnaris zu zeigeu. Das Gelenk eröffnet. 1. Triceps. 2. Flexor carpi ulnaris. 3. Palmaris longus. 4. Pronator teres.

des Verlaufes dieser Nerven nötig, damit er aus seiner Rinne unverletzt herausgehoben werden kann. (Fig. 97.)

Zur Topographie der inneren Ellbogengegend gehört auch noch die Erwähnung der oberhalb des Epicondylus int. hum. gelagerten Lymphdrüse; man kann sie ganz gut durch die Haut durchfühlen, wenn sie infolge von entzündlichen Affektionen des peripheren Lymphbezirkes, also der Hand und des Vorderarmes, angeschwollen ist. Eine zweite Lymphdrüse findet sich zuweilen in der Mitte des Oberarmes gerade über dem Gefäßbündel gelagert.

Auf der Rückseite des Ellbogengelenkes sieht man das Olecranon und den an ihm inserierenden M. triceps. Nach innen zu erkennt man neben dem Condylus den N. ulnaris, nach außen trifft man die Extensoren des Vorderarmes und den Brachioradialis und den Supinator (brevis). Mitten zwischen Radius und Ulna liegt ein kleiner Muskel, der Anconaeus quartus, der sich unterhalb des Olecranons an die Ulna ansetzt. Zwischen der Haut und dem Olecranon ist ein Schleimbeutel gelegen, der zuweilen zum Hygrom wird oder abscediert.

Das Ellbogengelenk wird hauptsächlich durch seine starken Seitenbänder zusammengehalten. Der Radius ist noch besonders durch das Lig. annulare an die Ulna und an den Humerus befestigt. Über die Gelenkkapsel legen sich: hinten der Triceps und Anconaeus (quartus), vornen der Brachialis (internus) und an der Radialseite der Supinator (brevis). Diese Muskeln tragen zur Befestigung des Gelenkes sehr viel bei; sie spannen auch die Kapsel bei den Bewegungen.

Das Ellbogengelenk besitzt keine seitliche Bewegung, sondern nur Beugung und Streckung; der Radius ist für sich allein der Rotation auf der Ulna fähig, wobei aber das untere Radio-Ulnar-Gelenk an der Hand sich notwendig mitbewegen muß. Die Rotation des Radius nach außen wird als Supination, die nach innen als Pronation bezeichnet.

Man wird sich die Knochenformen und den Mechanismus des Ellbogengelenkes genau einprägen, wenn man seine so häufigen Luxationen verstehen lernen will. Fast der vierte Teil aller Luxationen ist ja gegeben in den Verrenkungen des Vorderarmes nach hinten. Dieselbe ist die Folge einer Überstreckung oder, besser gesagt, Dorsalflexion. Bei dieser gewaltsamen Bewegung sprengen die Condylen des Humerus auf die Beugeseite die Kapsel, und die Knochen gleiten über den ihnen entsprechenden Gelenkrand hinüber; wenn nun der

Verletzte seinen Arm zu beugen sucht, wird hierdurch die Dislokation noch viel bedeutender und auffallender, indem sich durch die Beugung die dislozierten Gelenkflächen noch mehr von dem Gelenkteil des Oberarmes abwenden und nach hinten schieben. Die Beugung kann übrigens fehlen, und die Dislokation ist dann eher zu übersehen und schon öfter mit einer bloßen Kontusion verwechselt worden. Im Zweifelsfall darf man nur eine Beugung vornehmen: handelt es sich um eine Luxation, so wird sie durch das Hervortreten der Knochen unverkennbar. Bei der Einrichtung wird man darauf zu achten haben, daß eine Überstreckung die Luxation eingeleitet und eine Beugung sie vollendet hat; .man wird also den Arm zuerst in die Stellung bringen, bei welcher der Kapselriß entstand: man wird zuerst hyperextendieren und dann ziehend flektieren.

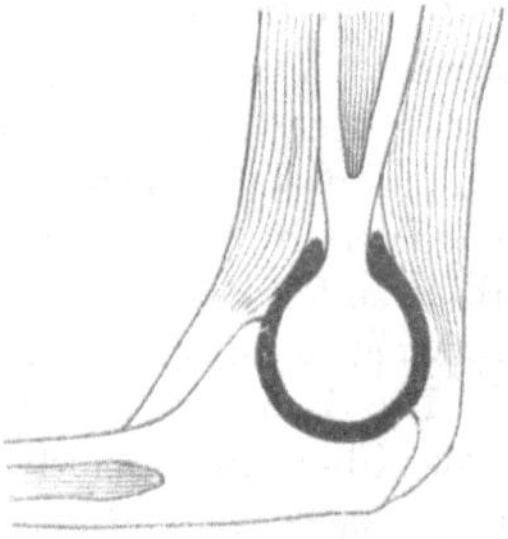

Fig. 98. Schematischer Medianschnitt durch das Ellbogengelenk. Vor dem Gelenk ist der Brachialis, hinter ihm der Triceps getroffen.

Die Resektion des Gelenkes wird von hinten her gemacht, weil man hier keine Gefäße und Nerven zu verletzen braucht und doch das Gelenk von da aus gut übersehen kann. Die Triceps wird gewöhnlich in der Quere vom Olecranon abgetrennt. Dər N. ulnaris muß geschont werden, indem man ihn zur Seite zieht; man muß ihn sorgfältig, am besten ohne ihn zu entblößen, durch viele kleine, hart auf dem Knochen geführte Schnitte aus seiner Rinne am Epicondylus und an der Ulna auslösen. Die Insertionen der Streckmuskel müssen vom Condylus radialis des Humerus abgetrennt werden. Ebenso die Insertionen der Beugemuskel vom Condylus ulnaris. Der Radiuskopf ist, da die Gelenkkapsel nur seinen Hals umgiebt, leicht wegzunehmen, ebenso das Olecranon; will man noch mehr vom Gelenkteil der Ulna absägen, so müssen zuerst die dort anhaftenden Muskeln losgeschnitten werden.

Vorderarm.

Zwischen der Haut und der Fascie verlaufen die Hautnerven und Hautvenen (Fig. 94), von denen schon oben (Ellbogengegend) die Rede war. Hinter der Fascie der Vorderseite findet man in der ersten Schichte: den Flexor carpi ulnaris, neben ihm der Nervus und die Arteria ulnaris, weiter nach der Radialseite hin den Flexor digitorum sublimis, den Palmaris longus, den Flexor carpi radialis, nach außen von diesem die Arterie und den Nerv, endlich auf der Radialseite des Armes den Brachioradialis, der so gelagert ist, daß er sowohl der Volar- als der Dorsalfläche des Armes angehört.

Die zweite Schichte bilden der Flexor digitorum profundus und der Flexor pollicis longus. Zwischen der ersten und zweiten Schichte der gemeinschaftlichen Flexoren und quer durch den eine Mittellage einnehmenden Pronator teres verläuft der N. medianus. In einer dritten Schichte trifft man dann den Supinator brevis, den Pronator quadratus, die A. interossea und das Lig. interosseum.

Auf der Dorsalseite kann man zwei Schichten annehmen. Erstens den Brachioradialis, Extensor carpi radialis longus, Ext. carpi radialis brevis, Ext. communis, Ext. digiti minimi, Ext. carpi ulnaris, Anconaeus quartus. In der zweiten Schichte ziehen die besonderen Muskeln des Daumen und Zeigefinger schief von der Ulnarseite zur Radialseite hin; es sind der Ext. pollicis longus und brevis, Abductor pollicis

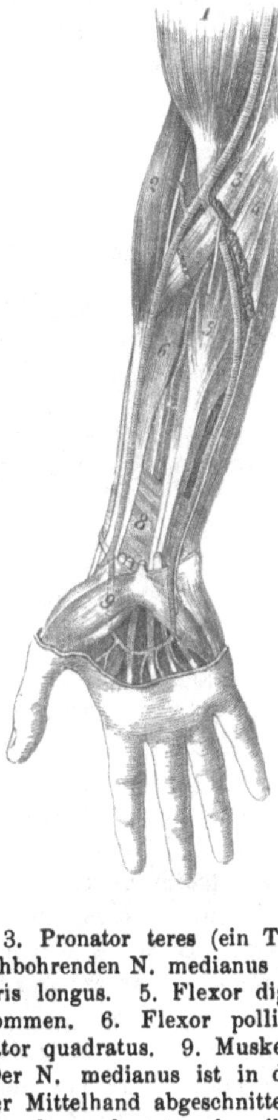

Fig. 99. 1. M. biceps. 2. Brachioradialis. 3. Pronator teres (ein Teil von ihm ist weggeschnitten, um den ihn durchbohrenden N. medianus zu zeigen). 4. Flexor carpi radialis und Palmaris longus. 5. Flexor digitorum profundus, der Sublimis ist weggenommen. 6. Flexor pollicis longus. 7. Flexor carpi ulnaris. 8. Pronator quadratus. 9. Muskeln des Daumens, dahinter die A. radialis. — Der N. medianus ist in der Mitte des Vorderarmes, der Ulnaris erst in der Mittelhand abgeschnitten; den Radialis sieht man nur in der Ellbogengegend angedeutet, neben ihm biegt die A. recurrens radialis herum.

longus und Ext. indicis proprius; weiter unten gehören diese Muskeln aber der ersten Schichte an. In der oberen Partie des Vorderarmes ist noch der Supinator (brevis) nebst dem N. radialis profundus, als der tieferen Schichte und zugleich halb der Beugeseite zugehörend, anzuführen. Noch tiefer liegt dann die A. dorsalis interossea. Am unteren Teile des Vorderarmes schlagen sich innen der Dorsalast des N. ulnaris und außen der N. radialis zur Rückseite herüber, jener zwischen dem Köpfchen der Ulna und dem Flexor carpi ulnaris durchgehend, der Radialis

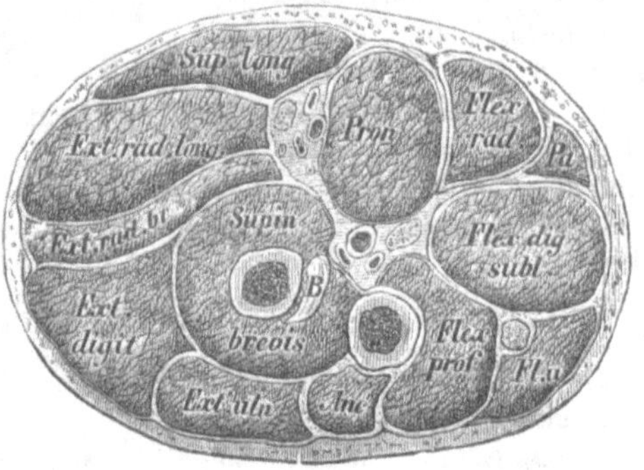

Fig. 100. **Durchschnitt des Vorderarmes unterhalb des Ellbogengelenkes in der Höhe der Biceps-Insertion. (Sup. long. = Brachioradialis.)**

schon höher oben zwischen dem Radius und dem Brachioradialis durch zum Handrücken tretend (Fig. 102 u. 104).

Die Unterbindung der Arterien ist am Vorderarm in seiner unteren Hälfte sehr leicht ausführbar, im oberen Drittel ist sie etwas schwieriger. Die Ulnaris liegt hier tief hinter den Muskeln; auch die Radialis liegt oben hinter dem Rand des Supinator longus versteckt. Die Fascie ist oben derber und die Scheide, die die Arterie einhüllt, ist hier ziemlich stark. Beide Arterien, die Radialis und die Ulnaris, haben anfangs keinen entsprechenden Nerven neben sich, sondern dieser tritt erst etwas weiter unten von der Seite her zur Arterie (Fig. 99). Je weiter unten, desto leichter wird die Unterbindung der beiden nur von dem oberflächlichen Blatt der Vorderarmfascie bedeckten Arterien. In der Nähe des Handgelenkes kann die Unterbindung dadurch noch erleichtert werden, daß man die Hand in Dorsalflexion bringt; die Sehnen legen sich dann mehr an den Knochen an, und das Gefäß ist um so leichter zu sehen.

Zu den häufigsten Arterien-Anomalien gehört, daß der Dorsalast der A. radialis sich schon einige Finger breit über dem Handgelenk nach der Rückseite hinwendet. Man erkennt diese Anomalie sehr häufig beim Pulsfühlen.

Die beiden Vorderarmknochen sind miteinander durch das Lig. interosseum verbunden; in der Mitte des Armes ist bei Supination der Knochenzwischenraum ungefähr fingerbreit. Der Ulnarknochen ist seiner ganzen Länge nach auf der inneren Rückseite unter der Haut zu fühlen. Der Radius ist an seinem Köpfchen und in seiner unteren Partie weniger von Muskeln zugedeckt, so daß man seine Rückseite deutlich fühlt. Höchst eigentümlich ist die Lageveränderung, die der Radius und mit ihm die Hand und ein großer Teil der Weichteile des Vorderarmes bei Pronation und Supination erfahren. Es entsteht bei der Pronation eine Kreuzung der beiden Knochen, und es verändert sich nicht nur die Lage der Hand, sondern auch die ganze Form des Vorderarmes. Bei den Vorderarmbrüchen hat man diese Verhältnisse genau zu berücksichtigen: man muß solche Brüche in supinierter Stellung des Vorderarmes verbinden, damit nicht durch seitliche callöse Verwachsung der beiden Knochen oder durch Verkürzung des Lig. interosseum die Supination gestört werde. — Die Verschiebung der Muskeln bei der Pro- und Supination ist die Ursache, warum sich hier und da bei Vorderarmbrüchen ein Muskel oder eine Sehne zwischen die Knochenenden interponiert; die Heilung der Fraktur kann hierdurch gestört und die Bildung eines widernatürlichen Gelenkes befördert werden.

Gegend des Handgelenks.

In der Mitte der Volarseite geht die Sehne des Palmaris longus in das Lig. carpi volare und in die damit zusammenhängende Fascie palmaris über. Radialwärts von dieser Sehne und etwas tiefer als sie kann man den N. medianus durchfühlen. Seitlich sieht man die A. radialis, dicht unter der oberflächlichen Fascie liegend, herabkommen; der Dorsalast der A. radialis läuft um den Radialrand des Handwurzelgelenkes herum zum Handrücken (Fig. 103). An der Ulnarseite zeigen sich neben den Sehnen des Flexor sublimis die A. ulnaris und der N. ulnaris, noch weiter nach außen und etwas oberflächlicher die Sehne des Flexor carpi ulnaris, die sich an das Os pisiforme ansetzt. Zu beiden Seiten der Volarseite der Handwurzel entstehen zwei bauchige Muskelpartien, nämlich die kurzen Muskeln für den Daumen und die für den kleinen Finger. Sie haben ihren Ursprung an den Handwurzelknochen, am Lig. carpi volare und am oberen Teil der Mittelhandknochen.

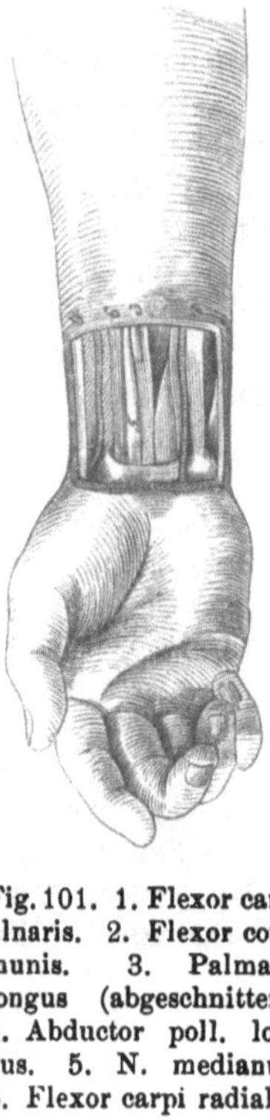

Fig. 101. 1. Flexor carpi ulnaris. 2. Flexor communis. 3. Palmaris longus (abgeschnitten). 4. Abductor poll. longus. 5. N. medianus. 6. Flexor carpi radialis.

Den größten Teil der Sehnen auf der Beugeseite, nämlich die Sehnen des Flexor sublimis und profundus und des Flexor pollicis longus, nebst dem Nervus medianus, findet man bedeckt von dem Lig. carpi volare, das sich vom Os naviculare und multangulum majus zum Os hamatum und pisiforme herüberspannt. Eine große gemeinschaftliche Synovialscheide umgiebt hier die Sehnen. Diese Synovialscheide ragt oben und unten eine ziemliche Strecke weit über das Ligament hinaus; es ist dies der Grund, warum man bei einer Anschwellung des Schleimbeutels eine oben und unten vorragende Geschwulst wahrnimmt (Zwerchsackhygrom). Die Daumensehne und die Kleinfingersehne hat gewöhnlich ihre eigene Synovialscheide. Beide kommunizieren zuweilen mit einander und mit der allgemeinen Sehnenscheide hinter dem Lig. carpi volare. (Vgl. S. 188.)

Auf der Rückseite der Handwurzelgegend sind alle Sehnen sehr fest durch besondere Scheiden, die das Lig. carpi dorsale bildet, und die bis zur Basis der Mittelhandknochen reichen, in ihrer Lage befestigt. Auf der Rückseite des Radius trifft man vier Sehnenscheiden: die des Abductor pollicis longus, nebst der parallel verlaufenden Sehne des Ext. pollicis brevis, liegt außen; weiter nach der Mitte liegen die Sehnen des Ext. carpi radialis longus und brevis, und noch mehr ulnarwärts liegt die Sehne des Ext. pollicis longus, die sich schief herüber von der Mitte des Vorderarmes zum Ursprung des Daumens begiebt. Mitten zwischen Radius und Ulna hat die Sehne des Ext. digitorum communis ihre Scheide, an der Ulna die des Ext. carpi ulnaris. Bei angestrengter und lange fortgesetzter Thätigkeit der Streckmuskeln bilden sich in ihren Sehnenscheiden, wahrscheinlich infolge der bei der Reibung gebildeten Wärme, fibrinöse Auflagerungen, die beim Bewegen ein knarrendes Reiben erkennen lassen (Tenalgia crepitans).

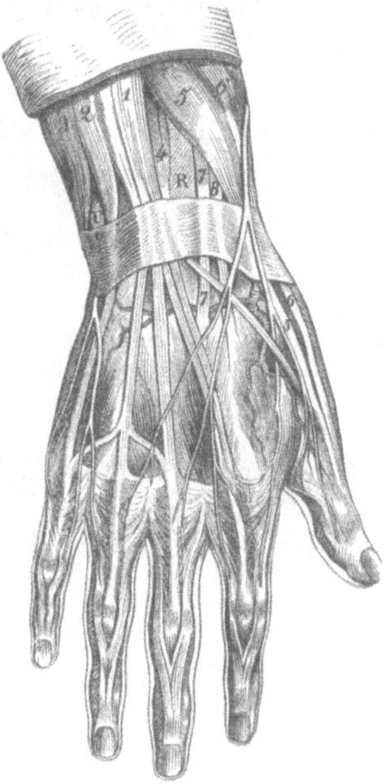

Fig. 102. Die Haut und die subkutanen Venen nebst der Fascie sind weggenommen; in der Handgelenklinie ist der Teil der Fascie, der die Sehnen zusammenhält, stehen gelassen. Man erkennt die Verzweigungen des N. radialis und ulnaris. 1. M. extensor communis. 2. Ext. digiti minimi. 3. Ext. carpi ulnaris. 4. Ext. poll. longus. 5. Ext. poll. brevis. 6. Abductor poll. longus. 7. Ext. radialis brevis. 8. Ext. radialis longus. R. Radius. U. Ulna.

Der Endast der A. radialis kommt hinter den langen Daumensehnen herum zum Handrücken, um sich sogleich wieder, zwischen der Wurzel des Daumens und Zeigefingers, durch den M. interosseus durch zur Volarseite der Mittelhand hinabzuwenden. In dem Zwischenraum zwischen der Sehne des Ext. pollicis longus einerseits und denjenigen des Ext. pollicis brevis und Abductor pollicis longus andererseits, in der sogenannten Tabatière, kann man die hinter diesen Sehnen herziehende Arterie mit Leichtigkeit bloßlegen und unterbinden (Fig. 103). Sie giebt einen kleinen Ast für den Handrücken ab, der mit dem kleinen Dorsalast der A. ulnaris das Rete dorsale bildet. Die Venen des Handrückens gehen größtenteils zur Vena cephalica.

Die Rückseite der Hand und der Finger wird von den dorsalen Zweigen der Nn. radialis und ulnaris mit sensiblen Nervenfasern versorgt (Fig. 104), und zwar liefert der Radialis

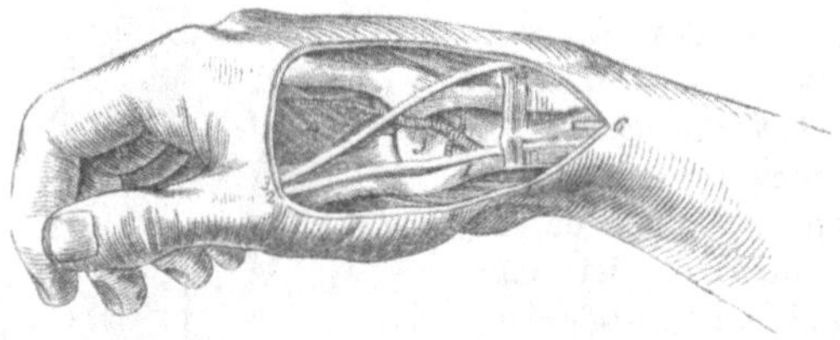

Fig. 103. 1. Abductor pollicis longus. 2. Extensor poll. brevis. 3. Ext. poll. longus. 4. Interosseus. 5. Os multangulum majus. Das Gelenk mit dem Daumen aufgeschnitten. 6. N. radialis abgeschnitten.

die Nervenäste für die Rückseite der zwei ersten Finger und für die Radialseite des dritten. Der Ulnaris dagegen versorgt den fünften und vierten Finger und die Ulnarseite des dritten

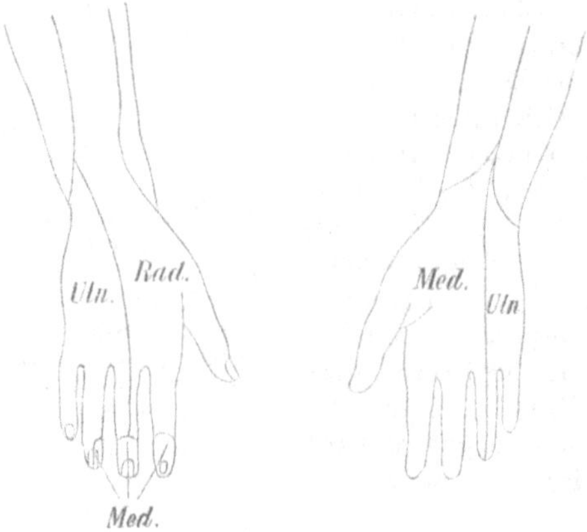

Fig. 104. Die Ausbreitung der Gefühlsnerven der Hand.

(Genaueres in Fig. 104). Man pflegt auf diese feinen Hautnerven bei Operationen keine Rücksicht zu nehmen; man muß aber doch den Ausbreitungsbezirk der einzelnen Nerven genau kennen, um bei Verletzung der Nervenstämme durch Sensibilitätsprüfungen die Diagnose zu sichern. Wenn bei einer Stichwunde an der Außenseite des Oberarmes der Verdacht auf Durchtrennung des N. radialis entsteht, hat man außer der Motilität der Extensoren und Supinatoren auch die Sensibilität auf der radialen Seite des Handrückens (Fig. 104) zu prüfen. Die bei Selbstmordversuchen gar nicht seltene Durchschneidung des N. ulnaris auf der Beugeseite des Handgelenkes führt zu einer Lähmung der Mm. interossei und lumbricales und zur Gefühllosigkeit des kleinen Fingers und der angrenzenden Hautteile; wenn außerdem auch noch der N. medianus durchtrennt ist, kann infolge von Lähmung des M. opponens der Daumen nicht mehr dem kleinen Finger gegenübergestellt werden, und zugleich ist die Sensibilität auf der radialen Hälfte der Vola manus verloren gegangen.

Gelenke der Handwurzelgegend.

Es liegen in der Handwurzelgegend viererlei wichtige Gelenke nahe bei einander: 1) das Radio-ulnargelenk, 2) das Gelenk zwischen dem Radius und der Handwurzel, 3) das mittlere Handwurzelgelenk, und endlich 4) die Gelenke zwischen Handwurzel und Mittelhand (Fig. 105). Minder wichtig ist das kleine Gelenk für das Os pisiforme auf dem Os triquetrum.

Das Gelenk zwischen Radius und Ulna dient der Pronation und Supination. Ein Zwischenknorpel (Cartilago triquetra), die Fortsetzung des Radius-Gelenkknorpels, trennt dieses Radio-ulnargelenk vom Radio-carpalgelenk. Ein sehr bewegliches Ligament heftet den Zwischenknorpel an den Proc. styloideus der Ulna. Die Befestigung der Ulna an die Handwurzel ist ziemlich schlaff, sie beruht auf dem Lig. laterale internum und ist so eingerichtet, daß die Hand in ihren Drehungen bei der Pro- und Supination nicht gehindert wird. Die Luxation in diesem Gelenk ist sehr selten, sie erfolgt gewöhnlich nur bei gleichzeitigem Bruch des Radius oder auch bei Bruch des Processus styloideus ulnae nebst Zerreißung der Kapsel.

Das Radio-Carpalgelenk besteht aus dem Radius und dem dreieckigen Knorpel einerseits, und ferner aus der ersten Reihe der Handwurzelknochen, also dem Os naviculare, lunare und triquetrum andererseits. Ein Kapselband und seitliche Ligamente dienen zur Befestigung. Die vielen Sehnen, die sämtlich durch sehr feste Scheiden teils am Radius (auf der

Rückseite), teils an den Handwurzelknochen (Lig. volare) befestigt sind, tragen viel zur Sicherung dieses Gelenkes bei und bewirken, daß selbst bei der stärksten Gewalteinwirkung nicht leicht eine Luxation entsteht. Es kommt weit eher zum Bruch der Radiusepiphyse, eine Verletzung, die übrigens einer Luxation sehr ähnlich sehen kann. Die gewöhnliche Ursache dieses Bruches ist ein Fall auf den Daumenballen bei vorgestreckter Hand.

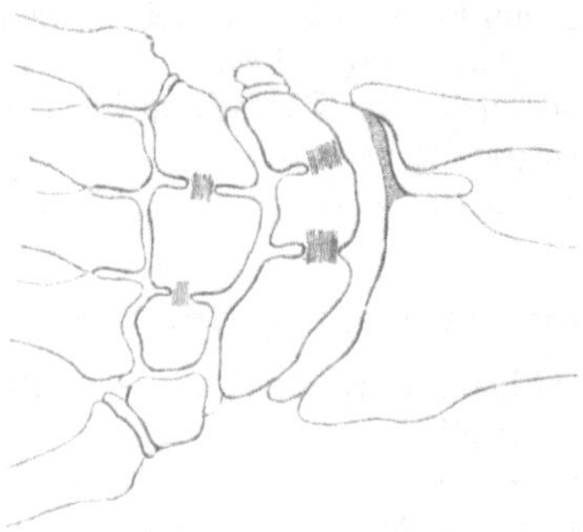

Fig. 105. Durchschnitt der verschiedenen Gelenke an der Hand. Man erkennt die Kommunikation der mittleren Handwurzel- mit den Mittelhand-Gelenken.

An der Bildung des Intermetacarpalgelenkes beteiligen sich sieben Knochen: in der ersten Reihe das Os naviculare, lunare und triquetrum, und in der zweiten Reihe das Os hamatum, capitatum, multangulum majus und minus. Dem Os naviculare stehen die beiden Multangula gegenüber, dem Triquetrum das Os hamatum; in der Mitte befindet sich das Os capitatum, das dem Os lunare und zugleich seitlich dem Os navigulare entspricht (Fig. 105). Dieses mittlere Handgelenk erlaubt keine ausgedehnte Bewegung; am meisten beteiligt es sich bei der Bewegung, welche aus Flexion und Abduktion nach der Ulnarseite zusammengesetzt ist.

Die Gelenke zwischen Handwurzel und Mittelhand sind nicht bei allen Fingern gleichmäßig gebaut. Das des Daumen ist ziemlich frei und vielseitig beweglich; es besitzt als Sattelgelenk nicht nur die Fähigkeit der Flexion und Extension, sondern auch die der Abduktion und Adduktion. Die Mittelhandgelenke für die übrigen Finger sind dagegen sehr straff; sie besitzen fast gar keine Bewegung. — Alle die aufgezählten, zur Handwurzelgegend gehörigen Gelenke können besonders zur Streckseite hin kleine Ausstülpungen bilden. Die sogenannten Überbeine pflegen aus solchen später abgeschnürten Divertikeln hervorzugehen.

Das Os multangulum majus sowohl, als auch das Os pisiforme besitzen eine isolierte Beweglichkeit. Das Multangulum hilft mit bei der Beugung und Streckung des Daumens; man hat es auch schon als den Mittelhandknochen des Daumens betrachtet. Das Os pisiforme muß als eine Art Sehnenknochen für den M. flexor carpi ulnaris angesehen werden.

Die Beschreibung der einzelnen kleinen Bandfaserpartieen zwischen den Knochen der Handwurzel hat für die Chirurgie keinen Wert. Wenn man in der Handwurzel selbst resecieren muß, wird man sich anstatt des mühsamen Auslösens der einzelnen Knochen lieber des Meißels oder eines großen Löffels zum Wegnehmen der kranken Teile bedienen. Eine Ausnahme macht das Daumengelenk, das mit Leichtigkeit reseciert werden kann. Doch hat man sich bei dieser Operation in acht zu nehmen, daß man nicht in das dem Daumengelenk benachbarte Gelenk zwischen Os multangulum majus und dem Zeigefingerknochen hineingerate (Fig. 105).

Mittelhand.

Man trifft in der Volarseite der Mittelhand folgende Schichten: zunächst unter den allgemeinen Bedeckungen die Palmaraponeurose, seitlich auf der Radialseite die kurzen Daumenmuskeln, auf der Ulnarseite die Muskeln für den kleinen Finger. Hinter der Fascia palmaris liegt der arterielle oberflächliche Gefäßbogen, der sich aus dem oberflächlichen Ast der A. ulnaris und radialis zusammensetzt (Fig. 107). Aus dem Bogen des Arcus sublimis entspringen die Arterien für die Volarseite der Finger, je ein Stamm für die beiden aneinandergrenzenden Seiten zweier Finger. Zugleich mit den Arterien und auf ähnliche Art verteilen sich die Nerven (Fig. 106 u. 108) zur Volarseite der Finger: der Medianus versieht den Daumen, Zeigefinger, Mittelfinger und die Radialseite des Ringfingers, der Ulnaris versieht die andere Hälfte des Ringfingers und den kleinen Finger. (Vgl. S. 182 u. Fig. 104.) — Hinter diesen Teilen verlaufen sodann aufeinanderliegend die oberflächlichen und tiefen Beugesehnen für die Finger. Von den Gelenkköpfen der Mittelhandknochen an bis zur Basis des Fingerendgliedes liegen die beiden Beugesehnen jedes Fingers in einer besonderen Scheide.

An den Flexorsehnen inserieren sich die parallel mit ihnen ziehenden Lumbricalmuskeln, die wie die Mm. interossei auf dem Rücken der Grundphalangen in die Strecksehnen ausstrahlen. — Hinter den Beugesehnen sieht man den Arcus volaris profundus liegen, der einen kürzeren Bogen beschreibt, wie der Arcus sublimis und hauptsächlich von der A. radialis dorsalis gebildet wird. Er liefert die Aa. interosseae volares und perforantes. Die tiefste Schichte in der Volargegend bilden die von einer besonderen Fascie bedeckten Mm. interossei volares.

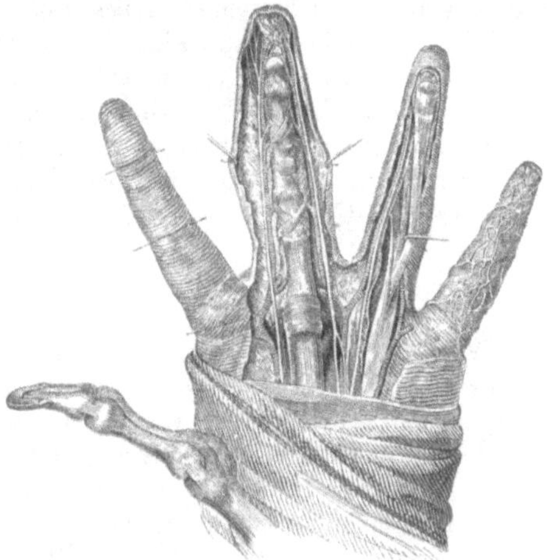

Fig. 106. Die Palmarseite der Finger. Man sieht am Daumen die Form der Gelenke und ihre Seitenbänder; am Zeigefinger die Linie der Gelenke; am Mittelfinger die Lage der Arterien und Nerven und die Scheidenbänder der Fingersehnen; am Ringfinger die aus der aufgeschnittenen Scheide hervorgezogene Beugesehne (Flexor profundus); am kleinen Finger das subkutane Venennetz der Finger.

Bei Arterienverletzung kann die Unterbindung in der Handfläche einige Schwierigkeit machen. Am leichtesten ist noch die Auffindung der A. ulnaris hinter der Palmarfascie am Rande des Erbsenbeines (Fig. 107). Der Nerv liegt noch mehr ulnarwärts. Weiter unten teilt sich die A. ulnaris und sendet ihren tiefen Ast um das Hackenbein herum zum Arcus profundus. Die Fortsetzung der A. radialis zum Arcus sublimis geht in der Regel hinter einem Teil der Daumenmaus durch, wie es Fig. 103 andeutet; seltener verläuft sie oberflächlich vor der kurzen Muskulatur (Fig. 107). Die Bloßlegung des Arcus sublimis erfordert einen Bogenschnitt durch Haut und Aponeurose, am einfachsten von der Ulnarseite her. Der

Arcus profundus ist viel weniger zugänglich. Auch variieren diese Arterien sehr stark. Bei dem einen Menschen ist es die Radialis, bei dem anderen die Ulnaris, die den hauptsächlichsten Zufluß bringt. Hier und da kommt auch eine A. mediana, eine Fortsetzung der Interossea, bis in die Hohlhandbogen herab.

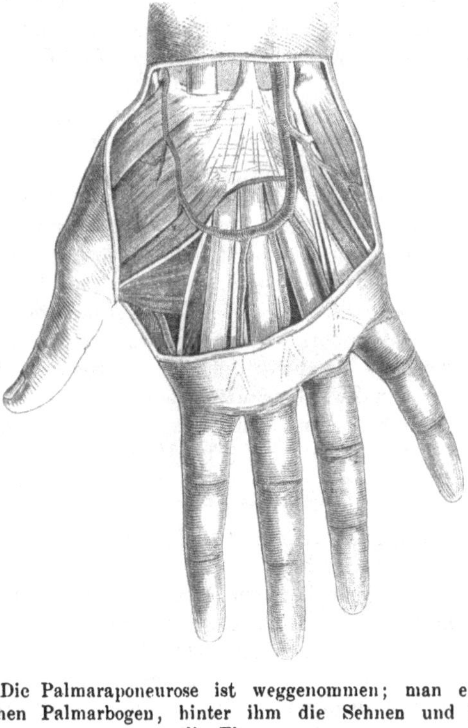

Fig. 107. Die Palmaraponeurose ist weggenommen; man erkennt den oberflächlichen Palmarbogen, hinter ihm die Sehnen und Nerven für die Finger.

Trotz solcher Schwierigkeiten wird man nicht zu schnell verzweifeln, sondern lieber die Bloßlegung und Unterbindung des tiefen Palmarbogens unternehmen, als daß man sich, wie es schon geschah, zur Amputation der Hand (nach vergeblicher Unterbindung der zuführenden Stämme am Arm) um der Blutstillung willen entschlösse.

Der Mittelhandknochen des Daumen ist von einer eigenen starken Muskelmasse umgeben; nur auf der Dorsalseite liegt er etwas freier. Die vier kurzen Daumenmuskeln liegen in folgender Ordnung: außen an der Radialseite der Opponens, neben ihm der Abductor brevis, sodann der Flexor brevis, zwischen dessen beiden Köpfen die Sehne des Flexor longus durchläuft, endlich innen der Abduktor. Der Flexor brevis setzt sich an die Sehnenknochen an der Basis des ersten Daumengliedes, der Longus an das zweite Glied. Auf der Dorsalseite des Daumen inseriert sich gleich unten am Mittelhandknochen der Abductor longus (Fig. 103). Der Ext. longus und brevis gehen nebeneinander zur Dorsalseite der Basis des ersten, beziehungsweise zweiten Gliedes.

Auf der Dorsalseite der **Mittelhand** trifft man die Strecksehnen der Finger und die Interossei externi. Jene sind durch Querstrahlungen miteinander verbunden; so ist namentlich die Sehne des Ringfingers (Fig. 102) an die der beiden Nachbarfinger gefesselt. Über den Phalangenknochen sieht man die Fingersehnen breiter werden, es verbinden sich nämlich mit ihnen von der Volarseite her die Interossei und Lumbricales, die in den Zwischenräumen zur Dorsalseite hinziehen. Die Arteria radialis durchbohrt den M. adductor indicis, um sich zur Hohlhand zu wenden (Fig. 103).

Finger.

Die beiden Fingersehnen der Beugeseite liegen übereinander in der rinnenartig ausgehöhlten Fläche der Phalanxknochen und sind durch Synovialfalten lose aneinander und in der Knochenrinne befestigt. In der Gegend der Grundphalanx spaltet sich die oberflächliche Sehne und läßt die tiefe Sehne zwischendurch (Fig. 106, 108 u. 109). Die beiden Enden des Flexor sublimis inserieren dann seitlich an der Basis des zweiten Fingergliedes, während die Sehne des Flexor profundus sich zum dritten Fingerglied begiebt. Seitlich, ganz nahe den Flexorsehnen und ihrer Scheide, laufen die Nerven und neben ihnen die Arterien der Finger. Die Synovialscheide, die diese Sehnen miteinander einhüllt, reicht bei den drei mittleren Fingern in der Hohlhand bis über die Köpfe der Mittelhandknochen hinaus; am kleinen Finger und Daumen pflegt sie sich dagegen bis zur Handwurzelgegend hin zu erstrecken und zuweilen hinter dem

Lig. volare mit der großen gemeinschaftlichen Sehnenscheide in Kommunikation zu treten. Die Sehnenscheide wird durch eine Reihe von quer herübergespannten Bändern, die Lig. vaginalia annularia und cruciata, verstärkt und befestigt. Im Inneren

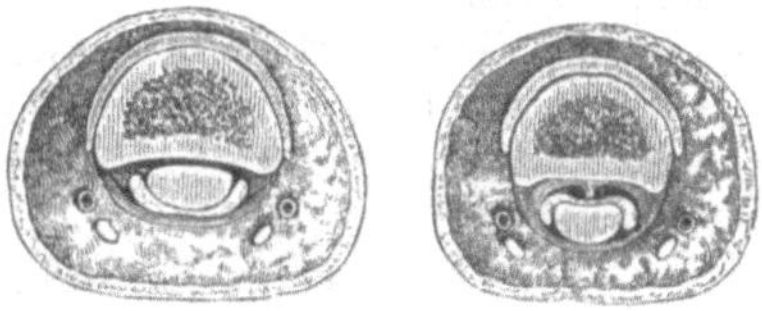

Fig. 108. Durchschnitt des ersten Fingergliedes in der Nähe der Mittelhand. Fig. 109. Durchschnitt desselben weiter unten, in der Nähe des zweiten Gliedes. Man sieht bei Fig. 108 die in zwei Teile gespaltene Sehne des Flexor sublimis noch über der des Profundus, bei Fig. 109 ist die des Profundus oberflächlicher geworden. Beide Sehnen von ihrer gemeinschaftlichen Scheide umhüllt. Die Rückseite des Knochens fast ganz von der Strecksehne bedeckt.

der Scheide befinden sich feine, mesenteriumartige Falten oder Duplikaturen, die die Sehnen von hinten her einhüllen und zu ihrer Ernährung und Befestigung bestimmt sind.

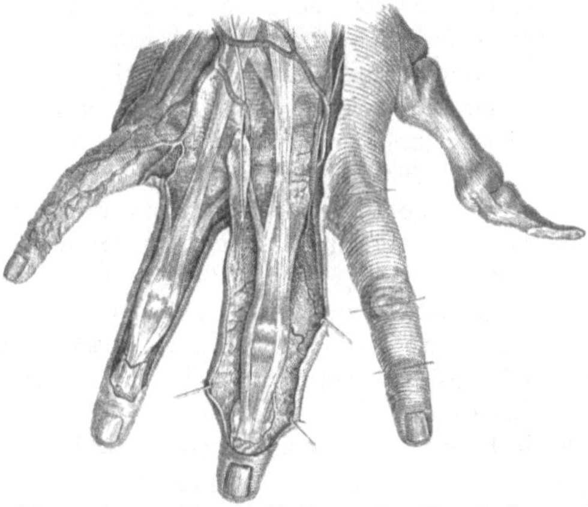

Fig. 110. Man erkennt die Ausbreitung der Dorsalsehnen der Finger und ihre Verbindung mit der von der Palma herkommenden Sehne der Interossei und Lumbricales.

Auf der Dorsalseite jedes Fingers bildet sich eine breite Sehne, indem die Strecksehne mit den Sehnen der Interossei und Lumbricales, die seitlich von der Hohlhand herkommen, verschmilzt. Die Strecksehne spaltet sich in der Gegend der Grund-Phalanx in drei Schenkel, wovon sich der mittlere an das zweite, die beiden seitlichen an das dritte Fingerglied ansetzen.

Die Gelenke zwischen Mittelhand und Finger besitzen eine doppelte Bewegung; sie haben außer der Streckung und Beugung auch eine Adduktion und Abduktion. Die Seitenbänder, die die Gelenkköpfe der Mittelhandknochen und Phalangen miteinander befestigen, sind nicht so straff, daß nicht einige Seitenbewegung erlaubt wäre. Die Gelenke der Phalangen unter sich dienen nur der Streckung und Beugung; jede Seitenbewegung ist durch die Ligamenta lateralia gehindert.

Einer Luxation ist unter den Fingergelenken besonders das des Daumen ausgesetzt. Es geht dann gewöhnlich folgendermaßen zu: durch Überstreckung wird die Gelenkkapsel auf der Volarseite gesprengt, das Köpfchen des centralen (proximalen) Knochens tritt durch den Kapselriß durch und die periphere (distale) Phalanx verschiebt sich auf die Streckseite des centralen Knochen; es kommt also zur Luxation nach hinten. Der Kopf des Mittelhandknochen bildet in solchen Fällen einen starken Vorsprung auf der Volarseite, und man muß sich daran erinnern, daß die Gelenkfläche der Phalanx konkav, pfannenartig, die des Mittelknochen aber konvex, kugelförmig ist, damit man nicht in den Irrtum verfalle, den auf der Volarseite vorspringenden Teil für den Phalanxknochen zu halten.

Die Reposition dieser Verrenkung kann große Schwierigkeiten darbieten. Der anatomische Versuch läßt erkennen, daß in solchen Fällen öfters ein Abriß der Kapsel am Halse des Mittelhandknochen eintritt, wobei eine Interposition von einem Teil der Kapsel, nebst den Sesamknochen, zwischen die dislocierten Gelenkflächen entstehen kann; diese interponierten Teile hindern die Reposition, so lange nicht dem dislocierten Knochen bei dem Einrichtungsversuch genau dieselbe Richtung gegeben wird, die er im Moment der Entstehung der Luxation angenommen hatte. Will man also die Interposition aufheben, so muß das Glied zuerst in die vollkommene Dorsalflexion zurückgeführt und von dieser aus die Basis des Phalanxknochen wieder in ihre normale Stellung hineingedrückt oder geschoben werden. Dies sind übrigens Verhältnisse, die sich Niemand so leicht richtig vorstellen wird, der nicht den Versuch an der Leiche gemacht oder wenigstens mit angesehen hat.

Die Exartikulation in den Fingergelenken ist selten notwendig. Namentlich an den Mittelhandgelenken der Finger wird ihr die Amputation hinter dem Gelenkkopf des Metakarpalknochen vorgezogen, weil die Hand alsdann eine gefälligere Form erhält und man keinen so großen Knochenkopf zu bedecken hat. Bei Exartikulation in den vordersten Fingergelenken muß man daran denken, daß die Hautfalten weiter hinten liegen als das Gelenk; man hat also die Gelenklinie vor den Falten zu suchen. Bei Exartikulation der Endphalanx ist darauf zu sehen, daß die Sehnenscheide des Fingers uneröffnet bleibe; das Messer muß zu diesem Zweck von der Dorsalseite aus, nach Eröffnung des Gelenkes in der Beugestellung, dicht am hinteren Ende nnd an der volaren Seite der betreffenden Phalanx herumgeführt werden.

Will man einen Fingerknochen mit der Knochenzange trennen, so ist er von der Volar- und Dorsalseite her zu fassen, nicht von den beiden anderen Seiten her, weil in jener Richtung der Knochen dünner und platter ist als dieser. Da die Volarhaut der Finger besonders reichlich mit sensiblen Nerven und Tastkörperchen versehen ist, wird man bei Amputation eines Fingers diesen Hautteil vorzugsweise zur Bedeckung des Stumpfes wählen müssen. (Über die Versorgung der Finger mit sensiblen Nerven vgl. S. 182.)

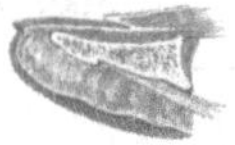

Fig. 111. Eine Endphalanx im Längsschnitt.

Auf der Rückseite der Fingerspitzen sind die Nägel eingefalzt. Die Nagelmutter zieht eine Strecke weit unter der oberen Hautplatte hin. Die Tiefe, bis zu der die Nagelmutter geht, wechselt außerordentlich. Kurze Nägel haben eine lange Nagelmutter und lange Nägel eine kurze. Man sieht zuweilen Nägel, deren Nagelmutter fast doppelt so lang ist, wie der freie sichtbare Teil des Nagels.

SIEBENTE ABTEILUNG.

Untere Extremität.

Hüftgelenksgegend. Mittlere Schenkelgegend. Knie. Unterschenkel. Fußgelenke. Mittelfuß und Zehen.

Hüftgelenksgegend.

In der vorderen Hüftgelenksgegend trifft man zunächst die subkutanen Lymphdrüsen, die V. saphena und einige unbedeutende Hautnerven (vgl. S. 98), worunter der Cutaneus femoris externus, der über dem M. iliacus hervorkommt. Die Drüsen füllen die grubige Vertiefung etwas aus, die man unterhalb des Margo falciformis in der Schenkelbeuge gebildet sieht. Man zählt 10—12 Lymphdrüsen, die teils mehr oben beim Leistenband (Leistendrüsen), teils weiter herab um die Einmündung und den Stamm der V. saphena herum (Schenkeldrüsen) gelagert sind. Einen Teil dieser Drüsen kann man bei jedem nicht allzufetten Subjekt durch die Haut durchfühlen. Sie stehen mit den oberflächlichen Lymphgefäßen der Bauchwand, der Geschlechtsteile, der Aftergegend und der ganzen unteren Extremitäteu in Verbindung. Von den tieferen neben und auf den Schenkelgefäßen gelagerten Lymphdrüsen sind sie durch die Schenkelfascie getrennt.

Die V. saphena, tief im subkutanen Fett liegend, sieht man äußerlich nicht, wenn sie nicht krankhaft ausgedehnt oder durch die größte Abmagerung erkennbar geworden ist. Sie nimmt meistens noch unmittelbar vor ihrer Einmündung in die V. femoralis einen inneren, oberen und äußeren Ast von der Hüft- und Bauchgegend her in sich auf (V. epigastrica superficialis, pudenda externa). An ihrer Durchgangsstelle ist sie mit der Fascie genau verwachsen und hierdurch in ihrer Lage gesichert (Fig. 60).

Die Fascia lata breitet sich von dem Darmbein und dem Leistenband her über die oberflächlichen Schenkelmuskel aus; sie wird durchbohrt von der Saphena und von einigen kleineren Venen und Lymphgefäßen. Man unterscheidet ein oberflächliches und ein tieferes Blatt der Fascia lata; jenes bedeckt den Sartorius und die Schenkelgefäße, dieses schließt sich der Fascia iliaca an. Indem beide Blätter sich nach innen miteinander verbinden und indem sich die Fascia lata an das Leistenband in Form eines sichelförmigen Randes, eines nach innen konkaven Bogens inseriert, bildet sie den Margo falciformis (vgl. S. 107). Auf der Fascie hin verlaufen folgende Nerven: der Cutaneus femoris lateralis, der Lumboinguinalis, der Hautast des Obturatorius, die Cutanei anteriores, die ersten drei (vgl. S. 98) vom Lumbalplexus, die letzten vom Femoralis stammend.

Nach Entfernung der Schenkelfascie erkennt man die Lage der Streckmuskeln und der Adduktoren; zwischen diesen beiden Muskelpartien liegen die großen Gefäße und der N. femoralis (Fig. 112). Die Lage der Teile ist in der Richtung von außen nach innen folgende: An der Darmbeinspina entspringen der Rectus femoris und der Sartorius; weiter innen liegen, bedeckt von der Fascia iliaca, der Iliacus und Psoas; hinter der Fascie kommt zwischen beiden Muskeln der N. femoralis hervor, der hier, wo diese beiden Muskeln zum kleinen Trochanter in die Tiefe gehen, mehr nach der Oberfläche zu zieht. (Die Senkungsabscesse dieser Gegend sind S. 96 erwähnt.) Noch weiter innen, so ziemlich in der Mitte zwischen der Spina iliaca ant. sup. und dem Tuberc. pubicum, liegt die A. femoralis und neben ihr weiter innen die Vene, beide miteinander in eine gemeinsame Gefäßscheide eingeschlossen.

Die A. femoralis giebt die Pudenda externa nach innen, und die Epigastrica superficialis nach oben, häufig auch noch eine Circumflexa ilium superficialis nach außen ab. Die V. femoralis verbindet sich mit der V. saphena, die vornen und innen an der Schenkelseite heraufkommt. Ungefähr zwei bis drei Finger breit unter dem Leistenband (ausnahmsweise auch schon höher oben) entspringt von der A. femoralis die A. profunda femoris, die zuerst eine Strecke weit mit und unter der Femoralis hinläuft und sich dann in die Tiefe hinter die Muskeln begiebt. Sie schickt zunächst die Aa. circumflexae femoris nach beiden Seiten in der Höhe des kleinen Trochanters um den Knochen herum und verzweigt sich dann in die starken Aa. perforantes.

Der N. *femoralis* löst sich zum Teil, schon ehe er unter dem Leistenband durchtritt, in seine vielen Haut- und Muskelzweige auf, die die Muskeln und die Haut auf der vorderen und inneren Seite des Oberschenkels versorgen. Ein Zweig von ihm, M. *saphenus*, verläuft mit der A. femoralis bis zum Adductorenschlitz, tritt hier durch die Fascie und versorgt die mediale Seite des Unterschenkels und Fußes mit sensiblen Fasern (vgl. Fig. 132).

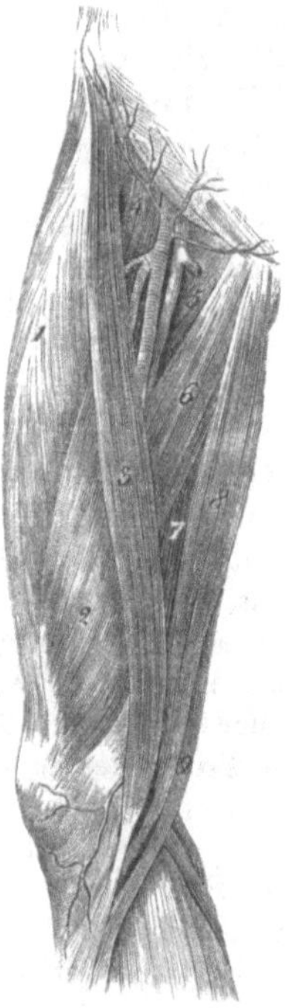

Fig. 112. 1. Rectus femoris. 2. Vastus medialis. 3. Sartorius. 4. Iliopsoas. 5. Pectineus. 6. Adductor longus. 7. Adductor magnus. 8. Gracilis. 9. Semitendinosus.

Neben und hinter den beiden großen Schenkelgefäßen liegt innen der M. pectineus, noch weiter innen, etwas oberflächlicher, der Adductor longus und sodann der Gracilis. Das Lig. inguinale begrenzt zusammen mit dem medialen Rand des Sartorius und mit dem lateralen Rand des Adductor longus einen dreieckigen Raum, den man Trigonum femorale genannt hat. Mitten in diesem (*Scarpaschen*) Dreieck liegen die großen Gefäße; oben und innen kommen die Schenkelbrüche heraus. (Vgl. S. 105.)

Schiebt man den Adductor longus nach innen zur Seite, so kann man den Ort erkennen, wo hinter dem Pectineus die Vasa und der N. obturatorius von außen nach innen über den Muskel gleichen Namens herlaufen; wenn man diese Partie deutlicher sehen will, muß der M. pectineus quer durchschnitten werden. Derselbe Schnitt würde wohl nötig, wenn ein Bruch des Foramen obturatum bloßgelegt und operiert werden sollte. An der Leiche gelingt es ohne Mühe, zwischen Adductor longus und Pectineus auf das Foramen einzudringen (vgl. S. 129 u. Fig. 69).

Auf der äußeren Hälfte der Hüftgelenksgegend sieht man den Anfang des Vastus lateralis, bedeckt vom Tensor fasciae und vom Rectus. Die Sehne dieses Muskels geht unmittelbar über das Gelenk her. Etwas weiter innen, unter dem Sartorius, liegt der Anfang des Vastus Medialis, und nach oben hin das Ende des Iliopsoas.

Die Hinterbackengegend wird nächst einer dicken subkutanen Fettschichte fast ganz vom Glutaeus maximus über-

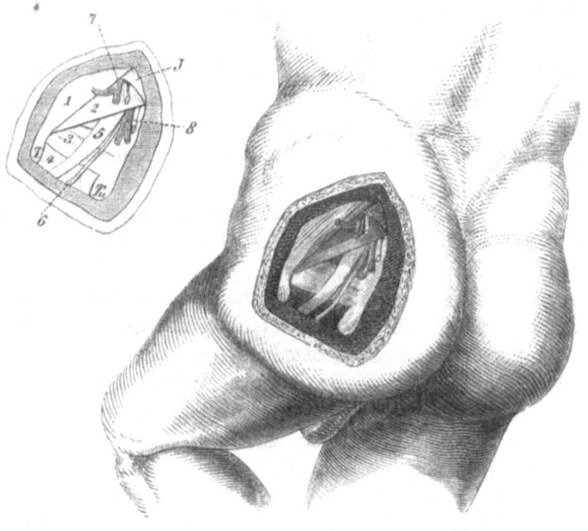

Fig. 113 u. 114. Fensterschnitt durch den großen Glutaeus, um die tieferliegenden Teile dieser Gegend sichtbar zu machen. 1. Glutaeus medius. 2. Piriformis. 3. Obturator und Gemelli. 4. Quadratus. 5. N. ischiadicus. 6. N. cut. posterior. 7. A. glut. superior und N. glut. sup. 8. A. und N. glut. inferior und A. ischiadica. J. Darmbein. T. Trochanter. Tu. Tuber.

zogen. Nur nach oben und außen hilft der Glutaeus medius und an der Grenze zwischen der vorderen und hinteren Schenkelgegend der Tensor fasciae latae die Teile bedecken. Der einzige Teil des Schenkelknochens, der unbedeckt von Muskeln unter der Haut liegt, ist der Trochanter major; dessen obere und

13*

hintere Hälfte ist aber ebenfalls vom Glutaeus bedeckt; ein Schleimbeutel befindet sich an der Stelle, wo beide sich aneinander verschieben. Die Grenze zwischen den Hinterbacken und dem Anfang des Schenkels wird durch die Gefäßfalte bezeichnet, die mit dem Rande des Glutaeus parallel geht und die Lage dieses Muskelrandes andeutet. Der Glutaeus hat auf seiner äußeren Oberfläche einen schwachen aponeurotischen Überzug; dagegen ist seine innere Fläche mit einer ziemlich starken Fascie versehen. Diese Fascie trennt den Glutaeus von der tieferen Muskelschichte und setzt sich weiter unter in die Schenkelfascie fort.

Wenn man den Glutaeus in der Quere seines Verlaufes durchschneidet, erkennt man die in der zweiten Schichte liegenden Teile, nämlich die Arteriae glutaeae und ischiadica, nebst dem N. ischiadicus, umgeben von den tieferen Muskeln der Hinterbackengegend, dem Glutaeus medius, dem Piriformis, den Gemelli nebst der Sehne des Obturator internus, und dem Quadratus femoris. Hinter dieser Muskelschichte liegt sodann das Hüftgelenk.

Der M. piriformis bedeckt die Incisura ischiadica major; über ihm kommt die A. glutaea superior und der N. glutaeus superior, unter ihm der N. ischiadicus und die Glutaea inferior nebst dem N. glutaeus inferior heraus. Beide Arterien liegen also im großen Sitzbeinausschnitt: Für ihre Unterbindung ist der Umstand ungünstig, daß sie sich sogleich verästeln. Um ihre Stämme freizulegen, müssen große Schnitte durch die Gesäßmuskel gemacht werden. Für die G l u t a e a superior, den größten Ast der A. hypogastrica, kann die Linie zwischen der Spina iliaca posterior inferior und dem großen Trochanter (bei gestrecktem Schenkel) zur Orientierung dienen. Die Ader muß am inneren Drittel dieser Linie gesucht werden. Der Hauptzweig der Glutaea inferior, die Ischiadica, ist leichter zu finden, weil man an der Spina ischiadica einen Wegweiser hat.

Der Plexus der Sakralnerven tritt noch innerhalb des kleinen Beckens mit dem fünften und einem Zweig des vierten Lumbalnerven zur Bildung des N. i s c h i a d i c u s zusammen. Dieser verläßt dann durch das For. ischiadicum majus das Becken und verläuft, sich ungefähr in der Mitte zwischen dem Tuber ischiadicum und dem Trochanter haltend, auf den Gemelli und dem Quadratus hin zur hinteren Schenkelseite, wo er sich mit dem Anfang des Biceps kreuzt und dann fast bis zur Kniegelenkgegend von diesem bedeckt bleibt. Am unteren Rande des Glutaeus kann man ihn, zumal bei gebeugtem Schenkel, eine Strecke weit bloßlegen, ohne etwas anderes als die Haut und die Fascie zu trennen (Fig. 120). Der N. cutaneus femoris posterior kommt ebenfalls unterhalb des M. piriformis zugleich mit dem N. ischiadicus hervor, er wendet sich dann aber gleich zur Oberfläche hin, tritt hinter dem Rande des Glutaeus hervor und schickt seine Zweige zum unteren Drittel der Hinterbackenhaut und zur Hinterseite des Oberschenkels bis zur Kniekehle hinab. Die Beziehungen der Hernia ischiadica zu diesen Arterien und Nerven ist schon oben (S. 130) kurz erwähnt.

Am tiefsten und verborgensten von allen der Hinterbackengegend angehörigen Weichteilen liegt die Umbiegungsstelle der A pudenda interna um die Spina ischiadica herum. Diese Arterie tritt in Begleitung des N. pudendus oberhalb des Lig. spinoso-sacrum durch die Incisura ischiadica major gleichsam nur für einen Moment aus dem Becken heraus, um sich sogleich unterhalb des Ligaments durch die Incisura minor wieder in die Beckenhöhle hinein zu begeben. (Vgl. S. 142.)

Das Hüftgelenk besteht aus der Pfanne und dem Schenkelkopf nebst der Kapsel und dem Lig. teres. Es ist von einer dicken Muskelmasse auf allen Seiten umgeben und bedeckt, so daß es schwer ist, die Umrisse der Knochen und die Lage des Gelenkes selbst von außen deutlich zu erkennen. Von vornen betrachtet, entspricht seine Lage nahezu der Mitte der obersten Schenkelgegend; hier kann man auch bei mageren Subjekten den Schenkelkopf neben und hinter der Schenkelartie durchfühlen.

Da der große Trochanter der einzige oberflächlich gelegene Knochenteil des Schenkelgelenks ist, muß neben der Stellung des ganzen Beines hauptsächlich die Entfernung des Trochanters im Verhältnis zur Pfanne oder auch zur Spina iliaca ant. sup. und zum Tuber ischiadicum benutzt werden, um über die Verschiebung der Gelenkteile bei Frakturen und Luxationen u. dgl. ins Klare zu kommen. In der gewöhnlichen aufrechten Stellung liegt der Schenkelkopf etwas höher, als der obere Rand des Trochanters, und von vornen betrachtet sieht man den Trochanter deutlich etwas weiter nach außen vorragen als die Spina iliaca. Diese Verhältnisse ändern sich natürlich mannigfach bei der Adduktion und Abduktion, Flexion und Extension, Rotation nach innen und Rotation nach außen. Außerdem modifizieren sich auch die Verhältnisse etwas je nach dem Geschlecht oder Alter. Beim kindlichen Körper z. B. ragt der Trochanter weniger vor, und der Schenkelkopf ist noch nicht so deutlich durch den Schenkelhals von dem Hauptstück des Knochens abgesetzt. Bei Männern bildet der Trochanter einen stärkeren Vorsprung, als beim weiblichen Geschlecht.

Es ist hier der Ort, die Messung der Länge des Schenkels in bezug auf die Hüftgelenksaffektionen zu besprechen. Zweierlei Momente können zum Irrtum führen und haben schon unzählige Male dazu geführt: 1) die scheinbare Verlängerung oder Verkürzung des Beines, die durch die Schiefstellung des Beckens, d. h. durch Adduktion des einen und durch Adduktion des anderen Beines, hervorgebracht wird; 2) die noch stärker auffallende scheinbare Verkürzung, die bei gleichzeitiger Flexion und Adduktion des einen Beines sich darbietet, wobei dann das Becken ganz verdreht erscheint. Jenes wird willkürlich herbeigeführt, wenn man stehend oder liegend, bei gestrecktem Hüftgelenk das eine Bein zu verlängern strebt, dieses, wenn man bei gebeugtem Hüftgelenk (z. B. beim Sitzen) das eine Bein willkürlich verlängert. Beiderlei Momente sind bei der Frage, ob ein Hüftgelenk verrenkt sei, sorgfältig in Erwägung zu ziehen. Übrigens genügt in den meisten Fällen zur Diagnose die Beachtung der Lage des Trochanters im Verhältnis zu der Linie, die man sich von der Spina iliaca anterior superior zum Tuber ischiadicum gezogen denkt (Sitz-Darmbeinlinie). Ist der Schenkelkopf im Acetabulum, so fällt bei rechtwinkeliger Beugung des Schenkels der obere Rand des Trochanters ziemlich in diese Linie; ist er nach hinten ausgewichen, so steht der obere Rand des Trochanters beträchtlich über die Linie hervor.

Die Pfanne des Hüftgelenks besitzt einen knorpelig-fibrösen Rand, der sich eng um den kugelförmigen Gelenkkopf anlegt und zu dessen Befestigung beiträgt. In der Tiefe der Pfanne, ungefähr in der Mitte ihrer medialen Hälfte, entspringt das runde Band, das von dort nach außen einen kleinen Kreisbogen um den medialen Teil des Schenkelkopfes beschreibt und sich mitten auf dem Gelenkkopf ansetzt. Es vermittelt während des Wachstums die Ernährung des Schenkelkopfes und dient später als Hemmungsband. In der Umgebung der Pfannen-Insertion des Lig. teres ist viel lockeres Fettgewebe angehäuft. Dieses Gewebe wird sich bei jeder Verschiebung des runden Bandes so anschmiegen, daß nirgends ein leerer Raum entstehen kann.

Beim Schenkelgelenk ist das luftdichte Aufeinanderpassen des Gelenkkopfes und der Pfanne von Wichtigkeit; der Gelenkkopf wird schon durch den bloßen Luftdruck am Heraussinken aus der Pfanne gehindert, und es ist eine gewisse Kraft erforderlich, um ihn herauszuziehen. Will man bei einer Exartikulation den Gelenkkopf luxieren, so kann dies durch einfaches Anziehen auch nach Trennung der Kapsel nicht so leicht bewerkstelligt werden, während man durch Rotation, wobei die Luft allmählich von der Seite her Zutritt erhält, ohne Anstrengung den Schenkelkopf aus der Pfanne herausbringt.

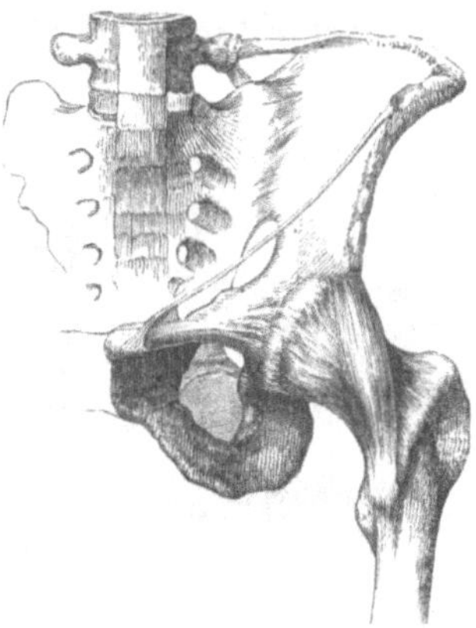

Fig. 115. Das Hüftgelenk von der Gelenkkapsel überzogen. Man erkennt als stärksten Teil der Kapsel das Lig. iliofemorale, welches von der Spina anterior inferior zum kleinen Trochanter zieht.

Die Kapsel inseriert rings am Pfannenrand; von der Spina anterior inferior her erhält sie in dem Lig. iliofemorale (Lig. Bertini) eine ansehnliche Verstärkung, Die untere Insertion der Kapsel geht bis an die Grenze zwischen dem Schenkelhals und dem Trochanter; hinten erstreckt sie sich etwas weniger weit als vornen. Es ergiebt sich hieraus, daß auch der Hals des Schenkelkopfes großenteils mit von der Gelenkkapsel umhüllt ist, und daß es folglich Frakturen des Schenkelhalses geben kann, die vollständig innerhalb der Kapsel gelegen sind (intrakapsuläre Frakturen). Nicht selten kommen indes Frakturen vor, die teils innerhalb, teils außerhalb der Kapsel verlaufen.

Der obere und vordere Teil der Hüftgelenkskapsel wird vom N. femoralis, der hintere vom N. ischiadicus und der vordere und untere vom N. obturatorius versorgt. Daher kommt es, daß bei Coxitis der Schmerz manchmal in die Außenseite des Knies, in einem anderen Falle auf die Rückseite des Oberschenkels oder, und das ist am häufigsten, auf die Innenseite des Knies verlegt wird.

Bei der traumatischen Luxation des Schenkels zerreißt ein Teil der Kapsel nebst dem runden Band, und es wird da-

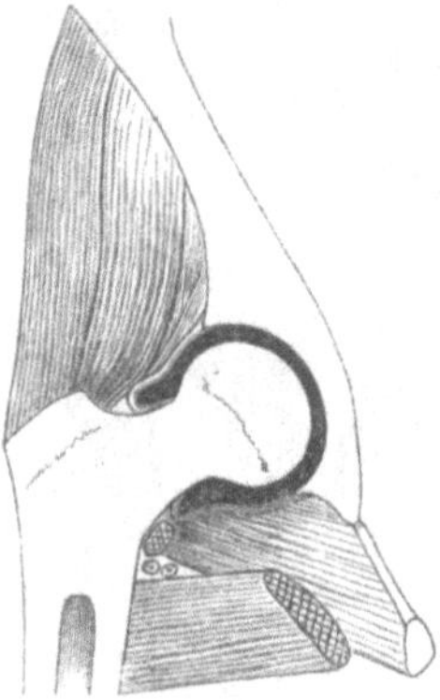

Fig. 116. Die Insertion der Hüftgelenkskapsel und die Epiphysenlinien am Schenkelkopf und am großen Trochanter sind hier dargestellt. Von der Darmbeinschaufel zum Trochanter ziehen der Glutaeus medius und minimus. Von unten her begiebt sich der Obturator externus zur Linea intertrochanterica. Die Sehne des Iliopsoas ist dicht vor dem Trochanter minor durchschnitten. Noch weiter unten ist die A. und V. circumflexa femoris und der M. pectineus angedeutet.

durch dem Gelenkkopf möglich, über den Pfannenrand hinauszugleiten. Der Teil der Kapsel, der unzerrissen bleibt, bestimmt dann die Lage des Gliedes oder hat wenigstens den größten Einfluß auf dieselbe. Bei der Luxation nach hinten und außen z. B. ist die starke Rotation des Gliedes nach innen und die Hemmung einer Rotation nach außen von der Spannung des inneren Kapselteiles, namentlich des oben erwähnten Lig. iliofemorale, abzuleiten. Die seltenen Fälle, wo bei der Luxation nach außen das Bein nach außen gedreht ist, scheinen daraus erklärt werden zu müssen, daß hier die Einreißung der Kapsel eine sehr beträchtliche war.

Die akute Osteomyelitis führt zuweilen zu einer Epiphysenlösung im Schenkelkopf. Auch beim großen Trochanter, der gleichfalls einen eigenen Epiphysenkern enthält, sind solche Spontanfrakturen beobachtet worden.

Die Muskeln, welche das Hüftgelenk zunächst umgeben, sind folgende: vornen der Rectus femoris und der Iliopsoas, der den Gelenkkopf vornen und innen bedeckt und sich vermittelst eines Schleimbeutels, Bursa iliaca subtendinea, über ihm verschiebt.

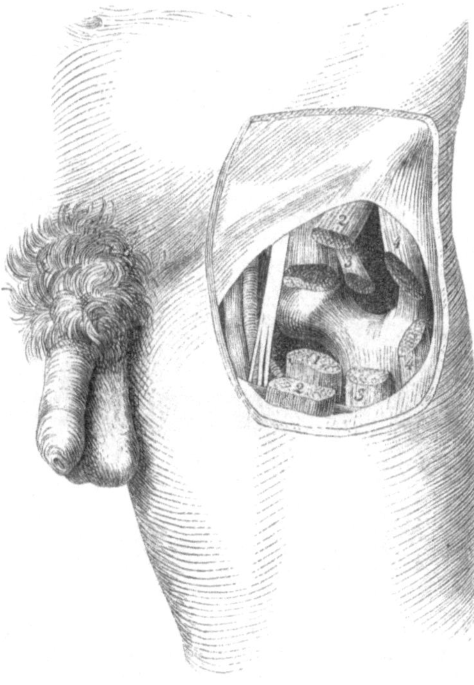

Fig. 117. Das Hüftgelenk, nach querer Durchschneidung der vier vorderen Muskeln, bloßgelegt und eröffnet, die Kapsel weggenommen und der Gelenkkopf ein wenig aus der Pfanne gehoben. 1. Iliopsoas. 2. Sartorius. 3. Rectus femoris. 4. Tensor fasciae. Nach innen vom Gelenk der N. femoralis, nebst A. und V. femoralis.

(Über die Psoasabscesse vgl. S. 96.) Nach außen und hinten stehen der Glutaeus medius und minimus dem Schenkelkopf am nächsten, und noch weiter hinten der Piriformis, Obturator und die Gemelli. Bei einer Verrenkung nach vornen wird der

Iliopsoas und bei Verrenkung nach außen und hinten der Glutaeus minimus und piriformis den Gelenkkopf zunächst zudecken. Bei der Luxatio ischiadica legt sich die Sehne des Obturator internus (wenn sie nicht abgerissen ist) fest und straff von oben her gegen den dislocierten Schenkelkopf an.

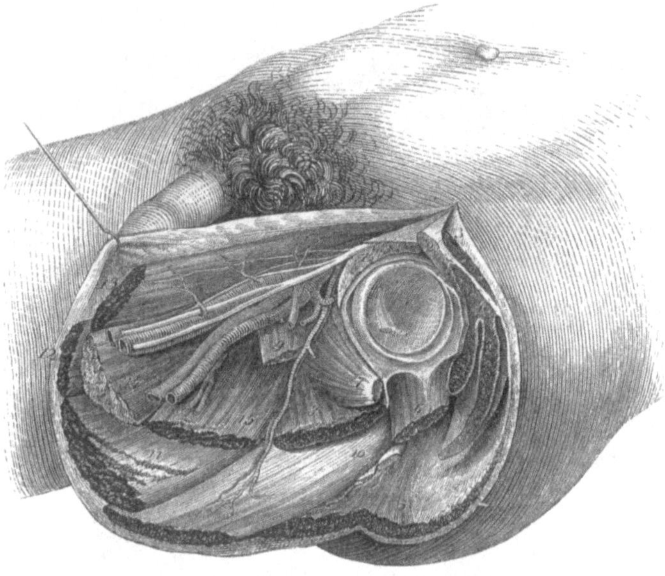

Fig. 118. Die Wunde nach der Exartikulation des Schenkels durch einen vorderen medialen Lappenschnitt. 1. Psoas und Iliacus. 2. Rectus femoris. 3. Tensor fasciae. 4. Glutaeus medius und minimus. 5. Glutaeus maximus. 6. Piriformis und die anderen kleinen Rotatoren. 7. Obturator externus. 8. Quadratus. 9. Pectineus. 10. Biceps nebst Semimembranosus und Semitendinosus. 11. Adductor maximus. 12. Gracilis. 13. Sartorius. 14. Adductor longus. 15. Adductor brevis.

Bei der Verrenkung auf das Foramen obturatum ist es der untere Rand des Obturator externus, nebst den Ursprüngen der Adduktoren, gegen die der Schenkelkopf andrängt.

Wenn man den Schenkel zu exartikulieren hat, muß auf möglichste Beschränkung des Blutverlustes gesehen werden. Die Bildung eines vorderen und hinteren Lappens hat bisher meist den Vorzug erhalten, weil sie ein rasches Operieren und ein wirksames Komprimieren der Schenkelarterie noch vor ihrer Durchschneidung (durch Hineingreifen hinter dem Messer) gestattet. Die Vorteile dieser Schnittführung sind aber, wie es scheint, mehr aus Versuchen an der Leiche als aus klinischen Erfahrungen abgeleitet worden. Wer sicher gehen will, wird erst die Schenkelarterie samt der Vene unter dem Leistenbande unterbinden; von hier aus kann alsdann ein Lappenschnitt oder Ovalschnitt gemacht und, nach Eröffnung des Gelenkes, die Ablösung hart um die Knochen herum mit Leichtigkeit ausgeführt werden.

Die Resektion des Schenkelkopfes wird gewöhnlich durch einen in der Richtung des großen Trochanters geführten Längsschnitt eingeleitet. Soll eine Resektion des Schenkelkopfes von vornen her gemacht werden, so wird man den Knochen am zweckmäßigsten von der Linie her angreifen, die Fig. 117 zeigt. Will man hier nur den Kopf wegnehmen, so muß der Schenkelhals quer durchsägt oder durchmeißelt werden; sollte der große Trochanter mit weg, so wäre der Hautschnitt nach hinten zu verlängern und die Durchsägung des Knochens oberhalb des kleinen Trochanters vorzunehmen. Die Insertion des Psoas am kleinen Trochanter wird man zu erhalten suchen, da sie für die Brauchbarkeit des Gliedes sehr wichtig ist.

Die wichtigsten Schleimbeutel, die der Hüftgelenkgegend angehören, sind die am Trochanter, am Tuber ischiadicum, in der Fossa iliopectinea, und in der Incisura ischiadica minor. Die Bursa iliaca, der Schleimbeutel, der sich unter dem Iliopsoas vom Rande des Darmbeines bis auf die Hüftgelenkskapsel herab erstreckt, besitzt zuweilen mit dem Gelenk selbst Kommunikation. Ebenso der an der Umbeugungsstelle des Obturator internus auf der Incisura ischiadica minor liegende Schleimbeutel. Der Schleimbeutel am Sitzhöcker liegt nahe unter der Haut. Zuweilen findet sich auch ein subkutaner Schleimbeutel auf der Spina iliaca. Der Glutaeus maximus hat fast immer einen großen Schleimbeutel, Bursa trochanterica, an der Stelle, wo er sich am Trochanter major reibt. Auch zwischen dem Trochanter und der Haut trifft man öfters einen Schleimbeutel.

Mittlere Schenkelgegend.

Im subkutanen Bindegewebe verlaufen vornen die Vena saphena und einige Hautnerven (vgl. S. 98 u. 197). Hinter diesen kommt die Schenkelfascie. (Fig. 60.) Der oberflächlichste von den Schenkelmuskeln ist der Sartorius, der sich von außen nach innen, von der Spina iliaca anterior superior zur inneren Seite des Knies, schief über die Mitte der vorderen Oberschenkelgegend herabzieht. (Fig. 53 u. 112.) Er liegt nicht ganz geradlinig, sondern beschreibt einen flachen Bogen mit

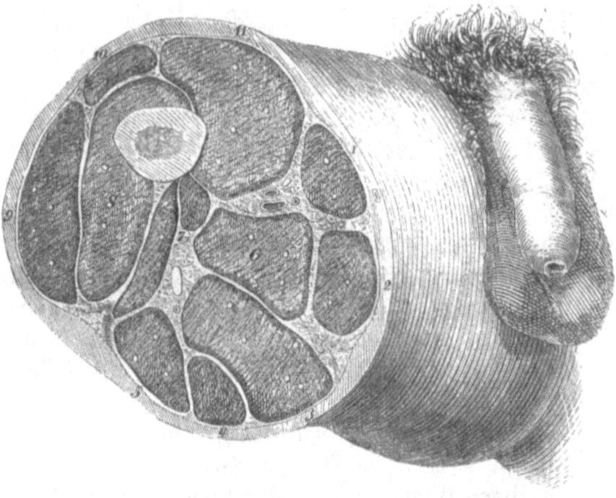

Fig. 119. 1. Sartorius. 2. Gracilis. 3. Semimembranosus. 4. Semitendinosus. 5. Biceps (langer Kopf), zwischen ihm und dem Knochen sieht man den kurzen Kopf. 6. Adductor magnus. 7. Adductor longus. 8. Vastus intermedius. 9. Vastus lateralis. 10. Rectus. 11. Vastus medialis.

Konvexität nach innen. Hinter dem Sartorius liegen: nach außen der Quadriceps, nach innen der Pectineus, Adductor longus, Gracilis, und etwas tiefer hinten der Adductor magnus und brevis.

An der hinteren Schenkelseite sieht man die drei Beugemuskeln, die vom Tuber ischiadicum entspringen, den Biceps, Semitendinosus und Semimembranosus. Der N. ischiadicus kreuzt sich mit dem Biceps, indem er hinter diesem Muskel nach innen und zur Mitte der Kniekehle hinläuft. Unterhalb der Mitte des Schenkels weichen die Beugemuskeln in zwei Partien auseinander: der Biceps geht, verstärkt durch seinen kurzen Kopf, zur lateralen, der Semimembranosus und Semitendinosus begeben sich zur medialen Seite der Kniekehle (Fig. 124). Der

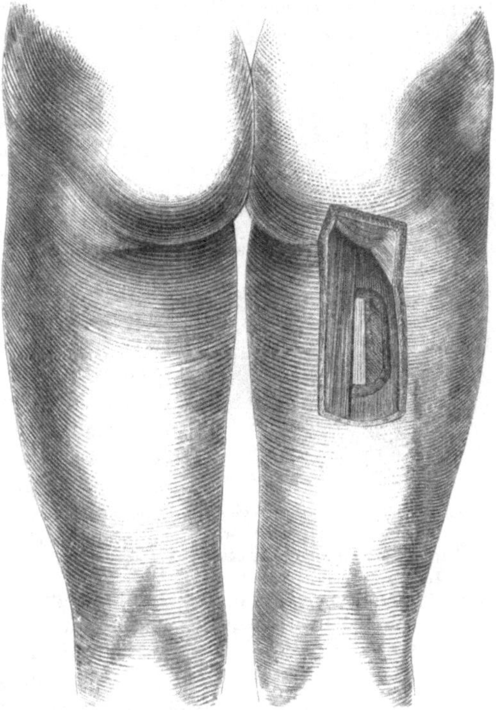

Fig. 120. Der N. ischiadicus durch einen Fensterschnitt in den Biceps bloßgelegt. Nach innen der Semimembranosus, nach oben der Glutaeus maximus, hinter dem Nerv der Adductor brevis und magnus.

N. ischiadicus tritt unten zwischen beiden Muskelpartien hervor, so daß er in der die Kniekehle nur noch von Haut und Fascie bedeckt ist.

Gegen das untere Drittel des Schenkels hin befindet sich

der Adduktoren-Schlitz, d. h. die Stelle, wo die Arteria femoralis die Sehne des Adductor magnus durchbohrt und so von der vorderen Seite des Schenkels zur hinteren tritt (Fig. 121 u. 123).

Die Muskelpartien der mittleren Schenkelgegend erhalten ihre Arterien von der Profunda femoris (vgl. S. 193); zu den hinten gelegenen Muskeln begeben sich die Rami perforantes.

Der genauere Verlauf der Schenkelarterie, verhält sich folgendermaßen: In der oberen Schenkelgegend liegt, wie in Fig. 117 u. 118 zu sehen ist, die Arterie nur von Haut und Fascie bedeckt, medialwärts von ihr die Vene, lateralwärts der N. femoralis, dieser anfangs durch die Fascia iliaca von der Arterie getrennt. Unterhalb des Hüftgelenks entfernt sich der N. femoralis vom Iliopsoas, tritt nach vornen und, indem er alsbald in viele Fäden ausstrahlt, schickt er einen Ast, den N. saphenus, schief nach innen über die Arterie hin. Diese Kreuzungsstelle variiert übrigens, sie ist bald höher, bald tiefer gelegen. Gegen den Anfang des mittleren Drittteils vom Oberschenkels zieht der M. sartorius über das Gefäßbündel her; man muß also hier auf den Rand des Sartorius einschneiden und diesen Muskel nach außen ziehen lassen, um die Arterie bloßzulegen. Um sicher zu sein, daß man dabei den Sartorius nicht mit einem anderen Muskel verwechsle, hat man sich daran zu erinnern, daß die Faserung des Sartorius schief nach unten und innen geht, während die des Vastus medialis (und ebenso die der Adduktoren) schief nach unten und außen gerichtet ist.

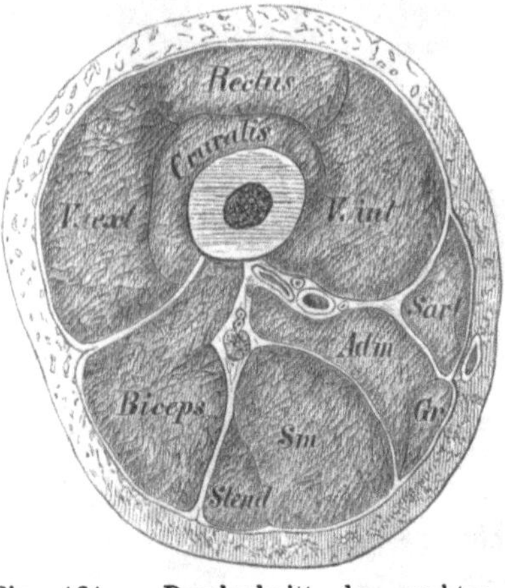

Fig. 121. **Durchschnitt des rechten Schenkels am Ende des mittleren Drittels, wo die Art. femoralis zwischen Adductor magnus und Vastus medialis nach der Kniekehle hinläuft. (Die Bezeichnungen: Cruralis, Vast. ext. u. int. sind zu ersetzen durch: Vast. intermed., lat. u. medial.)**

Beim Bloßlegen und Isolieren der Schenkelarterie wird man

sich in Acht nehmen, daß nicht die Vene, die hier ziemlich genau mit der Arterie verbunden ist, verletzt werde. Je mehr man sich dem unteren Drittel des Schenkels nähert, desto mehr findet man die Vene hinter der Arterie gelegen; beide Gefäße kreuzen sich allmählich so miteinander, daß unten die Arterie über die Vene herläuft. Ausnahmen, wobei die Vene vor der Arterie liegt und sie demnach zudeckt, sind freilich nicht ausgeschlossen. Unter allen Umständen hat man hier, wie überhaupt bei den großen Gefäßen, die Vene stumpf von der Arterie abzulösen und dann den Unterbindungshaken von der Venenseite her um die Arterie herumzuführen.

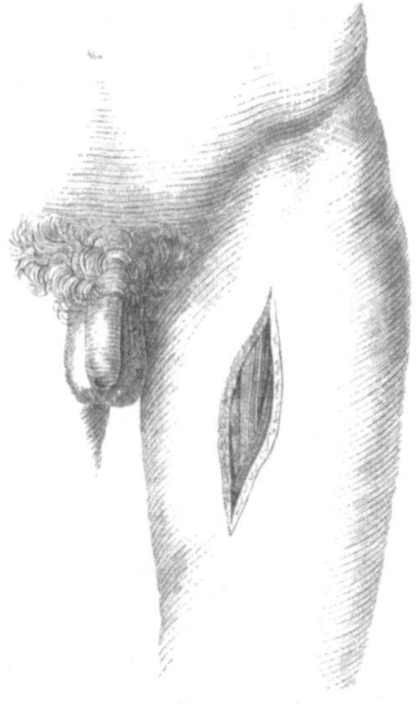

Fig. 122. Die Arteria femoralis am inneren Rande des Sartorius bloßgelegt. Ein Zweig des N. femoralis läuft über ihr hin.

Ehe sich die Schenkelarterie nach hinten zur Kniekehlengegend begiebt, läuft sie eine Zeit lang in einer festen fibrösen Scheide, welche der Vastus medialis und der Adductor magnus miteinander für sie bilden. An der Stelle, wo die Scheide zwischen Adduktor und Vastus beginnt, sendet die Arterie einen für die Ernährung der vorderen Weichteile der Kniegegend wichtigen Ast, die Anastomotica magna, jetzt A. genu suprema genannt, zur medialen und vorderen Seite des Gelenkes hinab, und auch der N. saphenus verläßt hier die Schenkelarterie und zieht sich durch die Fascie durch zur Oberfläche (Fig. 122). Dieser Nerv muß bei den in dieser Gegend vorzunehmenden Operationen möglichst geschont werden, denn seine Durchschneidung würde die mediale Seite des Unterschenkels und den inneren Rand des Fußes (Fig. 132) gefühllos machen.

Man kann gar wohl, wenn es nötig ist, die Unterbindung der Schenkelarterie in ihrer Scheide am Adductor magnus vornehmen; lateralwärts von und vor dem Sartorius wird eingeschnitten, die Fascia lata wird gespalten und nun, mit Vermeidung der A. suprema genu und des N. saphenus, in die Scheide eingedrungen. Die Arterie und Vene sind aber hier so eng miteinander verwachsen, daß sie nicht leicht von einander zu trennen sind. Bei Verletzung der Ader an dieser Stelle wird man immer darauf gefaßt sein müssen, auch die Vene hinter der Arterie verletzt zu finden; man wird dann beide Gefäße isoliert unterbinden müssen.

Kniegegend.

Man trifft unter der Haut in der vorderen Kniegegend mehrere Schleimbeutel; ganz regelmäßig ist ein solcher zwischen Haut und Kniescheibe eingeschoben, und er kann dann

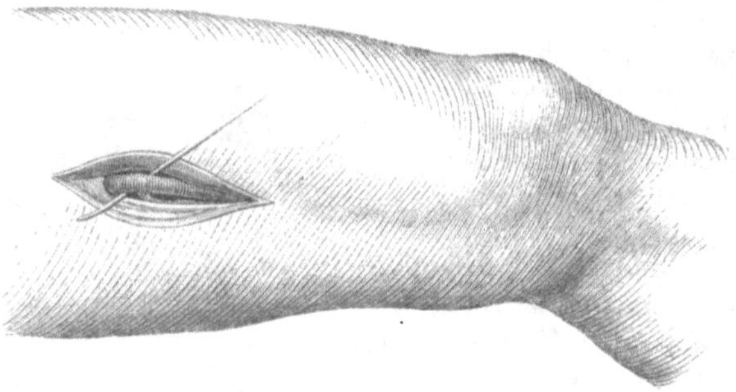

Fig. 123. Die Schenkelarterie an ihrem Eingang in die Scheide zwischen Adductor magnus und Vastus bloßgelegt. Man erkennt den N. saphenus und die A. genu suprema (anastomotica magna).

entweder direkt unter der Haut, oder hinter der oberflächlichen Fascie oder endlich ganz dicht auf den Knochen gelagert sein. Auch auf der Tuberositas tibiae kann sich ein Schleimbeutel ausbilden. (Die übrigen Schleimbeutel der Kniegegend sind S. 212 erwähnt.) Unter den subkutanen Weichteilen der vorderen Kniegegend ist auch der N. saphenus und die V. saphena major aufzuzählen, beide auf dem Weg zu der Innenseite des Unterschenkels und Fußes begriffen.

Trennt man sodann die Fascia lata von den vorderen Muskelpartien ab, so erkennt man die Sehne des Quadriceps, wie sie sich ihrem größten Teile nach an die Kniescheibe ansetzt, mit ihren seitlichen Fasern aber zu beiden Seiten der Patella herabsteigt. Unterhalb der Kniescheibe zeigt sich gerade in der Mittellinie das Lig. patellae, die eigentliche Fortsetzung der Sehne des Quadriceps, die sich an der Tuberositas tibiae ansetzt. Hinter dem Quadriceps liegt der M. articularis genu (Subcruralis), ein kleiner Muskel, der der oberen Ausstülpung der Gelenkkapsel als Spanner dient. Oberhalb der Patella setzt sich die Gelenkhöhle noch eine ziemliche Strecke weit zwischen dem Quadriceps und dem Schenkelknochen nach oben fort, und zwischen dieser Fortsetzung der Synovialhöhle und dem Quadriceps ist zuweilen noch ein besonderer Schleimbeutel gelagert, der übrigens häufig auch mit dem Gelenk kommuniziert. Man findet nicht selten, daß bei Exsudationsprozessen im Gelenk vorzugsweise diese Partie sich ausdehnt und eine Geschwulst oberhalb des Knies bildet.

Hinter dem Lig. patellae befindet sich noch ein Schleimbeutel, nämlich zwischen dem Band und dem oberen Rande des Tibiakopfes; oberhalb von diesem Schleimbeutel ist die Sehne des Quadriceps durch eine dicke Fettlage von der Gelenkhöhle getrennt (Fig. 128). Wenn man das Kniescheibenband und die seitlichen Fortsetzungen des Quadriceps rings wegnimmt, kommt man zur Gelenkkapsel, die durch mehrere, zum Teil unregelmäßige Faserbündel verstärkt ist. — Die halbmondförmigen Knorpel stehen so mit der fibrösen Kapsel in Verbindung, daß beide Teile sich gegenseitig in ihrer Lage befestigen. — Auf der inneren Seite trifft man vor der Kapsel und deutlich unterschieden von ihr das mediale Seitenband; das laterale, das tiefer und mehr nach hinten gelegen ist, verbindet sich mehr unmittelbar mit der Gelenkkapsel.

Unterhalb des Knies, an der medialen Seite des Tibiakopfes, setzen sich die Sehnen des Sartorius, Gracilis, Semimembranosus und Semitendinosus (Pes anserinus), bis zur Mittellinie des Unterschenkels hin ausstrahlend, miteinander an; ein breiter Schleimbeutel befindet sich zwischen ihnen und der medialen Seite des Tibiakopfes.

In der **Kniekehle** liegen am oberflächlichsten die Vena

saphena minor, welche hier mit der Vena poplitea durch die Fascie durch kommuniziert, und die Nervi cutanei surae lateralis und medialis. Nimmt man die Fascie weg, die sich als Fortsetzung der Fascia lata seitlich vom Biceps zum Semimembranosus herüberspannt, so trifft man die großen Nerven und Gefäße der Kniekehlengegend. Sie liegen in der Grube zwischen den beiden Schenkelkondylen und in dem rautenförmigen Raum, den von oben her der Biceps und Semimembranosus, von unten her die beiden Gastrocnemii divergierend umschreiben und begrenzen. Der starke Strang des N. ischiadicus liegt so nahe unter der Haut, daß er in der Mitte der Kniekehle durch die Haut durchzufühlen ist. Ebenso kann man am Rande der Bicepssehne den N. peronaeus fühlen.

Mitten in der Kniekehle ist eine Lymphdrüse eingebettet, die bei entzündlichen Affektionen des Fußes in Mitleidenschaft gezogen werden kann.

Der N. ischiadicus läuft ein wenig schief von außen nach innen, so daß er sich mit der Arterie unter einem sehr spitzen Winkel kreuzt; er begiebt sich sodann hinter die quer herübergespannte Fascie, die in der unteren Kniekehlengegend von der Tibia und Fibula entspringt und sich zwischen dem Soleus und den tiefen Wadenmuskeln ausbreitet. Schon in der oberen Kniekehlengegend trennt sich der N. peronaeus vom Hauptstamm des Ischiadicus und zieht dann neben dem Biceps zur Gegend des Fibula-Gelenks.

Die Vena poplitea liegt oberflächlicher als die Arterie, so daß sie die Arterie fast zudeckt. Da sie aber etwas weiter lateralwärts liegt, so sieht doch der innere Rand der Arterie etwas hinter ihr hervor. Man muß die Vene und den noch oberflächlicher und noch mehr lateralwärts liegenden N. ischiadicus beiseite ziehen, um die Arterie deutlich zu machen. Die beiden Gefäße liegen eng beisammen in ihrer Scheide; hinter den Gefäßen liegt der Schenkelknochen, ferner, und zwar ganz nahe, die Gelenkkapsel und der vom Condylus externus schief nach innen und unten laufende M. popliteus.

An dem oberen Rande der tiefen Wadenfascie angekommen, spaltet sich die Arteria poplitea in die drei Hauptarterien des Unterschenkels die Tibialis anterior, Tibialis posterior und Peronaea. Vorher giebt sie aber in der Kniekehle fünf Zweige zur Gelenkgegend ab, nämlich zwei obere, zwei untere und einen mittleren. Von innen und oben kommt die A. suprema genu zum Kniegelenk herab, und von außen und vornen steigt die Recurrens von der Tibialis anterior herauf, so daß man im ganzen sieben kleinere für das Kniegelenk bestimmte Arterien aufzählen kann.

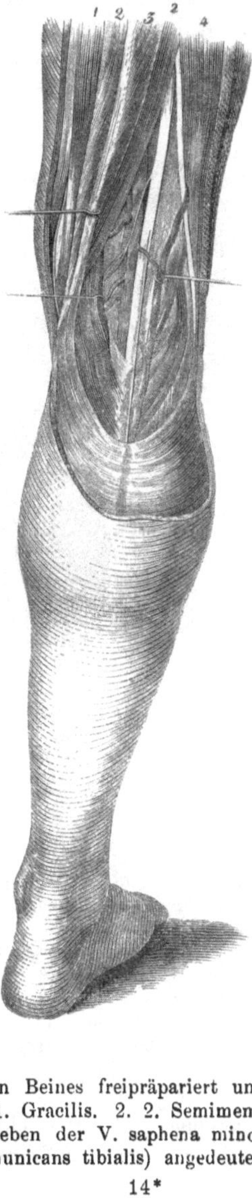

Die Unterbindung der A. poplitea, von einem in der Kniekehle längs geführten Schnitt aus, wurde bisher wenig unternommen; man zog meistenteils wegen der Schwierigkeit derselben und wegen der Größe des Schnittes, der nötig wäre, die Unterbindung der Femoralis vor. Auch die Unterbindungsmethode von Jobert, nach der man von innen her bei gebogenem Knie durch einen Schnitt zwischen Adductor magnus und Semimembranosus (Fig. 125) auf die Poplitea eindringen soll, hat man gewiß mit Unrecht für zu schwierig erklärt; sie ist ohne alle Nebenverletzung leicht und sicher auszuführen.

Zu beiden Seiten der Kniekehle liegen zunächst die Sehnen des Gastrocnemius. Neben dem Gastrocnemius lateralis entspringt der Plantaris, der zwischen ihm und dem Soleus durch schief nach innen und unten zieht. Seitwärts an den beiden Köpfen des Gastrocnemius laufen die Sehnen des Semimembranosus und Biceps herab; beide, besonders aber

Fig. 124. Die Kniekehlengegend des rechten Beines freipräpariert und die oberflächlichen Teile auseinandergezogen. 1. Gracilis. 2. 2. Semimembranosus. 3. Semitendinosus. 4. Biceps. Neben der V. saphena minor ist der N. cutaneus surae medialis (N. communicans tibialis) angedeutet.

die erste, mit Schleimbeutel versehen. Außerdem liegt zwischen der Gelenkkapsel und dem M. popliteus, der vom äußeren Schenkelkondylus zur Gelenkkapsel und zur hinteren Tibiafläche zieht, ein ganz regelmäßig mit dem Gelenk kommunizierender Schleimbeutel. Nach oben und außen von der Insertion des Biceps liegt das Lig. collaterale fibulare (laterale externum), nach unten und innen der N. peronaeus.

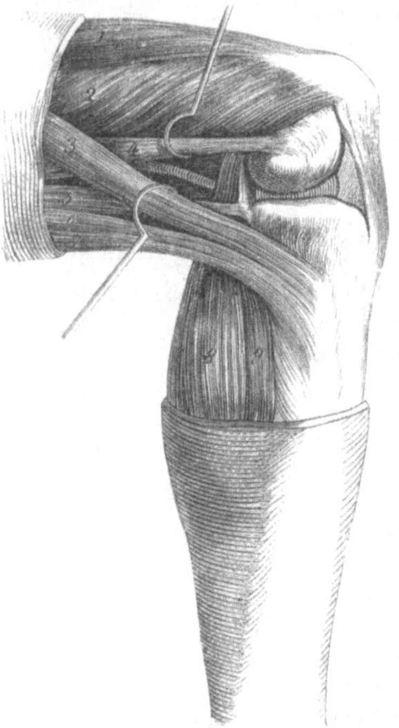

Fig. 125. Kniegelenkgegend von der inneren Seite her, in der Beugestellung betrachtet. 1. Rectus. 2. Vastus medialis. 3. Sartorius. 4. Adductor magnus. 5. Semimembranosus. 6. Semitendinosus. 7. Gracilis. 8. Gastrocnemius medialis. 9. Soleus. Man erkennt im Kniekehlenraum die A. poplitea.

Das Kniegelenk besitzt von allen Gelenken die größten Knochen- und Knorpelflächen und die größte Synovialhöhle. Es enthält auch mehr Synovialflüssigkeit als die anderen Gelenke und zeichnet sich durch Reichtum an subserösem Fettgewebe aus. Die Synovialhöhle setzt sich nach oben und vornen eine Strecke weit über die Kniescheibengegend hinauf fort (Fig. 128); sie überzieht auch die äußere Seite der Schenkelkondylen zu einem ziemlichen Teil, und sie steht öfters in Kommunikation mit den Schleimbeuteln, die zwischen Quadriceps und Oberschenkel, zwischen Popliteus und Gelenkkapsel, zwischen Semimembranosus und Gastrocnemius int. eingeschaltet sind. Der hinter der Bicepsehne oberhalb des Fibulaköpfchens gelagerte Schleimbeutel kann bei angestrengtem Marschieren oder Radfahren anschwellen und zu sehr lebhaften

Schmerzen Veranlassung geben. Vermöge der Kommunikationen dieser Art kann sich ein Exsudat des Kniegelenks in diese Ausbuchtungen hinein versenken oder auch von dort aus sich einen Weg zur Oberfläche bahnen. (Vgl. S. 209.) Bei allen Verletzungen und Operationen der Kniegegend hat man an diese verschiedenen Schleimbeutel und an ihre eventuelle Gelenkkommunikation zu denken.

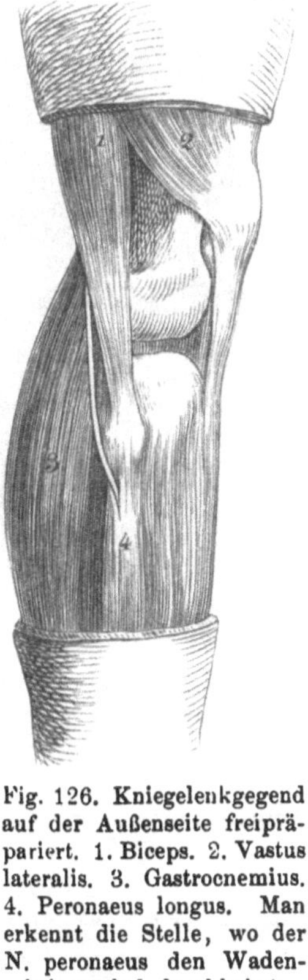

Fig. 126. Kniegelenkgegend auf der Außenseite freipräpariert. 1. Biceps. 2. Vastus lateralis. 3. Gastrocnemius. 4. Peronaeus longus. Man erkennt die Stelle, wo der N. peronaeus den Wadenbeinmuskel durchbohrt.

Das Knie bildet ein zusammengesetztes Gelenk; vornen artikuliert die Patella, unten und hinten die Tibia mit dem Schenkelknochen. Die Kniescheibe sitzt als Sehnenknochen in der Sehne des Quadriceps; auf ihrer Oberfläche hin setzen sich noch einige sehnigte Fasern zum Lig. patellae fort, seitlich legen sich die äußeren und inneren Fasern des Quadriceps an sie an. Eine Menge fibröser Fasern geht strahlig nach außen und unten von der Kniescheibe zu den Schenkelkondylen und dem Rande der Tibia-Gelenkfläche. Durch diese Teile wird die Patella in ihrer Lage befestigt; sind sie erschlafft oder gerissen, so ist eine Dislokation der Patella zu erwarten. Bei seitlichen Rupturen wird eine Luxation der Patella nach außen oder innen entstehen können; reißt das Kniescheibenband entzwei, so wird die Kniescheibe nach oben verschoben werden. Bei einem Querbruch der Patella kommt es auf die Integrität der seitlichen fibrösen Partien an, ob ein starkes oder nur ein mäßiges Auseinanderweichen der Bruchstücke eintritt.

Auf ihrer hinteren Seite ist die Patella großenteils überknorpelt; nur ihr unteres Ende ist hinten mit Fettgewebe und Synovialhaut bedeckt. (Fig. 128). Seitlich und hinten schließen sich zwei mit vielem subserösen Fett versehene Synovialfalten, die Plicae alares, und mitten die Plica synovialis patellaris dem unteren Rand der Kniescheibe an. Mittels jener wird die Höhle des Kniegelenkes gleichsam in zwei Kammern abgeteilt, in die für die Kniescheibe und in die für die Tibia. Die Gelenkhöhle für die Tibia wird sodann durch das Plica synovialis patellaris, eine von vornen nach hinten, unterhalb der Kniescheibe sich hinziehende Falte, in zwei seitliche Hälften geschieden. Alle diese Gelenkkammern gehen aber durch breite Öffnungen in einander über.

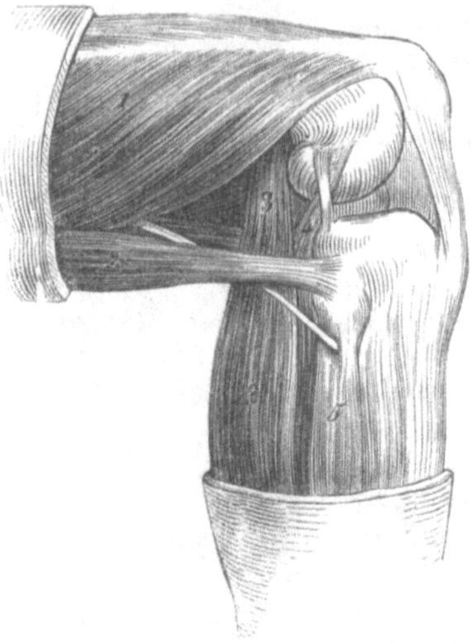

Fig. 127. 1. Vastus lateralis. 3. Biceps. 3. Gastrocnemius. 4. Popliteus. 5. Peronaeus longus.

Die Kniescheibe steht mit ihrer größeren Hälfte dem äußeren Schenkelkondylus gegenüber. Dieser ist auch einige Linien höher hinauf überknorpelt als der andere. Bei straff gestrecktem Bein liegt die Kniescheibe so auf dem Schenkelknochen, daß ihr oberer Teil nicht mehr ganz dem Knorpel der Schenkelknorren entspricht, sondern dem mit Synovialhaut überzogenen Teil des Knochens gegenübersteht.

Der Schenkel ist auf der Tibia außer durch die starken Beuge- und Streckmuskeln durch die Lig. collateralia und cruciata befestigt. Jene dienen besonders bei gestrecktem Bein zur Verhütung jeder seitlichen Abweichung und Verdrehung; die gekreuzten Bänder dagegen hindern vorzüglich das Rück- oder Vorwärtsgleiten der beiden Knochen aufeinander. Beim gebogenen Zustand ist eine Rotation nach außen im Kniegelenk möglich: der mediale Condylus der Tibia bleibt aber dabei so ziemlich auf seiner Stelle, während der laterale etwas nach hinten oder vornen tritt.

Die traumatische Verrenkung des Knies nach hinten oder vornen ist nur bei ganz besonders heftigen Gewalteinwirkungen möglich; es müssen Zerreißungen der gekreuzten und seitlichen Bänder vorausgesetzt werden, wenn eine so bedeutende Dislokation entstehen soll. Die Verrenkung des Unterschenkels nach vornen wird infolge einer Überstreckung (Dorsalflexion), die nach hinten wird durch eine direkte, nach hinten treibende Gewalt entstehen können. Anders verhält es sich bei der spontanen Luxation nach hinten: man sieht diese nicht selten im Gefolge von Kniegelenksentzündungen, und sie scheint besonders davon abgeleitet werden zu müssen, daß der Tibiakopf, wenn er wegen Verwachsung der Kniescheibe nicht nach vornen gleiten kann, durch jeden Beugungsversuch abgehebelt und nach hinten getrieben wird. Bei vereitertem Kniegelenk wirkt schon die Schwere des Unterschenkels während des Bettliegens auf Luxation nach hinten hin.

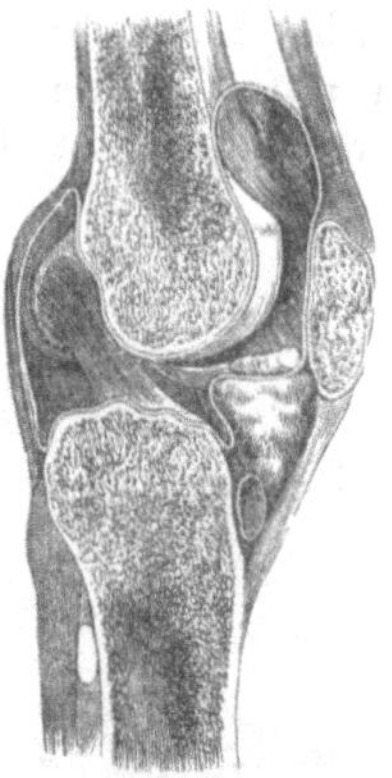

Fig. 128. Durchschnitt des linken Kniegelenks von innen her betrachtet. Man erkennt die Ausdehnung der Gelenkshöhle, die Stellung der Patella, des Kniescheibenbandes und seines Schleimbeutels, ferner die der Plica synovialis patellaris und des Lig. cruciatum anterius.

Die Sicherheit der Bewegungen des Kniegelenks beruht auf der Aufnahme der Schenkelkondylen in den Ausschnitt der halbmondförmigen Zwischenknorpel; durch diese Zwischenknorpel, die vornen und hinten mit der Tibia und außen herum mit der Gelenkkapsel verwachsen sind, wird für die Schenkelkondylen eine Pfanne auf der Tibia gebildet. Bei ruckartiger Verdrehung des Gelenkes kann der Zwischenknorpel zwischen den Knochen (oder auch der Schenkelkondylus über die Knorpel) hinausgleiten und dadurch die Bewegung ein schmerzhaftes Hindernis erfahren. Bei starkem Beugen des Knies richtet sich diese Art von Dislokation gewöhnlich wieder ein.

Die Exartikulation im Kniegelenk hat das Ungünstige, daß dabei zur Bedeckung der großen Kondylen ein sehr langer Hautlappen nötig ist. In Fällen, wo es an gesunder Haut auf der Vorderseite des Knies fehlt, wird man der transkondylären Amputation den Vorzug geben und dann etwa noch zur besseren Abrundung des Stumpfes die auf ihrer Rückseite angefrischte Patella auf die Sägefläche des Oberschenkels festnageln.

Die **Resektion** im Knie kann ohne Verletzung von wichtigeren Nerven und Gefäßen, zur Not sogar (wenn man seitliche Einschnitte macht) ohne Quertrennung eines Muskels gemacht werden. Gewöhnlich wird aber der Quadriceps abgetrennt und die Kniescheibe dabei weggenommen. Will man

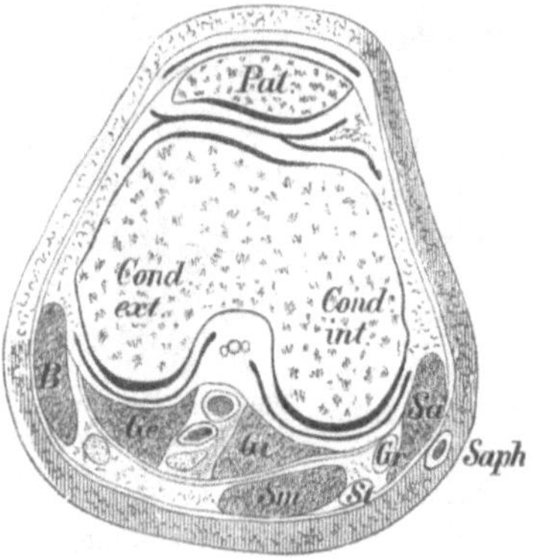

Fig. 129. Querschnitt über dem rechten Kniegelenk. Man sieht die Durchschnitte vom Biceps, Gastrocnemius lateralis und medialis, Semimembranosus u. Sartorius. Vom Semitendinosus und Gracilis erkennt man die Sehnendurchschnitte; zwischen dem Gastrocnemius lateralis und medialis den N. tibialis, die Vena und Art. poplitea; tiefer noch die durchschnittene A. und V. genu media. In dem Winkel zwischen Biceps und Gastrocnemius lat. ist der N. peronaeus angedeutet.

über die Schenkelkondylen hinaufgehen, so müssen die Insertionen des Gastrocnemius abgetrennt werden; soll die Spannung des Biceps und Semimembranosus (bei spitzwinkligen Kontrakturen) überwunden werden, so wird man diesen Zweck am besten durch etwas tiefere Excision des Tibia- und Fibulakopfes erreichen können. Im allgemeinen gilt es aber als Regel, daß man gerade dieses Gelenk, wenn es sich um ein noch im Wachsen begriffenes Individuum handelt, nicht bis über die **Epiphysenlinien** hin resecieren soll, weil sonst eine beträchtliche Wachstumsstörung zurückbleibt. Bei einem zehnjährigen Kind z. B. würde man schon in die Epiphysenknorpel hineinsägen, wenn man von den Femurkondylen eine 2 cm, und von der Tibia eine 1 cm dicke Knochenscheibe abtragen wollte. Ferner muß man bei der Kniegelenkresektion immer daran denken, daß die A. poplitea ganz dicht hinter der Gelenkkapsel herunterläuft. (Fig. 129). Sie ist bei der Kapselexstirpation der Verletzung durch das Messer und beim Verband dem Drucke durch die nach hinten vorspringende Kante der abgesägten Kondylen ausgesetzt; diese Kanten sind deshalb sorgfältig abzurunden.

Zur Kniegegend gehört auch das obere Fibulagelenk. Es besteht in einer straffen Verbindung zwischen dem hinteren Teil des äußeren Tibiakondylus und dem Köpfchen der Fibula. Das oberste Ende des Wadenbeins ragt über das Gelenk hinaus, um dem M. biceps und dem Lig. collaterale fibulare zum Ansatz zu dienen. Das Fibulagelenk ist umgeben: oben vom Biceps, seitlich vom Soleus und Peronaeus longus, nach vornen vom Tibialis anterior und von den obersten Fasern des Extensor communis.

Der N. peronaeus läuft um den Hals des Fibulaköpfchens herum, zwischen den Fasern des Peronaeus longus durch, zur vorderen und äußeren Seite des Unterschenkels; bei einer Operation am Fibulagelenk müßte man diesen Nerven in Betracht ziehen (Fig. 127). Seine Durchschneidung lähmt die Mm. peronaei und die Streckmuskeln des Fußes und der Zehen: der Verletzte stolpert über seine eigenen Zehen; außerdem ist ihm das Gefühl auf dem Fußrücken erloschen (vgl. S. 220).

Unterschenkel.

Unter der Haut am Unterschenkel trifft man die Vv. saphena major und minor, die Nn. saphenus, suralis und peronaeus superficialis. Der V. saphena major entspringt am inneren Rande des Fußes und läuft an der Innenseite des Unterschenkels seitlich an der Wade zur Kniegegend hinauf. Sie wird begleitet vom N. saphenus. (Über dessen Ausbreitungsbezirk vgl. Fig. 132.) Die Saphena minor wendet sich vom äußeren Fußrand her um den äußeren Knöchel nach hinten uud geht, von dem oberflächlichen Blatt der Fascie bedeckt, zur Kniekehle. Mit ihr verläuft der N. cutaneus surae (Fig. 124). Der N. peronaeus superficialis zieht anfangs hinter und dann über der Peronaealfascie an der vorderen lateralen Seite des Unterschenkels hin, um sich zum Fußrücken zu begeben.

Die Muskeln liegen in folgender Ordnung von innen nach außen und hinten um die Unterschenkelknochen herum: Tibialis anterior, Extensor hallucis, Extensor communis, Peronaeus tertius, Peronaeus longus, Peronaeus brevis, Flexor hallucis, Tibialis posterior, Flexor communis. Die drei letzten sind von den beiden Köpfen des Gastrocnemius und vom Soleus bedeckt. Die schmale Sehne des Plantaris zieht zwischen Gastrocnemius und Soleus von außen nach innen schief durch, um sich dem inneren Rande der Soleussehne anzuschließen. Bemerkenswert ist die Kreuzung des Tibialis posterior mit dem Flexor dig. communis: unter der Mitte des Unterschenkels wendet sich der

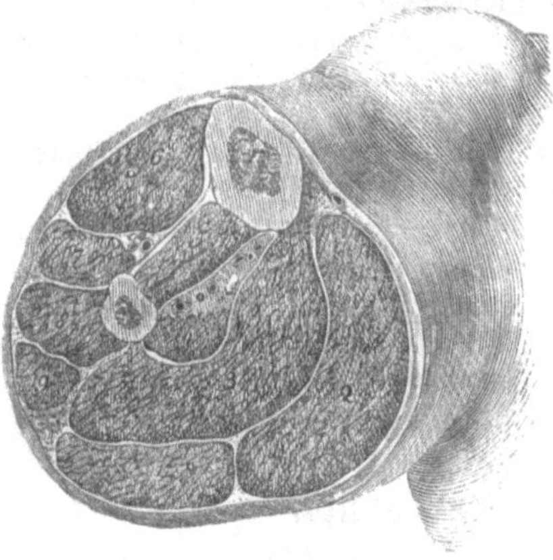

Fig. 130. 1. und 2. Gastrocnemius. 3. Soleus. 4. Flexor hallucis, hinter ihm die A. peronaea. 5. Tibialis posterior nebst dem Flexor communis, zwischen ihm und dem Soleus die A. tibialis posterior nebst zwei Venen und der N. tib. 6. Tibialis anterior. 7. Extensor communis; zwischen beiden die A. tibialis anterior nebst Venen, und der N. peronaeus prof. Den Extensor hallucis sieht man in diesem Durchschnitt nicht, da er erst weiter unten entspringt. 8. Peronaeus longus. 9. Peronaeus brevis. 10. Vena saphena und N. saphenus.

Tibialis mehr nach vornen, und seine Sehne kommt somit innen an der Tibia zum Vorschein.

Ein großer Teil der Tibia, nämlich ihre ganze nach innen und vornen gekehrte Fläche, liegt ohne Muskelbedeckung hinter der Haut. Nirgends komplizieren sich daher die Frakturen so häufig mit Hautverletzung wie hier. Auch die schwierige Heilung mancher Beingeschwüre erklärt sich mit daraus, daß diese eiternden Substanzverluste der Haut meist den vorderen Teil der Tibia zum Boden haben: die callösen Ränder sitzen fest auf dem Knochen auf, und deshalb ist die Narbenschrumpfung, die an anderen Körperstellen so viel zur

Vernarbung größerer Substanzverluste der Haut beiträgt, hier gar nicht oder nur in geringem Grade möglich.

Die Weichteile des Unterschenkels sind durch starke Fascien in vier Abteilungen gebracht: 1) eine vordere, die den M. tibialis anterior, Extensor hallucis, Extensor communis und Peronaeus tertius nebst der Arteria tibialis anterior und dem N. peronaeus prof. enthält; 2) eine äußere Abteilung mit den Mm. peronaeus longus und brevis und dem N. peronaeus superficialis; 3) eine oberflächliche hintere, mit dem Gastrocnemius und Soleus nebst der Sehne des Plantaris; 4) eine tiefe hintere Abteilung, zu der der Flexor communis, Tibialis posterior und Extensor hallucis nebst der Arteria peronaea und Tibialis posterior und dem N. tibialis gehört.

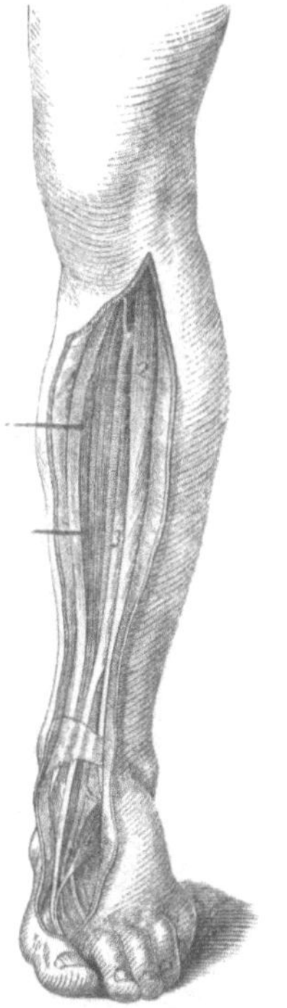

Fig. 131. Die A. tibialis anterior in ihrem Verlauf bis zum Mittelfuß bloßgelegt, der N. per. prof. weggeschnitten. Man erkennt die beiden mit ihr sich kreuzenden Strecksehnen der großen Zehe. 1. M. tibialis anterior. 2. Extensor communis. 3. Extensor hallucis longus. 4. Extensor hallucis brevis.

Die A. tibialis anterior muß, um zur vorderen Seite des Beines zu gelangen, das Lig. interosseum durchbohren. Sie thut dies nicht bei allen Individuen in gleicher Höhe; bei dem einen geht sie im obersten Winkel des Zwischenknochenraumes durch, bei anderen tiefer unten, z. B. einen Zoll unterhalb des Winkels. Vornen angekommen schickt sie die Recurrens zur vorderen Kniegelenksseite hinauf (Fig. 131). Sie verläuft hierauf zuerst auf dem Lig. interosseum und später auf dem Extensor hallucis nach unten hin. Wenn man sie in ihrem oberen Verlauf unterbinden will, muß man sich zwischen dem Tibialis anterior und dem Extensor stumpf einen Weg bahnen; man hat also von der äußeren Tibiakante ab den ersten Muskelzwischenraum aufzusuchen. Unterhalb der Mitte des Unterschenkels findet man sie in dem Zwischenraum zwischen Tibialis anterior und Extensor hallucis; und noch weiter unten am Fußgelenk geht die Sehne des Extensor hallucis über sie weg und kreuzt sich schief mit ihr, so daß die Ader von dort an zwischen Extensor hallucis und Extensor communis zu suchen ist. Bei der Unterbindung in der Mitte

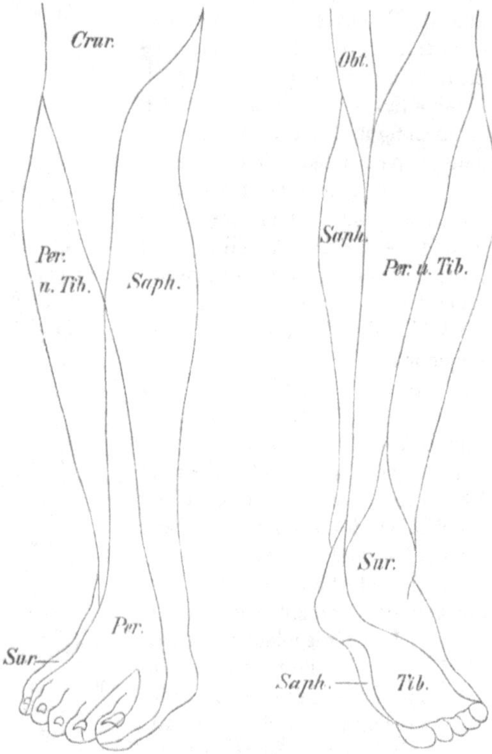

Fig. 132. Die Ausbreitung der Hautnerven am Unterschenkel und Fuß.

des Unterschenkels hat man sich in Acht zu nehmen, daß man nicht anstatt in den Muskelzwischenraum zwischen Tibialis und Extensor hallucis in den weiter nach außen gelegenen Muskelzwischenraum hineinkommt. Der N. p e r o n. p r o f. kreuzt sich mit der Arterie; er liegt anfangs außen, da er, ums Wadenbein herumlaufend und den M. peronaeus longus und Extensor communis durchbohrend, sich erst zwei Zoll unter dem Knie zur Arterie gesellt; er geht dann so vor der Arterie weg, daß er am unteren Teile des Unterschenkels auf ihrer inneren Seite verläuft.

Die A. peronaea liegt sehr tief in dem Winkel zwischen der hinteren Seite des Wadenbeines und dem M. flexor hallucis (Fig. 133). Man müßte, um sie bloßzulegen, den äußeren Rand des Soleus nebst dem Flexor hallucis vom Wadenbein trennen und eventuell eine Strecke weit resecieren.

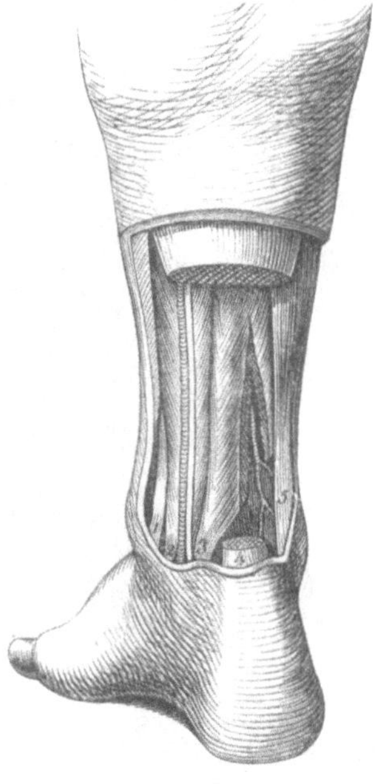

Fig. 133. Die Achilles-Sehne weggenommen und in den M. flexor hallucis ein Schnitt gemacht, um die Lage der A. peronaea zu sehen. 1. Tibialis anterior. 2. Flexor communis. 3. Flexor hallucis. 4. Achilles-Sehne, abgeschnitten. 5. Peronaeus longus. Zwischen 2 und 3 die A. tibialis posterior nebst dem N. tibialis.

Die Tibialis posterior kann im oberen Teile des Unterschenkels nur durch einen sehr tiefen und großen Schnitt bloßgelegt werden, wobei man den medialen Rand des Soleus und die an ihrem Glanz leicht kenntliche hintere Fascie desselben parallel mit dem Rande des Schienbeins trennt. Man trifft hier die Arterie umgeben von zwei Venen. Noch weiter hinten liegt der Nerv. In der Höhe des Fußgelenks findet man die A. tibialis post. mit Leichtigkeit durch einen Schnitt, der mitten zwischen der Tibia und der Achilles-Sehne durch Haut und Fascie durchgeht. Vom inneren Knöchel aus wird die Fascie, die die Arterie bedeckt, durch die quergehenden Fasern des Lig. laciniatum verstärkt. Der Nerv liegt hier hinter der Arterie und etwas mehr nach der Mittellinie. Es ist ein großer Fehler, wenn man beim Aufsuchen der Arterie sich dem Knöchel zu sehr nähernd die Sehnenscheide des M. tibialis posterior eröffnet.

Die beiden hauptsächlichsten Nerven am Unterschenkel begleiten die Arterien, mit der Ausnahme, daß der vordere für die Streckmuskeln bestimmte Nerv nicht aus dem Knochenzwischenraum herauskommt, sondern als N. peronaeus um das Wadenbein herumläuft, den Kopf des M. peronaeus longus und Extensor communis durchbohrt und dann erst zur Arterie hinzutritt. Der andere Hauptast des N. peronaeus, der Per. superficialis läuft von dem Kopf des M. peronaeus longus an gerade nach unten hinter der Fascie, die er im unteren Drittel des Unterschenkels durchbohrt, um von da an subkutan zu bleiben.

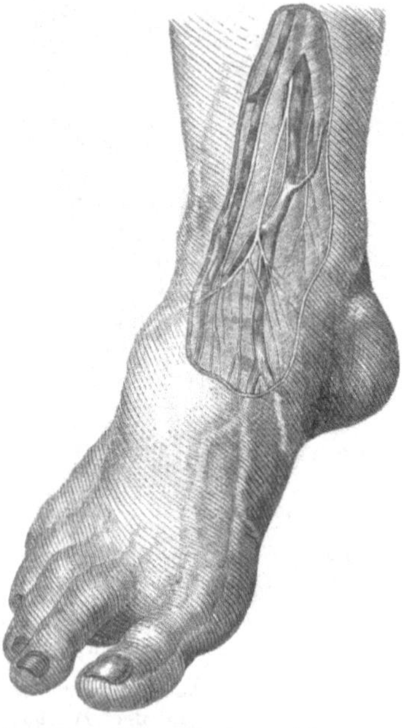

Fig. 134. Die subkutanen Venen und Nerven der inneren Knöchelgegend.

Der Schienbeinknochen ist ausgezeichnet durch die sehr scharfe, nach vornen gerichtete Kante, die man besonders an seinem mittleren Drittel wahrnimmt. Am unteren Drittel ist sie mehr abgerundet und verschwindet allmählich. Diese Kante begünstigt die Bildung scharfer Frakturenden und Amputationsecken, die Erzeugung scharfrandiger Wunden durch stumpfe Gewalt, die leichte Entstehung von Druckband bei Verbänden, so daß sie in chirurgischer Beziehung nicht geringe Wichtigkeit hat. — Die Weite des Knochenzwischenraumes zeigt sich bei verschiedenen Individuen ziemlich wechselnd. Im allgemeinen ist er im unteren Drittel bedeutend enger als oben, wo eine Kugel kleinen Kalibers wohl durchdringen kann, ohne die Knochen zu verletzen.

Talocruralgelenk.

In der subkutanen Schichte liegt am Fußgelenk die Vena saphena, die man einstens zum Aderlassen am Fuß benützte, und ferner die Hautnerven (Fig. 134).

Die Weichteile um das Fußgelenk bilden, ebenso wie am Unterschenkel, vier durch Fascien umgebene Partien. Auf der

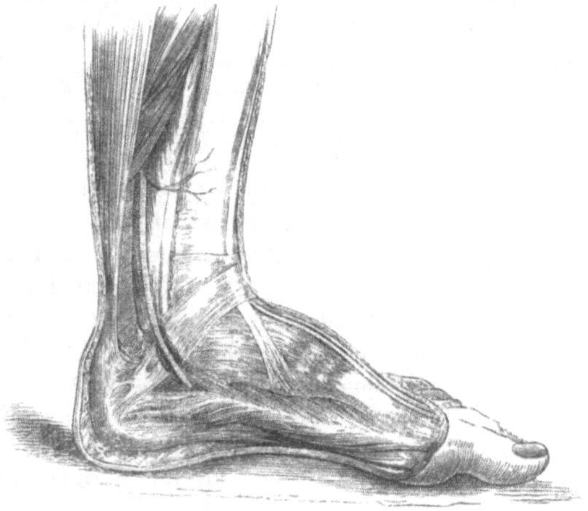

Fig. 135. Die Tibialis posterior in der Fußgelenksgegend. Hinter ihr sieht man die Sehnen des Flexor hallucis, Flexor communis und Tibialis posterior. An der inneren Seite des Fußrückens erkennt man die Sehne des Tibialis anterior.

Vorderseite liegen von innen nach außen die Sehnen des M. tibialis anterior, des Extensor hallucis (etwas tiefer die A. tibialis antica und der N. per. prof.), weiter außen die Sehnen des Extensor communis und des Peronaeus tertius. Zu beiden Seiten der Strecksehnen ist das Gelenk nur von Haut und Fascie bedeckt; da pflegen deshalb auch die Gelenkergüsse die Kapsel vorzubauchen. Am äußeren Teile des Fußgelenkes verlaufen die Sehnen des Peronaeus longus und brevis, die miteinander hinter dem äußeren Knöchel vorbeipassieren und dort durch eine sehr feste Scheide befestigt sind.

Hinter dem Fußgelenk trifft man in der oberflächlichen Schichte die Achilles-Sehne (Tendo calcaneus) eingehüllt in ihre Scheide, die sie als Fortsetzung der Unterschenkelfascie besitzt. Oberhalb ihrer Insertion an dem Calcaneus befindet sich zwischen dem Knochen und der Sehne ein Schleimbeutel, der zuweilen bei Druck von schlecht passenden Schuhen oder bei überanstrengendem Gehen anschwillt. Zwischen der Fersensehne und dem inneren Knöchel, an der medialen und hinteren Seite des Fußgelenkes laufen, wie Fig. 133 zeigt, die Sehne des Flexor hallucis, die des Flexor communis, der N. tibialis und die A. tibialis posterior; am Rande des Knöchels zieht sich nach vornen hin die Sehne des Tibialis posterior herab. Diese Sehne kreuzt sich etwas oberhalb vom Knöchel mit der des Flexor communis. Anfänglich liegt nämlich der M. tibialis posterior weiter hinten, am Fußgelenk tritt aber seine Sehne hinter der des Flexor communis nach vornen und legt sich unmittelbar an den hinteren Rand des Tibialknöchels an. Die beiden anderen Sehnen haben an der hinteren Seite der Tibia und des Talus eine feste Sehnenscheide. Über diese Partien her erstreckt sich vom inneren Knöchel zum Fersenbein und zum Schiffbein das Lig. laciniatum, das zur Befestigung der Sehnen in ihrer Lage dient. Auf analoge Art legt sich über den Fußrücken hin ein schleuderförmiges Band, das Lig. cruciatus cruris, das die Sehnen in ihrer Lage beisammenhält (Fig. 131 und 135; bei Fig. 136 ist es weggenommen).

Das Gelenk zwischen den beiden Unterschenkelknochen und dem Talus bildet ein festes Scharnier mit starken seitlichen Bändern, die außer leichten seitlichen Wackelbewegungen keine andere Bewegung als Beugung und Streckung zulassen. Die Tibia und Fibula sind oberhalb ihrer Gelenkfläche durch derbe Bandfasern sehr fest miteinander vereinigt; die beiden Knochen können nur leicht federnd auseinander weichen, wenn bei der Dorsalflexion des Fusses der vordere breitere Teil der Talus-Rolle sich zwischen sie drängt. In die Tiefe zwischen dem lateralen und medialen Knöchel ist der Talus aufgenommen, in der Art, daß er auf der medialen Seite eine kleinere, auf der lateralen Seite aber eine bedeutend größere seitliche Knorpelfläche gegen die Knöchel hinkehrt. Der äußere Knöchel geht auch weiter herab als der innere. Die ganze Festigkeit des Fußgelenkes beruht auf der Integrität der beiden Knöchel und der seitlichen Gelenkbänder, nämlich des Lig. deltoideum das von dem Tibiaknöchel zum Talus, Calcaneus und Naviculare zieht, des Lig. talofibulare anterius und posterius und des Lig. calcaneofibulare (diese auf der lateralen Seite). Mit der Ruptur

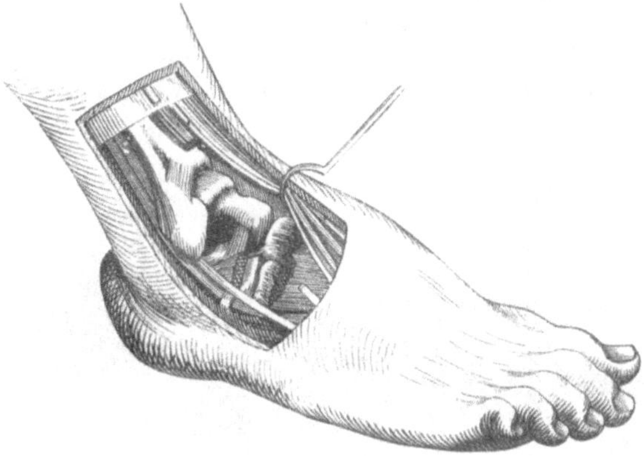

Fig. 136.

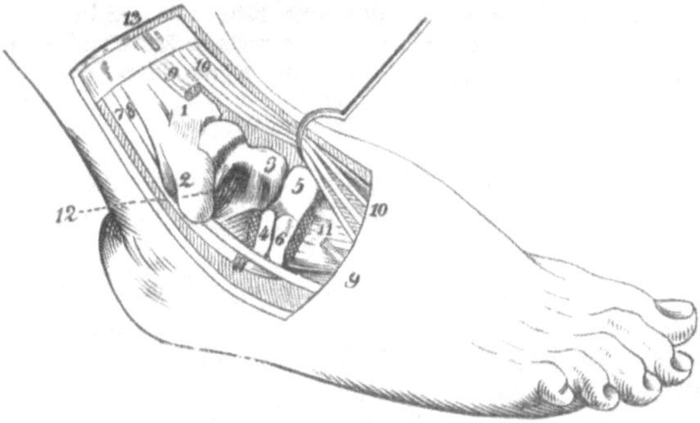

Fig. 137. 1. Tibia. 2. Fibula. 3. Sprungbein (Kopf). 4. Fersenbein. 5. Schiffbein. 6. Würfelbein. 7. Peronaeus longus. 8. Per. brevis. 9. Per. tertius (ausgeschnitten). 10. Extensor communis longus. 11. Extensor communis brevis (quer durchschnitten). 12. Sinus tarsi. 13. N. peronaeus superficialis.

dieser Bändermassen, noch mehr und häufiger mit dem Bruch eines oder beider Knöchel, wird die Verrenkung im Fußgelenk erleichtert.

Die meisten Dislokationen im Talocruralgelenk sind Verrenkungsbrüche; ganz reine Luxationen findet man nur selten. Das gewöhnlichste ist, daß durch forcierte Adduktion des Fußes (durch Umkippen des Fußes nach innen) der äußere Knöchel durch die starken Bänder abgerissen wird; dann drängt der Talus gegen den Tibiaknöchel, dieser giebt nach, und es entsteht eine leichte Verschiebung des Talus, und mit ihm des ganzen Fußes, nach innen. Aber auch nach außen kann der Talus ausweichen, wenn infolge übermäßiger Abduktion des

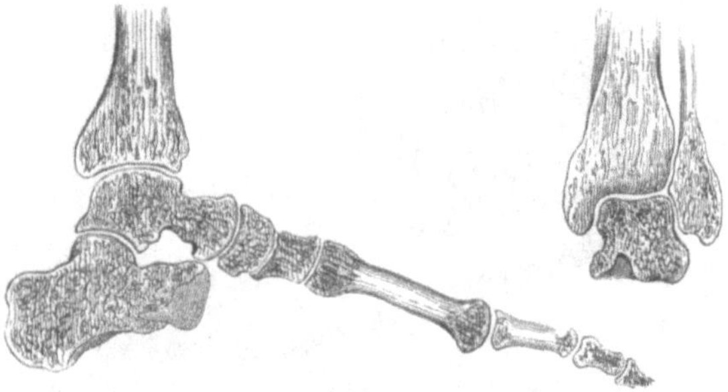

Fig. 138. Durchschnitt des Fußgelenks. Man erkennt im Längendurchschnitt die Tibia, das Sprungbein, das Fersenbein, zwischen beiden den Sinus tarsi, das Schiffbein, das zweite Keilbein, den zweiten Mittelfußknochen u. s. w. Der Querdurchschnitt zeigt die Lage des Sprungbeins zwischen beiden Knöcheln.

Fußes die Bänder am Tibiaknöchel gerissen und der Fibulaknöchel durch den Druck des Talus oberhalb der Gelenkfläche abgestemmt worden ist.

Zu einfacher Exartikulation eignet sich das Fußgelenk vermöge seiner Form nicht gut; man wäre mindestens noch zum Absägen der beiden Knöchel genötigt, um den Stumpf mit Haut gut bedecken zu können. Viel passender erscheint die Amputationsmethode von Syme, nach der der Unterschenkel unmittelbar über der Gelenklinie durchsägt und mit einem aus der Fersenhaut gebildeten Lappen, der sich zur Bedeckung sehr gut eignet, überzogen wird. Ist der Fortsatz des Fersenbeines gesund, so wird er nach Pirogoff's Vorschlag samt der Fersenhaut zur Bedeckung und Verlängerung des Stumpfes verwendet.

Die Resektion des Fußgelenks kann mit Hilfe von seitlichen Hautschnitten unternommen werden, ohne daß irgend ein wichtigerer Teil dabei verletzt wird.

Talotarsalgelenk.

Die Gelenkverbindungen zwischen dem Sprungbein und dem Fuß, aus dem hinteren Sprung-Fersenbein-Gelenk und aus dem vorderen Sprung-Fersenbein- und dem Sprung-Schiffbein-Gelenk bestehend, sind sehr wichtig in physiologischer wie in chirurgischer Beziehung. Diese beiden am besten unter der Bezeichnung Talotarsalgelenk [1] zusammengefaßten Gelenke vermitteln nämlich die seitlichen Bewegungen des Fußes. Sie sind der wesentliche Sitz der Klumpfuß- und Plattfußstellung des Fußes, indem durch krankhafte Adduktion der Klumpfuß und durch krankhafte Abduktion der Plattfuß gebildet wird. Die übrigens sehr seltene Luxation dieser Gelenke erzeugt ebenfalls eine solche Difformität; durch eine übermäßige Adduktion des Fußes kommt das Schiffbein über den Kopf des Sprungbeines hinaus nach innen zu liegen, und der Fuß erhält eine Klumpfußstellung; durch gewaltsame Abduktion des

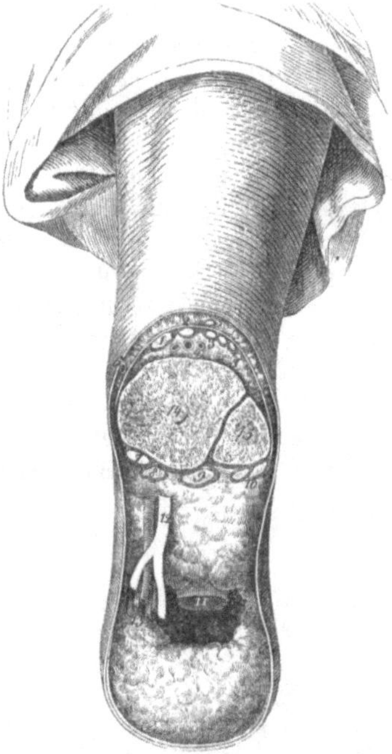

Fig. 139. Ansicht der Teile nach dem Syme'schen Amputationsschnitt. 1. Tibialis anterior. 2. Extensor hallucis. 3. 3. Extensor communis und Peronaeus tertius. 4. A. tibialis anterior, begleitet von zwei Venen und dem N. per. prof. 5. N. peronaeus superficialis. 6. Vena saphena. 7. Tibialis posterior. 8. Flexor communis. 9. Flexor hallucis. 10. Peronaei. 11. Tendo calcaneus. 12. N. tibialis, sich in den Plantaris lateralis und medialis spaltend. 13. A. tibialis posterior mit ihrer Teilung in eine Plantaris lateralis und medialis; daneben die begleitenden Venen. 14. Tibia. 15. Fibula.

[1] Die neue Nomenclatur schreibt Artic. talocalcaneonavicularis. Wir behalten aber die Bezeichnung Talo-tarsal-Gelenk bei, weil sie kürzer und doch deutlich ist.

Fußes schiebt sich das Schiffbein nach außen hin, und es entsteht ein traumatischer Plattfuß.

Bei den gewöhnlich vorkommenden Formen von Klumpfuß oder Plattfuß hat man neben der schiefen Stellung auch eine Anomalie des Wachstums der betreffenden Knochen anzunehmen, und zwar bleiben die Knochen, da wo sie übermäßig belastet sind, also beim Plattfuß an der Außenseite und beim Klumpfuß an der Innenseite, im Wachstum zurück.[1]

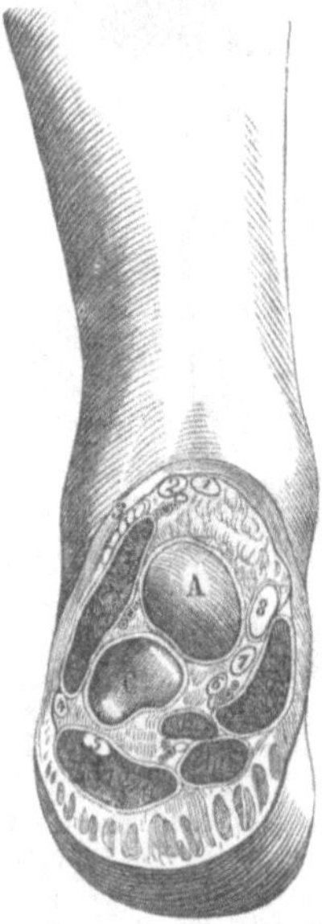

Das Sprungbein kann bei großer Gewalteinwirkung auch gänzlich aus der Fußwurzel herausgleiten. Eine solche Luxation des Talus setzt natürlich die Ruptur aller seiner Verbindungen voraus. Da er aber keine Muskelinsertionen besitzt und da ihn sogar die Bänder des Fußgelenkes zum Teil überspringen, ist damit sein isoliertes Hinausgleiten erleichtert.

Zwischen dem Kopf des Sprungbeines und dem vordersten Teil des Fersenbeines liegt der Sinus tarsi (Fig. 138), eine durch das Lig. talo-calcaneum interosseum und etwas Fett ausgefüllte höhlenartige Vertiefung, die man kennen muß, um beim Aufsuchen von Kugeln oder beim Sondieren wegen Caries oder beim Eröffnen des Calcaneocuboidalgelenkes keinen diagnostischen Fehler zu machen.

Das Gelenk zwischen Talus und Calcaneus einerseits und Os naviculare und

Fig. 140. Durchschnitt in der Linie des Chopart'schen Gelenkes. A. Talus. C. Calcaneus. 1. Tibialis anterior (Sehne). 2. Extensor hallucis. 3. Extensor communis u. Peronaeus III. 4. Peronaeus brevis. 5. Per. longus. 6. Flexor communis. 7. Flexor hallucis. 8. Tibialis posterior. 9. Abductor hallucis brevis. 10. Flexor communis brevis. 11. M. quadratus plantae. 12. Abductor digiti V.

[1] Diese von W. Roser herrührende Lehre ist in letzter Zeit wohl angegriffen, aber nicht widerlegt worden.

cuboideum andererseits, die Articulatio tarsi transversa, hat seine besondere Wichtigkeit für die Chopart'sche Amputation. Die Linie, in der dies Gelenk gesucht wird, befindet sich beim Erwachsenen nicht ganz einen Zoll nach vornen von beiden Knöcheln; auf der inneren Seite fühlt man den Vorsprung des Schiffbeines, auf der äußeren orientiert man sich mittels des Vorsprunges am fünften Mittelfußknochen; in der Mitte zwischen diesem und dem Knöchel liegt das Calcaneo-Cuboidalgelenk. Die Fehler, die von Anfängern beim Aufsuchen dieser Gelenklinie gemacht werden, sind besonders die folgenden: 1) An der inneren Seite kann man sehr leicht in das Gelenk zwischen Os naviculare und den drei keilförmigen Beinen kommen, ein Fehler, der freilich an den drei Facetten der Gelenkfläche sofort erkannt wird, und dann alsbald zu verbessern ist. 2) An der äußeren Seite kann es passieren, daß man in die Aushöhlung zwischen dem Sprungbein und Fersenbein (Sinus tarsi) hineingerät, in der Meinung, man sei in der Linie des Gelenks. 3) Wenn man am Kopfe des Talus nur einen halben Centimeter zu weit nach oben käme, könnte das Talo-cruralgelenk eröffnet werden.

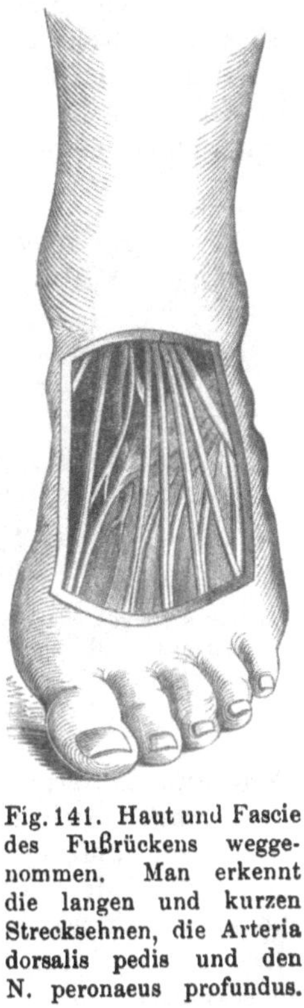

Fig. 141. Haut und Fascie des Fußrückens weggenommen. Man erkennt die langen und kurzen Strecksehnen, die Arteria dorsalis pedis und den N. peronaeus profundus.

Die Fußwurzelknochen sind so zusammengefügt, daß sie nebst dem Mittelfuß eine Art von Gewölbe bilden, als dessen Schlußstein der Talus angesehen werden kann. Außer den Gelenkbändern, die besonders auf der Plantarseite sehr derb gebaut sind, dient auch die starke Plantaraponeurose und die Muskulatur, besonders die Sehnen des Tibialis posterior und Peronaeus longus, die sich unter dem Fußgewölbe miteinander kreuzen, ferner die kurze Muskulatur der Fußsohle zur Erhaltung der gewölbten Form. Wenn nun infolge von Überanstrengung die Muskeln, namentlich der Tib. posterior, ermüden, dann muß der Fuß in Abduktion gedrängt und das Fußgewölbe abgeflacht werden.

Mittelfuß und Zehen.

Auf dem Fußrücken liegt am weitesten nach innen die Sehne des Tibialis anterior, die sich zum Os cuneiforme primum und dem ersten Metatarsalknochen begiebt. Weiter außen liegt die Sehne des Extensor hallucis, noch weiter die des Extensor digitorum communis und die diesem sich anschließende Sehne des

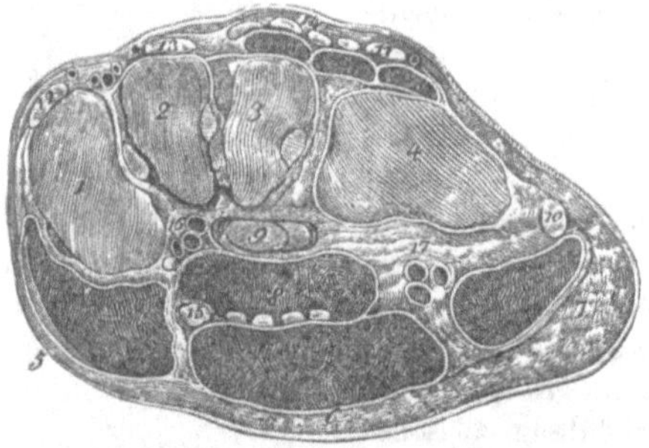

Fig. 142. Durchschnitt im Gelenk der Fußwurzel mit dem Mittelfuß. 1. 2. 3. Ossa cuneiformia. 4. Os cuboideum. 5. Kurze Muskeln der großen Zehe. 6. Flexor communis brevis. 7. Kurze Muskeln der kleinen Zehe. 8. M. quadratus plantae nebst den vier Sehnen des Flexor longus. 9. Sehne des Peronaeus longus. 10. Sehne des Peronaeus brevis. 11. Peronaeus tertius. 12. Extensor hall. longus. 13. 14. Extensor communis, unter ihm die kurzen Streckmuskeln. 15. Flexor hall. longus. 16. A. plantaris medialis nebst Venen und Nerv. 17. Plantaris lateralis.

Peronaeus tertius. Alle diese Teile sind auf der Höhe des Fußrückens durch das quer herübergespannte Schleuderband und durch fibröse Zwischenscheiden überzogen und befestigt. In einer zweiten Schichte hinter diesen Sehnen befinden sich die kurzen Streckmuskeln, die vom lateralen Teile des Fußrückens entspringen und sich von außen her unter die langen Streckmuskeln hinunterbegeben. Der beträchtlichste unter diesen kurzen Streckmuskeln, der Extensor brevis hallucis, kreuzt sich mit der hinter ihm liegenden A. dorsalis pedis. Man findet diese Arterie in der Mitte zwischen dem ersten und zweiten Mittelfußknochen, lateralwärts von der Sehne des Extensor hallucis brevis (Fig. 141). Am Ende der Mittelfußgegend tritt sie zwischen den Knochen zur Plantarseite durch, um dort mit dem

Arcus plantaris zu anastomosieren. Eine Abweichung, die sehr häufig vorkommt, besteht darin, daß die Arterie schon am Anfang des Mittelfußes in den Interossealraum tritt; sie muß in diesem Falle, wenn man sie unterbinden will, weiter oben, oberhalb der kurzen Strecksehne der großen Zehe, gesucht werden. — Hinter den Extensorsehnen liegen die Fußwurzelknochen; vornen erblickt man zwischen den Mittelfußknochen die Mm. interossei. Am lateralen Teil des Fußrückens sieht man die Sehne des Peronaeus brevis vom äußeren Knöchel zur Basis des fünften Mittelfußknochens sich hinziehen (Fig. 136). Von Nerven des Fußrückens sind zu nennen der Peronaeus profundus, der die Arteria dorsalis pedis begleitet und die laterale Seite der großen Zehe nebst der medialen Hälfte der zweiten Zehe mit sensiblen Fasern versieht (Fig. 132), ferner der Peronaeus superficialis, dessen Zweige die übrige Haut des Fußrückens versorgen, und der ebenfalls subkutan verlaufende N. suralis, der unter dem Fibulaknöchel weg zur Rückseite der vierten und fünften Zehe hingeht.

In der Fußsohle trifft man eine derbe, mit fibrösen Fasern durchflochtene Fettschichte, die dem Fuße zur Aufpolsterung dient. An den Stellen, wo die Knochen sich gegen den Boden andrücken, am untersten Teile des Fersenbeins, sowie an dem Metatarsalgelenk der großen und kleinen Zehe, finden sich zuweilen auch Schleimbeutel. Nach Entfernung der derben Fettschichte kommt man auf die Aponeurosis plantaris, die besonders in der Mitte der Fußsohle sehr stark und fest gebaut ist; zu beiden Seiten, wo die kurzen Muskeln der großen und kleinen Zehe gelegen sind, trifft man einen viel dünnern aponeurotischen Überzug. Man erkennt innen den Flexor brevis und Abductor hallucis, außen den Abductor digiti minimi. Trägt man die Aponeurosis plantaris ab,

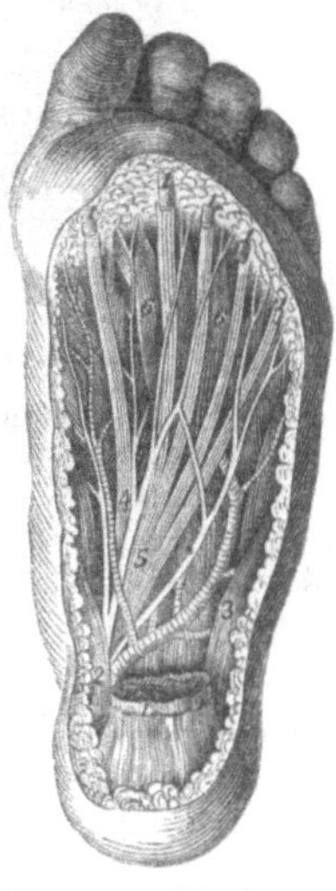

Fig. 143. Die kurzen Beugemuskeln der Fußsohle sind weggenommen, um die Lage der A. plantaris und des N. plantaris zu zeigen. 1. Flexor digitorum brevis, abgeschnitten. 2. Abductor hallucis. 3. Abductor digit. V. 4. Flexor hallucis longus. 5. Flexor communis. 6. Mm. lumbricales.

so liegen die kurzen Beugesehnen, der Flexor communis brevis und M. quadratus plantae zu Tage; hinter diesen sieht man die Arterien und Nerven und noch tiefer die langen Beugesehnen für die Zehen verlaufen. Die Beugesehne für die große Zehe kreuzt sich mit der etwas oberflächlicher verlaufenden Sehne für die vier anderen Zehen. Unmittelbar auf dem Würfelknochen zieht sich schief zum Os metatarsale primum die Sehne des Peronaeus longus. Vornen, den Mittelfußknochen entsprechend, liegen am tiefsten die Adduktoren der großen Zehe und die Mm. interossei.

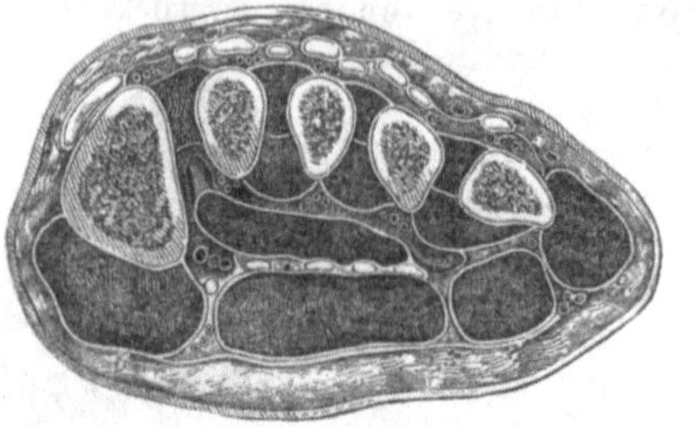

Fig. 144. Durchschnitt des Mittelfußes. Man erkennt die Abteilungen der kurzen Beugemuskeln und der Interossei.

Die A. tibialis posterior teilt sich, nachdem sie hinter dem Lig. laciniatum zur Fußsohle herabgekommen ist, in eine Plantaris lateralis und medialis; ebenso der N. tibialis. Der N. plantaris medialis versieht die Beugeseite der drei ersten, der lateralis die der vierten und fünften Zehe. Die A. plantaris lateralis läuft hinter der kurzen Muskulatur der kleinen Zehe, die medialis hinter dem Abduktor der großen Zehe. Nach vornen bildet die A. plantaris lateralis mit der zwischen dem ersten und zweiten Mittelfußknochen durchtretenden A. plantaris profunda den Arcus plantaris profundus, aus dem die Zehenarterien ihren Ursprung nehmen.

Das Tarsometatarsal-Gelenk, gebildet von den drei keilförmigen Knochen und dem Os cuboideum einerseits und den fünf Metatarsalknochen andererseits, bietet der Exartikulation (nach Lisfranc) einige Schwierigkeiten dar, die teils von der Straffheit und Kürze der Bänder, teils von dem Eingreifen der Knochen ineinander abzuleiten sind. Das Zurückstehen des zweiten Mittelfußknochens, wodurch die ganze Gelenklinie eine Zickzackform erhält, und die an derselben Stelle sich findenden festen Lig. interossea, die zwischen den keilförmigen Beinen entspringen und zur Basis des Metatarsus gehen, bilden das Haupthindernis. Das Tarso-metatarsalgelenk ist auf der medialen Seite nicht leicht zu fühlen, weil sich dort kein besonderer Knochenvorsprung findet. Auf der lateralen Seite, wo der fünfte Metatarsalknochen an seinem Fortsatz leicht zu erkennen ist, zeigt sich die Distanz vom Knöchel bis zum Mittelfußgelenk nur halb so groß wie auf der medialen. Der Mittelfußknochen der großen Zehe hinwiederum ist merklich kürzer als die Mittelfußknochen der vier anderen Zehen.

Bei Exartikulation oder Resektion einzelner Mittelfußknochen wird man den Knochen am besten von der Dorsalseite aus angreifen; er ist dort weniger tief gelegen, es werden weniger Weichteile verletzt, die Narbe geniert weniger, und die Plantarhaut ist zur Deckung des Stumpfes besser geeignet.

Die Köpfe der Mittelfußknochen sind durch Zwischenbänder fest miteinander vereinigt; sie liegen aber nicht alle in Einer Linie, indem das Gelenk für die erste und fünfte Zehe gegen die drei anderen merklich zurücksteht.

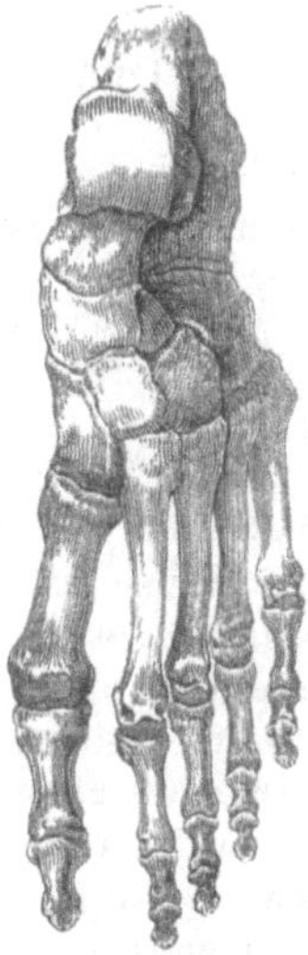

Fig. 145. Man erkennt hier die zackige Linie des Tarsometatarsal-Gelenks.

Im ganzen ist die anatomische Gliederung der Zehen dieselbe wie bei den Fingern. Die Sehnen spalten und inserieren sich auf dieselbe Art; die Arterien und Nerven verlaufen neben den Flexorsehnen wie bei den Fingern.

Die Zehengelenke sind viel unwichtiger als die der Finger; schon die Kleinheit und Kürze der zwei äußeren Phalanxknochen bringt es mit sich, daß ihre Affektionen geringere Bedeutung haben.

Übersicht der neuen Nomenclatur,

soweit sie den Gegenstand dieses Buches betrifft. Die bisher gebräuchlichen Bezeichnungen sind zur Vergleichung daneben gestellt.

Osteologie.

Neue Nomenclatur.	Alte Nomenclatur.
Tuberculum caroticum	Tub. carotideum
Tuberculum scaleni	Tub. Lisfranci
Canalis facialis	Can. Fallopii
Fissura petrotympanica	Fiss. Glaseri
Fenestra vestibuli	Fen. ovalis
Fenestra cochleae	Fen. rotunda
Lamina interna	Lam. vitrea
Ossa suturarum	Ossa Wormii
Sinus maxillaris	Antrum Highmori
Capitulum mandibulae	Proc. condyloideus mand.
Collum mandibulae	Proc. condyl. mand.
Crista tuberculi majoris	Spina tub. maj.
Crista tuberculi minoris	Spina tub. min.
Capitulum humeri	Condyl. lat. hum.
Trochlea humeri	Condyl. med. hum.
Foramen obturatum	For. obturatorium
Spina iliaca	Spina ossis ilii
Tuber ischiadicum	Tub. ischii
Talus	Astragalus
Ossa metatarsalia	Ossa metatarsi

Syndesmologie.

Lig. iliofemorale	Lig. Bertini
Lig. collaterale tibiale	Lig. laterale genu int.
Lig. collaterale fibulare	Lig. laterale genu ext.
Lig. cruciatum anterius	Lig. cruciatum ext.
Lig. cruciatum posterius	Lig. cruciatum int.
Plicae alares	Lig. alaria

Neue Nomenclatur.	Alte Nomenclatur.
Plica synovialis patellaris	Lig. mucosum (marsupiale)
Lig. popliteum arcuatum	Lig. arcuatum
Lig. cruciatum cruris	Lig. fundiforme tarsi
Lig. deltoideum	Die vom Tibiaknöchel zum Talus, Calcaneus u. Naviculare ziehenden Bänder
Lig. talofibulare anterius und posterius	Lig. fibulare tali anticum und posticum
Lig. fibulare calcanei	Lig. calcaneofibulare
Artic. talocalcaneonavicularis	Artic. talotarsalis
Artic. tarsi transversa	Artic. Choparti

Myologie.

Pars lacrimalis M. orbicularis oc.	M. Horneri
M. trapezius	M. cucullaris
M. splenius cervicis	M. splenius colli
M. semispinalis capitis[1]	Mm. biventer cervicis u. complexus major
M. iliocostalis lumborum	M. sacrolumbalis
M. iliocostalis cervicis	M. cervicalis ascendens
M. longissimus capitis	M. trachelomastoideus
M. longissimus cervicis	M. transversalis cervicis
M. buccinator	M. buccinatorius
Platysma	Platysma-myoides
M. transversus thoracis	M. triangularis sterni
Hiatus oesophageus	Foramen oesophageum
Foramen venae cavae	For. quadrilaterum
Lig. inguinale	Lig. Pouparti
Lig. lacunare	Lig. Gimbernati
Lig. inguinale reflexum	Lig. Collesi
Lig. interfoveolare	Lig. Hesselbachi
Annulus inguinalis subcutaneus	Ann. inguin. ext.
Annulus inguinalis abdominalis	Ann. inguin. int.
Trigonum lumbale	Trigonum Petiti
M. brachialis	M. brachialis internus

[1] Es hat für den Chirurgen keinen Wert, die tiefliegenden Muskeln des Stammes auseinander zu halten. Eine vollständige Aufzählung dieser Muskeln ist deshalb hier auch gar nicht beabsichtigt.

Neue Nomenclatur.	Alte Nomenclatur.
M. anconaeus	M. anconaeus quartus
M. brachioradialis	M. supinator longus
M. supinator	M. supinator brevis
Lig. carpi volare	Lig. carpi volare commune
Lig. carpi transversum	Lig. carpi volare transversum und proprium
M. vastus intermedius	M. vastus medius Cruralis
M. triceps surae	M. gastrocnemius u. M. soleus
Tendo calcaneus	Tendo Achillis
Septum femorale	Septum crurale Cloqueti
Fossa ovalis	Fovea ovalis
Margo falciformis	Plica falciformis
Trigonum femorale	Fossa Scarpae major

Splanchnologie.

Neue Nomenclatur.	Alte Nomenclatur.
Gl. lingualis anterior	Gl. Blandini, Nuhni
Ductus submaxillaris	Duct. Whartonianus
Ductus parotideus	Duct. Stenonianus
M. levator veli palatini	M. levator palati
M. tensor veli palatini	M. tensor palati
M. uvulae	M. azygos uvulae
Tuba auditiva	Tuba Eustachii
Recessus pharyngeus	Fossa Rosenmuelleri
Recessus piriformis	Fovea pyriformis
Plicae circulares	Plicae Kerkringi
Glandulae intestinales	Gl. Lieberkuehni
Noduli lymphatici aggregati	Peyersche Plaques
Valvula coli	Valvula Baughini
Colon sigmoideum	S. romanum Flexura coli
Ductus pancreaticus	Duct. Wirsungianus
Lig. venosum	Lig. venosum Arantii
Lobus caudatus	Lob. caud. Spigeli
Cartilago corniculata	Cart. Santorini
Cartilago cuneiformis	Cart. Wrisbergi
Plica ventricularis	Taschenband
Ventriculus laryngis	Sinus Morgagni

Neue Nomenclatur.	Alte Nomenclatur.
Sinus pleurae	Complementärraum der Pleura
Trigonum vesicae	Trigonum Lieutaudi
Annulus urethralis	M. sphincter vesicae internus
M. prostaticus	M. sphincter vesicae externus
Mediastinum testis	Corpus Highmori
Appendix testis	Hytatis Morgagni
Ductus deferens	Vas deferens
Fascia cremasterica	Fascia Cooperi (vgl. S. 101)
Gubernaculum testis	Gubernaculum Hunteri
Glandula bulbourethralis	Glandula Cowperi
Corpus cavernosum urethrae	Corpus spongiosum penis
Colliculus seminalis	Caput gallinaginis
Utriculus prostaticus	Sinus prostaticus
Pars membranacea urethrae	Pars nuda
Pars cavernosa	Pars spangiosa
Tuba uterina	Tuba Fallopii
Mesosalpinx	Ala vespertilionis
Plica rectouterina	Plica Douglasi
Excavatio rectouterina	Cavum Douglasi
Glandula vestibularis major	Gl. Bartholini
Perineum	Perinaeum
Peritonaeum	Peritoneum
Foramen epiploicum	For. Winslowii
Lig. falciforme hepatis	Lig. suspensorium hepatis
Processus vaginalis peritonaei beim Weibe	Diverticulum Nuckii

Angiologie.

A. profunda linguae	A. ranina
A. intercostalis suprema	A. intercost. prima
A. thoracalis suprema	A. thocacica prima
A. thoracalis lateralis	A. thoracica longa A. mammaria externa
A. gastrica dextra u. sinistra	A. coronaria ventriculi dextra und sinistra
A. hypogastrica	A. iliaca interna
A. pudenda interna	A. pudenda communis
A. epigastrica inferior	A. epigastr. interna

Neue Nomenclatur.	Alte Nomenclatur.
A. femoralis	A. cruralis
A. epigastrica superficialis	A. epigastr. externa
A. genu suprema	A. anastomotica magna genu
Sinus sagittalis	Sinus longitudinalis
V. cerebri magna	Vena Galeni
Plexus vesicalis	Plexus Santorini

Neurologie.

Fossa cerebri lateralis	Fossa Sylvii
Sulcus centralis	Fissura Rolandi
Meninx fibrosa	Arachnoidea
Meninx serosa	Dura mater encephali
Meninx vasculosa	Pia mater
Granulationes arachnoidales	Granul. Pacchioni
N. trigeminus	N. quintus
Ganglion semilunare	Ganglion Gasseri
N. zygomaticus	N. subcutaneus malae
N. masticatorius	Der motorische Teil des N. mandibularis
N. cutaneus colli	N. cervicalis superficialis
N. cutaneus surae lateralis	N. communicans N. peronaei
N. cutaneus surae medialis	N. communicans N. tibialis
Plexus pudendus	N. pudendo-hämorrhoidalis

Außerdem ist überall an Stelle von der Bezeichnung „intern" der Ausdruck „medial" und an Stelle von „extern" „lateral" oder „superficial" getreten. Aus „anticus" und „posticus" wurde „anterior" und „posterior".

Verlag von VEIT & COMP. in Leipzig.

GEHIRN UND SEELE.

Rede,

gehalten am 31. Oktober 1894 in der Universitätskirche zu Leipzig

von

Dr. Paul Flechsig,

o. ö. Professor der Psychiatrie an der Universität Leipzig.

Zweite, verbesserte, mit Anmerkungen und fünf Tafeln versehene Ausgabe.

Erster und zweiter unveränderter Abdruck.

Roy. 8. 1896. geh. 5 ℳ.

LEHRBUCH

DER

ENTWICKELUNGSGESCHICHTE DES MENSCHEN

von

Charles Sedgwick Minot,

Professor of Histology and Human Embryology, Harvard Medical School Boston.

Deutsche Ausgabe, mit Zusätzen des Verfassers, von

Dr. med. Sándor Kaestner,

Privatdozenten an der Universität Leipzig.

Mit 463 Abbildungen.

Lex. 8. 1894. geh. 24 ℳ.

„Der Verfasser hat sich die Aufgabe gestellt, den Stand unseres heutigen Wissens vom Werden des Menschen in allseitig umfassender Weise zur Darstellung zu bringen, und er hat dieses schwierige Unternehmen in hervorragender Weise durchgeführt.

Als hervorragende Eigenschaften des Minotschen Werkes sind hervorzuheben: der große litterarische Umblick des Verfassers, die Vielseitigkeit seiner Auffassungen und die auf eine reiche eigene Anschauung begründete Unbefangenheit seines kritischen Urteiles.

Minots Werk ist zur Zeit die reichhaltigste Entwickelungsgeschichte des Menschen, die wir besitzen. Man kann sich darin über jeden Gegenstand des weiten Gebiets Rats erholen.“

Aus dem Vorwort von W. His.

Verlag von VEIT & COMP. in Leipzig.

LEHRBUCH

DER

EXPERIMENTAL-PHYSIK

zum eigenen Studium und zum Gebrauche bei Vorlesungen

von

Dr. Eduard Riecke,

o. ö. Professor der Physik an der Universität Göttingen.

Zwei Bände.

Mit gegen 700 Figuren im Text.

gr. 8. 1896. geh. 18 ℳ, geb. in Halbleinen 20 ℳ.

In diesem ausgezeichneten, durchaus auf dem Boden der neuen Anschauungen und Forschungen stehenden Werke, welches in *zwei handlichen Bänden das ganze Gebiet der Physik* umfaßt, wird ein wirklich *lesbares* Lehrbuch der Physik geboten. Mathematische Entwickelungen sind nur sparsam darin enthalten und, wo sie nicht zu vermeiden waren, in elementaren Grenzen gehalten. Das Buch wendet sich an alle, welche der Physik wissenschaftliches Interesse entgegenbringen, an die *Hörer an Universitäten und technischen Hochschulen*, an den *Lehrer*, der in ihm manches im Zusammenhange finden wird, was, oft schwer zugänglich, in Zeitschriften und Sammelwerken zerstreut ist, an den *großen Kreis* derer, die, auf verwandten Gebieten im Dienste der theoretischen Forschung oder der technischen Anwendungen thätig, ihre Kenntnis von der Entwickelung der Physik wieder ergänzen möchten.

Verlag von VEIT & COMP. in Leipzig.

GRUNDRISS DER HYGIENE.

Für Studierende und praktische Ärzte, Medicinal- und Verwaltungsbeamte.

Von

Dr. Carl Flügge,

o. ö. Prof. der Hygiene u. Direktor des hygien. Instituts a. d. Univer. Breslau.

Dritte, verbesserte und vermehrte Auflage.

Mit zahlreichen Abbildungen im Text.

gr. 8. 1894. geh. 12 *M*, geb. 13 *M*.

Das ausgezeichnete Werk ist nicht nur für Studierende bestimmt. Wer sich auf dem Gebiete der Hygiene unterrichten will, wer eines Rates bedarf, wer über die Methoden, die zu einer Untersuchung einzuschlagen sind, im Unklaren ist, der findet in dem Werke einen Ratgeber, der ihn nicht im Stiche läßt. Die Resultate neuerer Forschungen sind selbstverständlich bis in die jüngste Zeit berücksichtigt.

LEHRBUCH

DER

SPECIELLEN PATHOLOGIE UND THERAPIE

mit besonderer Berücksichtigung der Therapie.

Für Studierende und praktische Ärzte.

Von

Dr. Theodor v. Jürgensen,

o. ö. Professor der Medizin u. Vorstand der Poliklinik an der Univ. Tübingen.

Dritte, neubearbeitete und vermehrte Auflage.

Mit zahlreichen Abbildungen im Text.

Ein Band von 54 Bogen Roy. 8.

1894. geh. 16 *M*, in Halbfranz geb. 18 *M*.

Neben den mehrbändigen Werken von Eichhorst und Strümpell wird das einbändige, 860 Seiten grössten Oktavformates umfassende und durch seine lebendige, auf reicher eigener Erfahrung fußende Darstellung ausgezeichnete Lehrbuch von Jürgensen von Praktikern und Studierenden, die ein für die Bedürfnisse der Praxis ausreichendes, sich von großen und weitläufigen Exkursen freihaltendes Nachschlagebuch zu besitzen wünschen, als zuverlässiger Ratgeber am meisten geschätzt.

Verlag von VEIT & COMP. in Leipzig.

DIE ANATOMISCHE NOMENCLATUR.

NOMINA ANATOMICA,

Verzeichnis der von der Anatomischen Gesellschaft auf ihrer IX. Versammlung in Basel angenommenen Namen.

Eingeleitet und im Einverständnis mit dem Redaktionsausschuss erläutert von

Wilhelm His.

Mit 30 Abbildungen im Text und 2 Tafeln.

gr. 8. 1895. 7 *M*.

GRUNDRISS DER PHYSIOLOGIE DES MENSCHEN.

Für Studierende und Ärzte.

Von

Prof. Dr. J. Steiner.

Siebente, vermehrte und verbesserte Auflage.

Mit zahlreichen in den Text eingedruckten Holzschnitten.

gr. 8. 1894. geh. 9 *M*, geb. 10 *M*.

Steiners Grundriß der Physiologie hat sich durch klare und präzise Darstellungsweise in knapper Form, ohne dabei schematisch zu werden, bald zahlreiche Freunde erworben, wie die rasch aufeinander folgenden Auflagen beweisen.

LEHRBUCH DER PHYSIOLOGIE DES KREISLAUFS.

Achtzehn Vorlesungen für Studierende und Ärzte.

Von

Dr. Robert Tigerstedt,

o. ö. Professor der Physiologie am Carolinischen Medico-chirurgischen Institut in Stockholm.

Mit 129 Abbildungen im Text.

gr. 8. 1893. geh. 16 *M*.

Verlag von VEIT & COMP. in Leipzig.

LEHRBUCH
DER
ALLGEMEINEN UND SPECIELLEN
CHIRURGIE
einschließlich der
modernen Operations- und Verbandlehre.

Von
Dr. Hermann Tillmanns,
Professor an der Universität Leipzig.

Zwei Bände in drei Teilen.

Mit 1400 Abbildungen im Text.
Roy. 8. geh. 49 *M* 50 *Pf*, geb. in Halbfranz 55 *M* 50 *Pf*.

Das „Lehrbuch der allgemeinen und speciellen Chirurgie" von H. Tillmanns ist infolge seiner allgemein anerkannten Vorzüge, der strengen Wissenschaftlichkeit, der klaren Darstellungsweise und der reichen Anzahl erläuternder Abbildungen, bei Ärzten und Studierenden zur Zeit das geschätzteste Werk der modernen Chirurgie. Der erste Band behandelt die allgemeine, der aus zwei Teilen bestehende zweite Band die specielle Chirurgie.

Die Bände sind auch einzeln käuflich unter nachstehenden Titeln:

LEHRBUCH DER ALLGEMEINEN CHIRURGIE.
Allgemeine Operations- und Verband-Technik.
Allgemeine Pathologie und Therapie.

Fünfte, verbesserte und vermehrte Auflage.

Mit 463 Abbildungen im Text.
1896. geh. 15 *M* 50 *Pf*, geb. in Halbfranz 17 *M* 50 *Pf*.

LEHRBUCH DER SPECIELLEN CHIRURGIE.
Vierte, verbesserte und vermehrte Auflage.

Zwei Teile.

Mit 937 Abbildungen im Text.
1896. geh. 34 *M*, geb. in Halbfranz 38 *M*.

Verlag von VEIT & COMP. in Leipzig.

KOMPENDIUM DER PSYCHIATRIE

für Studierende und Ärzte

von

Dr. med. Otto Dornblüth.

Mit Abbildungen im Text und zwei Tafeln.

8. 1894. geb. in Ganzl. 6 ℳ.

Der wohlbekannte und erfahrene Verfasser des „*Kompendiums der inneren Medicin*", das allseitig die günstigste Beurteilung und Aufnahme gefunden hat, bietet mit diesem Werke eine Psychiatrie für die Bedürfnisse des praktischen Arztes und des Studierenden. In knappen und klaren Schilderungen werden die wichtigsten Erscheinungen behandelt und durch Krankengeschichten, die der Praxis entnommen sind, ergänzt. Die beiden Tafeln mit Typen der verschiedenen Arten von geistiger Störung bilden eine wertvolle Beigabe.

„*Parmi les manuels de médicine mentale qui s'adressent au praticien non spécialiste, le compendium du docteur Dornblüth occupera un des premiers, sinon le premier rang.*"

La Fl. Médicale. 1894. Nr. 27.

WÖRTERBUCH

DER

KLINISCHEN KUNSTAUSDRÜCKE.

Für Studierende und Ärzte.

Von

Dr. med. Otto Dornblüth.

8. 1894. geb. in Ganzl. 3 ℳ.

Die wissenschaftliche Medizin verwendet heute so viele nötige und unnötige Fremdwörter und Kunstausdrücke, daß es auch dem Belesenen schwer wird, sie im Gedächtnisse zu bewahren. Das gilt noch besonders von den zahlreichen Benennungen für Krankheiten, Symptome u. s. w., wo der Eigenname des Entdeckers als kennzeichnend verwendet wird. Das Büchlein stellt deshalb die gebräuchlichsten Fremdwörter mit kurzer Angabe der Ableitung und der Bedeutung, die wichtigsten Kunstausdrücke und aus den modernen Sprachen eine Anzahl von Wörtern zusammen, die in ihrer medizinischen Bedeutung in den allgemeinen Wörterbüchern nicht vertreten sind. Es soll dadurch zugleich ein Hilfsmittel für den Arzt bilden, der die Fachschriften fremder Sprachen liest.

Verlag von VEIT & COMP. in Leipzig.

LEHRBUCH

DER

KLEINEN CHIRURGIE

(Verbandlehre, Wundbehandlung, Massage u. s. w.)

für

Studierende und Ärzte

von

Dr. Gregor Urban,

Direktor des Marienkrankenhauses in Hamburg.

Mit 254 Abbildungen im Text.

8. 1896. geb. in Ganzleinen 7 *M.*

Dies Lehrbuch der kleinen Chirurgie des langjährigen ersten Assistenten an der Leipziger chirurgischen Klinik enthält die therapeutische Chirurgie des täglichen Lebens. Anschließend an den auf den Universitäts-Kliniken üblichen Kursus der kleinen Chirurgie soll es zunächst ein Leitfaden für die Teilnehmer an diesen Kursen sein. Es bietet aber dadurch wesentlich mehr, daß es auch gar vieles, was an den großen Kliniken nicht gelehrt wird und zur Kenntnis der Studenten häufig nur durch besonders glückliche Umstände gelangt, behandelt, und weil es sich die weitere Aufgabe gestellt hat, dem in der Praxis stehenden Arzt ein treuer Berater bei allen Maßnahmen zu sein, die der Beruf täglich auf chirurgischem Gebiet an ihn stellt. Urbans 254 Abbildungen enthaltende kleine Chirurgie ist ein für jeden Praktiker *höchst nützliches*, fast *unentbehrliches Buch.*

MIX
Papier | Fördert gute Waldnutzung
FSC® C083411

Zeitfracht Medien GmbH
Ferdinand-Jühlke-Straße 7
99095 Erfurt, Deutschland
produktsicherheit@kolibri360.de